“十二五”职业教育国家规划教材修订版

药物化学

（第3版）

U0213741

主　编　张彦文
　　　　陈小林

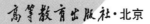

高等教育出版社·北京

内容提要

本书是"十二五"职业教育国家规划教材修订版。全书分为两篇,上篇为药物化学基础应用篇,包括药物的变质反应和代谢反应、药物的化学结构与药效的关系,以及新药的研究与开发简介。下篇为临床常用药物应用篇,参考《国家基本药物目录(2018版)》中收录的典型、常用药物,分类介绍了临床上常用的药物及其应用,包括药物的名称、结构及特点、理化性质及化学反应、作用特点及作用机制,以及药物的实际生产方式、贮存保管及使用方法等。

本书围绕立德树人的根本任务,根据章节内容深入挖掘与药学专业相关的课程思政元素,引入了典型案例;为方便教师的教学及学生的学习,添加了数字化配套资源,包括电子教案、微课视频、课堂活动答案,通过扫描二维码即可查看;为对接学生的工作岗位、强化实践技能培养,在相关的章节后面设置了实训项目,体现了理论知识与实践训练的紧密结合,凸显了职业教育的类型特色。

本书可作为高等职业教育药学及相关专业的教学用书,也可作为医药行业人员的业务参考书。

图书在版编目(C I P)数据

药物化学 / 张彦文,陈小林主编. --3版. --北京:高等教育出版社,2021.11
    ISBN 978-7-04-057508-8

    Ⅰ.①药…　Ⅱ.①张…　②陈…　Ⅲ.①药物化学-高等职业教育-教材　Ⅳ.①R914

中国版本图书馆CIP数据核字(2021)第251467号

YAOWU HUAXUE

策划编辑	夏 宇	责任编辑 夏 宇	封面设计 李小璐	版式设计 张 杰	
插图绘制	于 博	责任校对 高 歌	责任印制 存 怡		

出版发行	高等教育出版社	网　址　http://www.hep.edu.cn
社　　址	北京市西城区德外大街 4 号	http://www.hep.com.cn
邮政编码	100120	网上订购　http://www.hepmall.com.cn
印　　刷	唐山嘉德印刷有限公司	http://www.hepmall.com
开　　本	787mm×1092mm　1/16	http://www.hepmall.cn
印　　张	23	版　次　2006 年 2 月第 1 版
字　　数	510千字	2021 年 11 月第 3 版
购书热线	010-58581118	印　次　2021 年 11 月第 1 次印刷
咨询电话	400-810-0598	定　价　58.00 元

《药物化学》编写人员

主　编　张彦文　陈小林

副主编　王德银　段　蓉

编　者（以姓氏笔画为序）

丁品蕾　天津和睦家医院

王丽亮　天津医科大学总医院

王德银　天津医学高等专科学校

方应权　重庆三峡医药高等专科学校

冯淑华　北京联合大学

刘　畅　天津医科大学总医院

杜文婷　杭州医学院

杨福伟　江南大学药学院

邸利芝　天津医学高等专科学校

张子健　天津医科大学总医院

张彦文　天津医学高等专科学校

张　琳　天津医科大学总医院

陈小林　杭州医学院

尚　杰　天津医科大学总医院

罗宝平　嘉应学院医学院

段　蓉　天津医科大学总医院

殷　红　杭州医学院

高清志　天津大学药学院

龚　元　黔南民族医学高等专科学校

翟炜翔　天津医学高等专科学校

icve 智慧职教 "智慧职教"服务指南

　　"智慧职教"是由高等教育出版社建设和运营的职业教育数字教学资源共建共享平台和在线课程教学服务平台,包括职业教育数字化学习中心平台(www.icve.com.cn)、职教云平台(zjy2.icve.com.cn)和云课堂智慧职教 App。用户在以下任一平台注册账号,均可登录并使用各个平台。

● **职业教育数字化学习中心平台(www.icve.com.cn):为学习者提供本教材配套课程及资源的浏览服务。**

　　登录中心平台,在首页搜索框中搜索"药物化学",找到药物制剂技术教学资源库中对应课程,加入课程参加学习,即可浏览课程资源。

● **职教云(zjy2.icve.com.cn):帮助任课教师对本教材配套课程进行引用、修改,再发布为个性化课程(SPOC)。**

　　1. 登录职教云,在首页单击"申请教材配套课程服务"按钮,在弹出的申请页面填写相关真实信息,申请开通教材配套课程的调用权限。

　　2. 开通权限后,单击"新增课程"按钮,根据提示设置要构建的个性化课程的基本信息。

　　3. 进入个性化课程编辑页面,在"课程设计"中"导入"教材配套课程,并根据教学需要进行修改,再发布为个性化课程。

● **云课堂智慧职教 App:帮助任课教师和学生基于新构建的个性化课程开展线上线下混合式、智能化教与学。**

　　1. 在安卓或苹果应用市场,搜索"云课堂智慧职教"App,下载安装。

　　2. 登录 App,任课教师指导学生加入个性化课程,并利用 App 提供的各类功能,开展课前、课中、课后的教学互动,构建智慧课堂。

"智慧职教"使用帮助及常见问题解答请访问 help.icve.com.cn。

第 3 版前言

本书自 2006 年第 1 版出版以来，2014 年修订再版，深受高等职业院校药学专业师生的青睐，入选"十二五"职业教育国家规划教材。本书贯彻了《国家职业教育改革实施方案》和《关于加快医学教育创新发展的指导意见》，编写思路是以《教育部关于职业院校专业人才培养方案制定与实施工作的指导意见》为指导，紧扣教育部颁布的高等职业教育药学专业教学标准中的培养目标——"培养理想信念坚定，德、智、体、美、劳全面发展，具有一定的科学文化水平，良好的人文素养、职业道德和创新意识，精益求精的工匠精神，较强的就业能力和可持续发展的能力，掌握本专业知识和技术技能，面向卫生行业的药师、制药工程技术人员、医药商品购销员等职业群，能够从事药剂师、药品生产、质量检验和医药商品购销等工作的高素质技术技能人才"，以全面提高学生技能素质为基础、专业能力为核心，适应高等职业教育改革和发展的要求，力求体现高等职业教育的特色。

药物化学的研究范围包含了药物的化学结构、理化性质、化学合成、体内代谢、结构与药效的关系，药物作用的理化机制，以及开发新药的途径和方法，因而成为一门综合性学科，并且是药学领域中重要的带头学科。药物化学是药学专业的一门专业基础课，在化学基础课与药剂学、药理学、药物分析、临床药学等应用学科之间具有承前启后的关系。因此，本教材的编写既强调了本课程的专业基础性，也强化了本课程的实践性和实用性，立足于培养高素质应用性、技能型人才，适应宽口径药学专业的培养方向，体现药学教育由单一化学模式向生物 – 心理 – 社会医学模式的转化。编写过程中遵循"技能为先、必需为准、实用为主、够用为度"的理念，突出医药职业教育特点和专业适用性。在尊重职业教育自身规律的前提下，本书从内容和体系构架上，突破传统的学科体系和教材形式的束缚，大胆地进行从形式到实质的改革创新，采用了全新的结构模式，按知识、能力、素质结构要求重新整合教材体系和教学内容，将教学内容、学习指导、实训项目与指导有机地结合在一起。每章前设有学习目标，包括知识目标和能力目标，章后设本章小结和同步测试题，与理论教学同步，做到理论传授与实践训练紧密结合、知识与能力紧密结合，将实训项目穿插在相关的章节后。本书的写作格调与现有同类教材有较大差异，注重以学生为主体，倡导自主学习，有助于调动学生学习的积极性；融入案例教学法、现场教学法、情景教学法、讲座式教学法等多种教学方法，设置多个栏目板块。正文以基本概念、基本理论、基本知识为主，理论联系实际，结合生产和临床使用，力求少而精，文字叙述力求通俗易懂。对正文中涉及的有关概念和有关理论知识的背景与延伸，在"相关链接"栏目中给出；对于药物化学的难点内容和新进展与新知识，在"拓展提高"栏目中给出，供学有余力的学生学习。在基本教学内容中穿插的"实例分析""课堂活动"等栏目，包含课堂提问、课堂讨论、小组活动、小实验等形式，将当今社会生活及经济生活中与本学科应用相关的现象在教材中有所反映，并引导学生用科学的理论加以理解与解释，使教材更贴近现实生活，体现适用性、科学性及先进性，便于学生对教学内容的记忆和掌握。药物化学课程也是国家执业药师资格考试和全国卫生专业技术资格考试中规定考试的专业课程之一。本书将与国家执业药师资格考试《药学专业知识(一)》中涉及药物化学部分和《全国卫生专业技术资格考试指导》中的药物化学部分密切结合的知识点以"重点提示"形式体现。另外,本教材在药物及代表结构、主要中间体的结构式下直接注明中文名称,不再使用国内药物化学教材的传统编号的方法,避免学生花费时间去寻找。

本次内容修订主要包括以下几个方面:

1. 为突出学习者对接工作岗位,强化"岗课赛证"融通,本教材从体例结构上进行了部分调整,除绪论外,分为两篇。上篇为药物化学基础应用篇,介绍药物化学这一学科的基础理论知识,并与药物的应用相结合,以药物化学结构与生物活性的依存关系为主线展开,讨论药物体内、体外变化对药效的影响,深化分子水平探讨药物的构效关系,介绍新药研发的基本思路、方法与技术。下篇为临床常用药物应用篇,按药物的药理作用划分,化学结构分类,介绍典型、临床常用药物的名称,结构特点,理化性质,构效关系,并充分结合相关知识在药物的生产、贮存及合理使用中的应用,更加突出对应药学岗位执业能力开展专业教育的特点。

2. 本教材创新性地围绕立德树人根本任务,根据不同章节特点设计了精彩丰富的课程思政教育内容,通过扫描二维码实现对重要历史事件的回顾、当今社会现象的分析、人物传记故事的讲述等,坚定学生理想信念,培养学生的爱国主义精神、创新精神、敬业精神和职业道德素养,以提高学生的综合能力。

3. 本教材运用信息化手段将课堂活动、电子教案及临床用药、患者安全教育做成学习视频,在正文对应位置通过二维码关联,便于教师教学及学生学习。其中电子教案更是以被师生喜爱的动画等展示方式,结合现代化教学方法,将本书中的难点、重点生动地介绍给学习者,帮助学生理解抽象的概念,激发学生的学习兴趣。

4. 本教材与时俱进,紧扣当今科技迅猛发展的新形势,根据临床药物使用的现况,更新了各章节的典型常用药物。

综上所述,修订后的第3版《药物化学》将以其新颖的编排构架使学生在对接工作岗位,掌握药物化学基本知识和技能的前提下,将岗位技能要求、职业技能竞赛、职业技能等级证书标准等内容融入教材,同时丰富对学生道德品质及职业素养的教育,强化对学生全方位的培养。

本书由天津医学高等专科学校张彦文担任第一主编并统稿,第二主编为杭州医学院陈小林,在保留所有原编者并承担相应编写工作基础上,加强编写团队建设和深化产教融合、校院合作,新增加天津医学高等专科学校王德银和天津医科大学总医院段蓉为副主编,天津和睦家医院药剂科丁品蕾、天津医科大学总医院药剂科尚杰、张子健、王丽亮、刘畅、张琳及天津医学高等专科学校翟炜翔为编者,分别承担了相应章节新增专业知识、课程思政、药物应用视频等编写、制作工作。在编写过程中还得到了高等教育出版社编辑的支持和指导,主编在此致以衷心的谢忱。

尽管我们做了较大努力,力图本书新颖、实用,但药学高等职业教育发展迅速,如何使本教材能适应新时代的教学要求,尚需进一步研讨总结,加之编者水平有限,成稿时间仓促,不妥之处难以避免,敬请读者及同行专家提出宝贵意见。

编　者

2021 年 9 月

第1版前言

本书作为面向应用性、技能型人才培养的普通高等教育"十一五"国家级规划教材，编写思路是以卫生部、教育部联合颁发的《护理、药学和医学相关类高等教育改革和发展规划》为指导，紧扣高职高专教育药学专业培养目标——"培养掌握药学的基本理论和专业技能，从事药品生产、检验、一般药物制剂和临床合理用药的高等技术应用型药学专门人才"；以全面提高学生技能素质为基础，专业能力为核心；适应高职高专教育改革与发展的要求，力求体现高职高专教育特色。

"药物化学"既是药学专业的一门专业基础课，在化学基础课与药剂学、药理学、药物分析、临床药学等应用学科之间有承前启后的联系作用，又由于它的研究范围包含了开发新药、合成药物、阐明药物理化性质、在分子水平上研究药物的作用方式等而使其成为一门综合性学科，并且是药学领域中重要的带头学科，本课程的学习对全面掌握药学领域各学科的知识起重要的桥梁作用。因此，本教材的编写既强调了本课程的专业基础性，也强化了本课程的实践性和实用性，立足于培养高素质应用性、技能型人才，适应宽口径药学专业的培养方向，体现药学教育由单一化学模式向生物–心理–社会医学模式的转化。编写过程中遵循"技能为先、必需为准、实用为主、够用为度"的理念，突出医药职业教育特点和专业适应性。在尊重职业教育自身规律的前提下，本书从内容和体系构架上，彻底打破传统的学科体系和传统教材形式的影响，大胆地进行从形式到实质的改革创新，采用了全新的结构模式，按知识、能力、素质结构要求重新整合教材体系和教学内容，将教学内容、学习指导、实训项目与指导有机地结合在一起。每章前面有学习目标，包括知识目标和能力目标，章后有本章小结和同步测试题，与理论教学同步，做到理论传授与实践训练紧密结合、知识与能力紧密结合，将实训项目穿插在相关章节后面。本书的写作格调与现有同类教材有较大差异，注重以学生为主体，提倡互动学习，有助于调动学生学习的积极性；融入案例教学法、现场教学法、情景教学法、讲座式教学法等各种教学方法，包括多个栏目板块。正文以基本概念、基本理论、基本知识为主，理论联系实际，结合生产和临床使用，力求少而精，文字叙述力求通俗易懂。对正文中涉及的有关概念和有关理论知识的背景与延伸，在"相关链接"栏目中给出；对于药物化学的难点内容和新进展与新知识，在"拓展提高"栏目中给出，供学有余力的学生学习。在基本教学内容中穿插的"实例分析""课堂活动"等栏目，包含课堂提问、课堂讨论、小组活动、小实验等形式，将当今社会生活及经济生活中与本学科应用相关的现象在教材中有所反映，并引导学生用科学的理论加以理解与解释，使教材更贴近现实生活，体现实用性、时代性及先进性，便于学生对教学内容的记忆和掌握。与《全国卫生专业技术资格考试指导》中的药物化学部分和国家执业药师资格考试《药物化学应试指南》密切结合的知识点以"重点提示"形式体现。另外，本教材在药物及代表结构、主要中间体的结构式下直接注明中文名称，不再使用国内药物化学教材的传统编号的方法,避免学生花费时间去查找。

为了配合当今现代化的教学手段,更有利于教师的教学及学生的学习,本教材同时制作了电子教案。任课教师可直接向出版社索取电子教案。

全书分为总论、各论两部分,各论部分为第一章～第十五章,总论部分为第十六章～第十八章。各论部分按药理作用或药效分章节,化学结构分类,以典型、常用药物为中心,重点叙述药物的名称、结构及特点、理化性质及产生性质的化学基础,归纳主要药物类型的基本结构与构效关系、简明的作用特点及作用机制等内容,并与药物的实际生产、贮存、使用相联系。各论部分在正文中不再叙述各大类药物的发展过程、最新进展,确实为有利于增加学生实践技能而需介绍上述内容时,通过相关栏目体现,但语言简练。总论部分以药物的化学结构与生物活性的依存关系为主线展开,讨论药物体内、体外变化对药效的影响,深入分子水平探讨药物构效关系,介绍新药发现的基本思路、方法与技术。我们建议用 72 学时完成全书的教学内容。教师在教学中,可根据实际需要进行取舍。

本书由天津医科大学药学院张彦文担任主编并统稿,由他编写了绪论、第十、十一、十八章和实训项目一、五、八;副主编为北京联合大学冯淑华(编写第七、八、九章和实训项目四)和浙江医学高等专科学校陈小林(编写第一、三、四、十六章和实训项目三);其他章节的编写人员为:嘉应学院医学院罗宝平(编写第六、十二、十四章),嘉兴学院医学院殷红(编写第五、十三、十七章),黔南民族医学高等专科学校龚元(编写第二章和实训项目二),天津医学高等专科学校邱利芝(编写第十五章和实训项目六、七)。本书特别承蒙天津大学高清志教授指导并编写了第十八章的有关内容。

本书在编写过程中,得到了高等教育出版社、天津医科大学及编者所在院校的大力支持与帮助,在此特向他们致以衷心的谢意。完稿后,蒙原天津医科大学药学院院长叶咏年教授百忙之中通读全文,进行认真的审定及修改,为确保书稿的质量做了大量的工作,在此谨致衷心的谢忱。

本书编者要特别感谢天津医科大学附属医院药剂科段蓉老师,她为本书的编写做了大量具体工作。天津医科大学附属医院药剂科任耘老师,提供了大量临床用药资料,天津医科大学药学院杨亚南同学,也为书稿编写做了许多工作,在此一并表示感谢。

尽管我们做了较大努力,力求本书新颖、实用,但药学高职高专教育发展迅速,如何使编写的教材能适应其教学的要求,尚缺乏经验,加之编者水平有限,错误和不妥之处不可避免,敬请读者及同行专家提出宝贵意见。

编　者
2005 年 10 月

目　　录

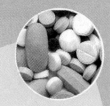

绪　论

课程学习
指南

一、药物化学的定义和研究范围

药物是指对失调的机体呈现有益作用的物质,有预防、诊断、缓解和治疗疾病的作用,一般分为化学药物、中药和生物药物。采用化学方法进行全合成或半合成的化学药物又称为合成药物。药物化学(medicinal chemistry)是关于药物的发现、确证和发展,并在分子水平上研究药物的作用方式,阐明药物化学本质的学科,是药学领域中重要的带头学科。

药物化学的研究范围是:第一,如何有效利用现有化学药物,即普通药物化学。它是关于已知药理作用并临床应用药物的合成、提取分离、分析确证、理化性质、构效关系及化学结构改造等方向的研究。具体包括① 研究现有药物的合成路线及工艺条件,提高合成设计水平,发展新原料、新试剂、新工艺、新技术、新方法,即为生产化学药物进一步提供经济合理的方法和工艺,降低生产成本,获取最高经济效益。② 研究现有药物的理化性质,探索其与临床用药的关系,建立临床用药的化学理论基础,指导临床用药,如解决药物的化学配伍禁忌问题,建立药物质量控制标准与方法等。③ 研究现有药物的构效关系,结合动物实验和药物的临床应用,观察药物的药效、不良反应,确定药效基团、毒性基团。对现有药物进行化学结构改造,进一步简化药物结构,增加疗效,降低毒副作用,发展新药。④ 研究现有药物在人体内的代谢过程、方式、产物,为新药开发提供理论基础。普通药物化学是我们学习的主要内容。第二,如何进行药物设计、发展新药,即高等药物化学。它是关于怎样发现一个安全有效的药物的研究过程,上述过程即是不断探索开发新药的途径和方法,是创制新药的过程。

综上所述,药物化学是建立在多种化学学科和生物学学科基础之上的一门独立的、有特定研究范围的基础应用学科,涉及无机化学、有机化学、物理化学、生物化学、免疫学、分析化学、分子生物学、生理学、毒理学、量子化学、结晶学、光谱学、计算机图形学等多学科,并为药理学、药物分析学、药剂学等所有药学专业学科服务。目前,药物化学学科发展已由定性转入定量,并有细分为若干门新学科的趋势。药物化学的英文名称也随其研究内容的改变而变化。早期的药物化学主要建立在化学基础上,主要为临床用药提供化学理论基础,其英文名称为 pharmaceutical chemistry,现代药物化学主要建立在化学 - 生物学的基础上,探索、研究发现新的高效低毒的药物是药物化学的主要内容,其英文名称为 medicinal chemistry。

二、药物化学的任务和学习药物化学的目标

药物化学所担负的任务简要概述为以下三个方面:① 为生产化学药物提供经济合理的方法和工艺。② 为有效地利用现有药物提供化学理论基础。③ 研究药物构效关系,药物在体内的代谢过程、方式、产物及药物与受体作用的基团、方式、过程,为新药开发提供理论基础,并进行药物设计,发展新药。

我们学习药物化学应达到如下目标:① 掌握各类药物的基本结构,了解典型药物的制备原理和合成路线。② 掌握各类药物中典型药物的结构或结构特点、理化性质,为药物的制剂、调剂、检验提供化学基础理论知识,解决实际问题;掌握与药物的贮存、保管有关的化学原理,即药物化学结构和其稳定性之间的关系,能分析其在贮存过程中

可能发生的化学变化,熟悉临床常用药物的贮存、保管,以确保用药安全有效。③ 熟悉典型药物的构效关系及药效基团、毒性基团。了解典型药物在体内的代谢过程、方式、产物及典型药物与受体作用的基团、方式、过程,了解药物的化学结构改造方法。④ 了解新药开发的基本原理、途径与方法及其基本技术。

三、学习药物化学的方法

药物化学是建立在基础化学上的专业基础应用学科,是对基础化学特别是有机化学知识的综合运用,因涉及的药物品种繁多,结构复杂,临床用途各异,所以该课程对于初学者可能比较难学。但每个学科都有自身的特点和规律,在没有了解和掌握之前,自然会遇到一些困难,只要学习目标明确,学习认真和刻苦钻研,就一定会在学习中获得主动,从而产生极大的兴趣,把这门课程学好。下面介绍药物化学的一些学习方法供初学者参考。

1. 基础化学很重要,有机化学是基础

在充分熟悉和掌握有机化学知识的基础上进行药物化学的学习,并且要善于联系和熟练运用有机化学知识。首先,药物的化学结构是由各种官能团组成,运用有机化学知识才能识别;而且药物的化学结构是药物化学的基础,掌握了药物的化学结构,很多内容就容易学习了,如化学名称、理化性质、立体结构、稳定性、药物的代谢、构效关系和结构修饰等与药物的化学结构都有密切关系。其次,药物化学中涉及许多药物的化学反应,反应机制基本上在有机化学中学过;虽然药物的结构复杂,但可以说药物的化学反应完全基于药物化学结构中的某些基团或结构部分产生,如酯键的水解等。在后面各类药物中介绍化学反应时,将密切联系药物的化学结构。

2. 学会归纳总结,培养自学能力

学习药物化学时,应充分地阅读教材,分为通读与理解阅读两个阶段。先通读一到两遍,再在理解的基础上仔细阅读,即阅读的同时将每章或每节内容的重点问题进行归纳总结,梳理清楚教材的每个层次,才便于掌握和记忆,并会使书"越读越薄"。例如,有的章节药物类型很多,可以列出各类药物的代表药物,通过总结各种药物的化学结构、理化性质、构效关系及临床用途等,归纳一些共同规律性的内容,药物的化学结构与理化性质的依存关系,结构活性关系的经验性总结等,这样既可以培养自学能力,又可以大大提高学习效率。

3. 善用方法,学会记忆

本门课程需要记忆的内容很多,应采用机械记忆与理解记忆相结合的方法。机械记忆与理解记忆是相辅相成的,记忆的材料越多越容易理解,而理解了的内容就更容易记忆,只求理解而不记忆是学不到知识的。每个人都有自己记忆事物的窍门,如比较记忆、联系(联想)记忆、简化记忆、分组(分类)记忆等。还应将上述记忆方法与本门课程的特点充分结合。例如,掌握药物的化学结构,再通过学习、理解构性关系和构效关系,本门课程的许多内容就迎刃而解了,而记忆药物的化学结构就显得尤为重要。首先,可以采用联系(联想)记忆法,少数药物的名称直接反映其化学结构,如丙戊酸钠、对乙酰氨基酚、对氨基水杨酸钠等;一些药物的名称对其化学结构及特点能给予提示,如氯胺酮提示结构中含有氯、氨基和酮基。对于这类药物名称对化学结构有不同程度提示的药物,寻找药名与化学结构间的联系,将有助于我们记忆其化学结构。其次,可以采用比较记忆法,如抗心绞痛药物中的硝苯地平、尼群地平、尼卡地平和尼莫地平,比较这一组药物的结构,只是苯环上硝基的位置和二氢吡啶环上的酯基不同。记忆药物的作用也可以采用联系(联想)记忆法,国家药典委员会建议,药品的正式名称应避免反映出它的作用,以免妨碍医生的治疗,因此现在的药品名称基本不反映药物的作用(药物的商品名称则不包括在内),仅有个别的药物名称反映其作用,如克霉唑、睾酮、雌二醇、甲地孕酮等。有些药物的名称间接反映出其作用类型,如词尾为"卡因"的药物为局部麻醉药,词尾为"地平"的药物为钙拮抗剂,词尾为"替丁"的药物为 H_2 受体拮抗剂等。记忆药物的理化性质可以采用简化记忆法,例如,一般药物均为白色或类白色结晶或结晶性粉末,故不需记。我们仅需记住少数为液体或带颜色的固体药物就可以了。再如,一般的游离药物在水中略溶、微溶或不溶,但可溶于有机溶剂;成盐的药物大都易溶于水,只有少数例外。

4. 认真做练习,疑难问题及时解决

本门课程配有大量的同步测试题,课下一定要集中时间认真完成,可以检查一下自己对所学内容的掌握程度。做练习时不可急于看答案,要认真思考不同类型习题的解题方法、思路等,做到举一反三。学习过程中如遇到疑难问题,要通过与同学讨论、查阅文献或求助老师等方法及时解决,因为知识是有连贯性的,疑难问题积累多了得不到解决,后面的内容就有学不下去的可能。

总之,学习和掌握任何一门学科知识,都要经过理解、记忆和应用的过程,要运用科学的方法,并不断培养自学能力。

四、我国的药物化学研究状况

中华人民共和国成立后,我国药物化学事业有了很大发展,几十年来我国药品生产和新药研究从无到有,已建成了比较完整的生产和研究体系。从 1949 年至 1969 年,我国在 20 年的时间里便完成了临床常用 12 大类药物原料药的生产。20 世纪 50 年代,我国医药工业研究和生产主要在青霉素类、四环素类、氯霉素等抗生素类药物,磺胺类药,解热镇痛药,抗结核药,维生素类药方面有了很大发展。20 世纪 60 年代主要发展了计划生育药、甾体激素类药物。20 世纪 70 至 80 年代主要发展了半合成青霉素类和头孢菌素类抗生素药、抗肿瘤药、心血管药、消化系统药和喹诺酮类抗菌药。20 世纪 80 年代以后,我国制药工业开始从单纯原料药生产走向原料药 – 制剂一体化生产,现在全国有药品生产企业 8 573 家,原料药厂家 1 500 多家。目前,我国已批准生产的药品数量为 7 318 种,其中原料药 1 500 余种,年产量在 300 万吨左右,是全球最大的原料药生产国。据报道,国际上研制新药平均 5 000 个化合物只有 5 个能进入临床试验,其中只有一个能够正式上市。特别是 21 世纪人类化合物大发现时代已经结束,新化合物问世屡创历史新低,每年问世仅两位数,而且平均花费大大增加,经历 12~15 年时间和花费 15 亿~20 亿美元才有可能得到一个新药。中华人民共和国成立初期,我国经济处于恢复发展时期,难于对新药研究提供大量经费支持;改革开放以来,我国经济高速发展,新药研究投资逐年加大。1993 年 1 月起我国开始实施药品专利法,药品生产开始从仿制转向创新。我国新药创制工作也取得了一定成绩,截止到 2019 年,累计 139

个品种获得新药证书。特别是从中草药分离有效成分发展新药方面成绩显著,如抗疟药——青蒿素(Artemisinin),解痉药——山莨菪碱(Anisodamine),抗肿瘤药——紫杉醇(Paclitaxel)。合成药物研究也取得了很大成绩。例如,对中药五味子中的有效成分五味子丙素进行结构简化创制的药物联苯双酯(Bifendate);对抗肿瘤转移药乙亚胺进行结构改造发展的乙双吗啉(Bimolane)等抗肿瘤药物。在药物构效关系、作用机制及药物分子设计方面的研究,都取得了一定的成果。我国药物化学事业的发展虽然取得很大的进步,但是与国际先进水平相比,还有一定的差距。几十年以来,我国已经形成了科研、生产、教学体系和一支成熟的队伍,随着我国改革开放和现代化建设事业的发展,药物化学事业必定会抓住机遇,开拓进取,取得辉煌的成绩,使市场上出现更多拥有我国自主知识产权的新药。

（张彦文）

中国是世界制药产品研发生产的重要力量

上篇
药物化学基础应用篇

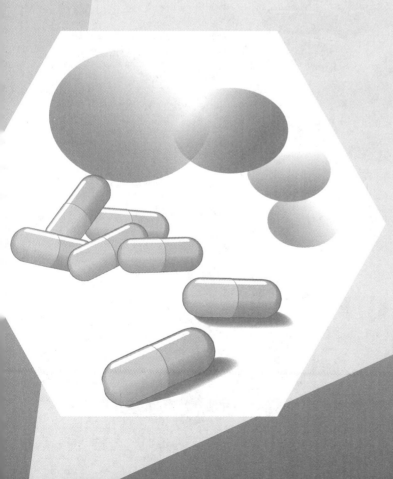

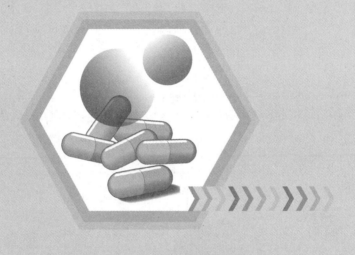

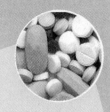

第一章
药物的变质反应和代谢反应

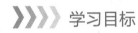 学习目标

知识目标:

- 了解药物变质反应的类型、机制、CO_2 对药物质量的影响,药物代谢反应的催化酶系、药物代谢的生物效应。
- 理解药物的化学结构与水解、自动氧化等变质反应的关系,各种代谢反应类型的特点。
- 掌握药物发生水解和自动氧化反应的结构类型,影响药物水解、自动氧化的外界因素和相应的预防措施,药物代谢反应的类型。

能力目标:

- 能写出药物发生水解和自动氧化反应的结构类型、外界影响因素,药物代谢反应的类型。
- 能应用预防变质反应发生的相关措施解决稳定性较差药物的制剂调配和贮存保管问题。
- 能解释自动氧化、邻助作用、代谢反应的概念。
- 能应用几种常见药物的变质反应设计药物的化学稳定性实验,熟练从事药物稳定性观察实训的基本操作。

第一节　药物的变质反应

研究药物的化学稳定性即变质反应对于安全用药是十分必要的。药物在生产、制剂、贮存、调配以及使用过程中,由于自身结构或外界因素的影响而发生各种变质反应,导致疗效降低或失效,甚至产生毒副作用,进而影响用药的安全性、有效性和经济性。

药物的变质反应有水解、自动氧化、异构化、脱羧、脱水、聚合以及二氧化碳对药物的影响等多种类型,其中水解和自动氧化是最常见的。本章探讨药物变质反应的规律,采用适当措施,防止或延缓药物变质,以保证药物质量和疗效。

一、药物的水解反应

(一) 水解反应的类型与水解过程

水解反应是一类常见且重要的药物变质反应,范围很广,包括盐类、酯类、酰胺类及其衍生物、苷类、醚类、卤烃类以及其他结构类型药物的水解。

1. 盐类的水解

盐类的水解是指盐类和水作用产生酸和碱的反应。盐类的水解反应一般可逆,若生成的酸或碱是难溶于水的沉淀,水解反应就向右进行,几乎可以完全水解。

$$BA + H_2O \rightleftharpoons BOH + HA$$

有机药物的强酸强碱盐在水中只电离而不水解。有机弱酸强碱盐、强酸弱碱盐、弱酸弱碱盐在水溶液中都会发生不同程度的水解反应,如磺胺嘧啶钠的水解。

需要注意的是,单纯的盐类水解一般不改变有机药物的活性分子结构。盐类水解虽然不会引起药物变质,但是水解产生的沉淀或浑浊会影响制剂的稳定性和使用。

实例分析　请问这位护士的操作对吗? 为什么?

在某社区医院里,因患者需要注射磺胺类药物,有位护士看其处方中配有磺胺嘧啶钠(Sulfadiazine Sodium, SD-Na)和甲氧苄啶(Trimethoprim, TMP)乳酸盐两种针剂,想起这两个药物合用时可增加抗菌效果,于是准备将两支针剂混合于同一注射器中给患者进行静脉注射。

分析:错误。因为SD-Na属于强碱弱酸盐,TMP乳酸盐属于弱酸弱碱盐,两者混合则会发生盐类的复分解反应,分别产生SD和TMP的沉淀,造成针管堵塞,影响使用,甚至会导致局部毛细血管栓塞,引起红肿、渗血、炎症等反应。

2. 酯类的水解

酯类(RCOOR')的水解反应最普遍。酯类药物包括无机酸酯、脂肪酸酯、芳酸酯、芳链烃酸酯、杂环羧酸酯及内酯等,均能发生水解反应,产生相应的酸和羟基化合物。

无机酸酯还包括亚硝酸酯、硝酸酯、硫酸酯、磺酸酯及磷酸酯等。

答案

课堂活动 ▶▶▶

请归纳出 20~30 个涵盖酯类各种类型的易水解药物。

拓展提高

药物的水解机理——以酯类药物水解为例

酯类药物在酸、碱和亲核试剂催化下均易发生不同程度的水解。① 酯在酸催化下的水解为可逆过程。② 酯在碱催化下的水解最后一步为不可逆过程。③ 酯在亲核试剂催化下的水解与碱催化下的水解基本相似。下面仅简要介绍酯在碱催化下的水解机制。

首先氢氧根离子进攻带部分正电荷的羧基碳原子而形成负离子,负离子离去烷氧负离子,质子转移而形成羧酸盐和羟基化合物。由于(b)阶段是不可逆的,使水解速度更快,反应也更完全、彻底,故酯类药物在碱性条件下最不稳定。

$$R \overset{\delta-}{\underset{\delta+}{C}} OR' \xrightarrow[OH^-]{H_2O} R-\underset{OH}{\overset{O^-}{C}}-OR' \rightleftharpoons \left[R-\overset{O}{C}-OH + {}^-OR' \right] \xrightarrow[\text{不可逆}]{\text{质子交换}} R-\overset{O}{C}-O^- + HOR'$$

(a)   酯在碱催化下水解机制   (b)

3. 酰胺类及其衍生物的水解

酰胺类($RCONHR'$)包括链酰胺、芳(杂)酰胺和内酰胺等,均能在一定条件下水解,水解机制与酯类相似,产物为羧酸和氨基化合物。其衍生物酰肼类($RCONHNH_2$)、酰脲类($RCONHCONHR'$)也都易水解,如对乙酰氨基酚、异烟肼及巴比妥类(见第五章)的水解等。

课堂活动 ▶▶▶

列出 10~20 个涵盖酰胺类各类型(包括酰肼、酰脲类)的易水解药物。

答案

4. 苷类、醚类的水解

苷类、醚类,如氨基糖苷类、苯海拉明等,含有类似($R—O—R'$)的结构。其在酶或酸性条件下较易水解,一般是醚键受质子进攻形成锌盐,遇水分解为两分子含醇羟基的化合物。

$$R-\overset{\cdots}{\overset{\cdots}{O}}-R' \xrightarrow{H^+} R-\overset{\overset{H}{|}}{\underset{+}{O}}-R' \xrightarrow{H_2O} R-\overset{\overset{H}{|}}{\underset{\underset{OH_2^+}{|}}{O}}-R' \xrightarrow{-H^+} ROH+R'OH$$

𨦡盐

5. 卤烃类的水解

药物结构中含有活性较大的卤素时亦可水解,如氯胺 –T、氮芥类等,因易水解,多制成粉针剂。

$$R-N\overset{CH_2CH_2Cl}{\underset{CH_2CH_2Cl}{}} \xrightarrow{H_2O} R-N\overset{CH_2CH_2OH}{\underset{CH_2CH_2OH}{}} \quad +2HCl$$

6. 其他结构类型药物的水解

肟类药物、腙类药物、脒型结构药物等也易水解。

肟类　　　　　腙类　　　　　脒类

(二) 影响水解的结构因素

药物的水解性主要由化学结构决定。易水解基团的特性及其邻近取代基的电性效应和空间效应是影响药物水解性的内因。下面主要讨论结构因素对羧酸衍生物类药物水解的影响。

1. 电性效应

羧酸衍生物类药物(RCOX)水解的难易程度取决于酰基碳原子所带正电荷的多少,若 R 和 X 使酰基碳原子所带正电荷增多,则有利于亲核试剂进攻,水解速率加快;反之,则水解速率减慢。

(1) 当 RCOX 的 R 相同,X 不同时,离去酸酸性越强,越易水解(C—X 键断裂,X 和质子形成 HX,称为离去酸)。因为离去酸酸性大小顺序是 HOAr>HOR'>H₂NCONHR'>H₂NNH₂>NH₃,所以羧酸衍生物类药物水解速率的快慢顺序是酚酯 > 醇酯 > 酰脲 > 酰肼 > 酰胺。

实例分析　酯类药物比相应的酰胺类易水解,对吗? 请根据电性效应解释。

分析:正确。$\overset{\overset{O}{\|}}{RC-\overset{\cdots}{O}R'}$ 比相应的 $\overset{\overset{O}{\|}}{RC-\overset{\cdots}{N}HR'}$ 易水解,是因为① 酯键中氧原子的吸电子诱导效应比酰胺键中氮原子强,使得酯酰基碳原子所带正电荷较多。② 氧原子和氮原子都与碳氧双键存在 p—π 共轭,由于氮原子的给电子共轭效应比氧原子强,使得酰胺碳原子所带正电荷减少。故酯类比相应的酰胺类易水解。

(2) 当 RCOX 的 R 不同,X 相同时,即不同羧酸与同一种化合物组成的羧酸衍生物,羧酸的酸性强者易于水解。

比较下列 4 个酯类化合物水解性大小：

CH₃COOC₂H₅   H₂N—〈　〉—COOC₂H₅   O₂N—〈　〉—COOC₂H₅   〈　〉—COOC₂H₅

（Ⅰ）　　　　　　　（Ⅱ）　　　　　　　　（Ⅲ）　　　　　　　　（Ⅳ）

分析：① Ⅰ > Ⅳ，即脂肪酸酯比相应芳酸酯易水解。因为 R 为苯环时，苯环与酰基碳氧双键形成供电子的 π—π 共轭效应较强，使酰基碳原子所带正电荷减少较多。② Ⅲ > Ⅳ > Ⅱ，因为苯环上引入吸电子基团，如硝基、卤素等，使酰基碳原子所带正电荷增多，水解速率加快；反之，引入给电子基，如氨基，则使水解速率减慢。

(3) 无机酸酯比羧酸酯易水解，是因为无机酸酯极性较大，易与水分子结合。

(4) 环状结构比相应的链状结构较易水解，即内酯和内酰胺类易水解；环数越小，环张力越大，越易水解；稠环比单环易水解。因为环状分子为刚性分子，键呈弯曲，酰基与所连接的原子不在同一平面，电子离域受限制，酰基碳原子的电子云密度较低，故易水解。

课堂活动 ▶▶▶

试比较青霉素和头孢氨苄两者的水解速率大小，并加以解释。

答案

2. 空间效应

(1) 在水解基团邻位引入体积较大的非亲核性取代基时，因产生空间位阻效应，不利于亲核试剂的进攻，而使水解减弱。如氯普鲁卡因和三甲卡因比普鲁卡因稳定，利多卡因比普鲁卡因稳定，哌替啶也较稳定，不易水解（分别见第四、六章）。

(2) 邻助作用加速水解。若酰基邻近有亲核基团时，发生分子内亲核进攻，可起催化作用，使水解加速，称为邻助作用。

课堂活动 ▶▶▶

阿司匹林为什么在中性水溶液中就能自动水解？请解释原因。

答案

(三) 影响水解的外界因素及预防水解的措施

1. 水分

水分是水解的必要条件。易水解的药物在生产、贮存和使用中应注意防潮防水。可使用塑料或金属膜分片包装易水解的药片；极易水解药物的注射剂须做成粉针剂，并控制含水量；某些易水解的药物需做成溶液剂时，可选用介电常数比水小的溶剂。

2. pH

水解速度和溶液的 pH 有关。一般地，羧酸衍生物、卤烃类和多肽类等药物在强酸、碱性下易水解，而苷类、醚类和多糖类在酸性下易水解。因此，加缓冲剂将药液调节至水解速度最小时的 pH(称为最稳定的 pH),是延缓水解的有效方法。选用缓冲剂时应考虑其对药物的稳定性、溶解度和疗效等的影响。

3. 温度

水解速度因升温而加速,在药物的生产和贮存中应注意控制温度。注射剂的灭菌温度和灭菌时间应充分考虑药物水溶液的稳定性。

4. 赋形剂和溶剂的影响

硬脂酸钙与硬脂酸镁是片剂常用的赋形剂,与某些药物共存时可促进该药物的水解。药物溶解在介电常数大的溶剂中水解速度快。

二、药物的自动氧化反应

很多有机药物具有还原性,能发生氧化反应。一般,药物被氧化试剂氧化时发生化学氧化反应,主要用于药物的制备和分析,而药物在贮存过程中被空气中氧气缓慢氧化时则发生自动氧化反应,它是导致药物变质的主要原因之一。

(一) 结构类型

发生自动氧化反应的药物结构类型包括酚(烯醇)类、芳胺类、巯基类、碳碳双键类、杂环类及其他类。

1. 酚类与烯醇类

具有酚类($ArOH$)(包括一元酚和二元酚)结构的药物均易发生自动氧化反应生成有色的醌类化合物。烯醇类($RCH{=}CH{-}OH$)的自动氧化反应与酚类相似。如去甲肾上腺素在空气中易氧化为红色的去甲肾上腺素红,进一步聚合为棕色的多聚体。

$$HO{-}\text{(苯环)}{-}\underset{OH}{\overset{H}{C}}{-}CH_2{-}NH_2 \xrightarrow{[\text{氧化}]} O{=}\text{(环)}{=}O\ \underset{OH}{\overset{H}{C}}{-}CH_2{-}NH_2 \xrightarrow{[\text{聚合}]} \text{棕色的多聚体}$$

(红色)

答案

课堂活动 ▶▶▶

　　列出 10~15 个易发生自动氧化反应的酚类与烯醇类药物。

2. 芳胺类

具有芳伯氨基结构($ArNH_2$)的药物易发生自动氧化反应生成有色的醌类、偶氮和氧化偶氮类化合物,如普鲁卡因、磺胺类药物等。

3. 巯基类

含巯基的药物($R{-}SH$)都较易被氧化为二硫化合物,如二巯丁二钠、卡托普利等。

4. 碳碳双键类

具有碳碳不饱和双键($RHC{=}CHR'$)类型的药物易被氧化为环氧化物,如维生素 A。

5. 杂环类

含呋喃环、吲哚环、噻吩环、噻唑环、咯嗪环以及吩噻嗪环等杂环结构的药物都能不同程度地被氧化。反应比较复杂，可生成开环化合物、醌型化合物或在杂原子上生成氧化物。

课堂活动 ▶▶▶

列出 5~10 个能发生自动氧化反应的杂环类药物。

答案

6. 其他类

醛类、仲醇类等易自动氧化为相应的酸和酮。

$$\text{（结构式：环己醇）} \xrightarrow{[O]} \text{（结构式：环己酮）}$$

🐚 拓展提高

药物自动氧化的机制

自动氧化反应是由空气中氧气引发的游离基链式反应。氧化的第一步常为 C—H、O—H、N—H 和 S—H 键的断裂。其中，脂肪族的醚、醇、胺的 α 位 C—H 键及醛基的 C—H 键在光照和重金属离子催化下常发生均裂，形成氢自由基和烃自由基，继而展开游离基链式反应；而酚、硫醇及芳胺类等药物中 O—H、S—H 和 N—H 键在光照、碱及重金属离子等催化下常发生异裂，生成氢正离子和相应含 O、N、S 的负离子，继而展开游离基链式反应。

（二）影响自动氧化的结构因素

从自动氧化机制来看，如果药物结构有利于形成 C—H 键的均裂和 O—H、N—H 和 S—H 键的异裂，则自动氧化反应就容易发生，现分述如下。

1. C—H 键的自动氧化

一般地，C—H 键的解离能越小，越易均裂成自由基，则越易自动氧化。

醛基的 C—H 键、苯环侧链烷基 C—H 键以及醚、醇、胺、烯烃的 α 位 C—H 键，因受邻近极性基团吸电子诱导效应影响，C—H 键电子云密度减少，致使键合能力减弱，解离能较小，故较易均裂氧化，其中含醛基的药物最易氧化。

2. O—H 键的自动氧化

（1）酚类易被氧化。这是由于苯环和氧原子间存在 p-π 共轭，使电子云偏向苯环，O—H 键易断裂，有利于形成苯氧负离子，故易发生异裂自动氧化。儿茶酚胺类拟肾上腺素药都是邻二酚结构，相当于增加了一个供电子的羟基，即羟基数越多，越易发生自动氧化反应。即苯环上若引入氨基、羟基、烷氧基及烷基等供电子基时，易发生自动氧化反应，如吗啡、维生素 E 等。若引入羧基、硝基、磺酸基及卤素原子等吸电子基则较难发生自动氧化反应。

实例分析　下面两个药物哪个更易发生自动氧化？为什么？

$$H_2N\text{—}C_6H_3(\text{—COOH})(\text{—OH})\qquad H_2N\text{—}C_6H_4\text{—OH}$$

对氨基水杨酸　　　　　间氨基酚

分析:在对氨基水杨酸分子中,既有供电子的氨基,又有吸电子的羧基,还原性不及间氨基酚,相对不易发生自动氧化反应。但当其在酸性溶液中脱羧成为间氨基酚时,还原性增强,特别是有金属离子存在时,更易发生自动氧化反应。

(2) 烯醇与酚类相似,易发生 O—H 键的异裂而自动氧化。如维生素 C 有连二烯醇结构,相当于邻二酚类药物,易氧化变色。

(3) 醇的氧化不是 O—H 键的异裂或均裂,而是先发生 α 位 C—H 键的均裂。叔醇无 α 位 C—H 键,难以氧化;仲醇比伯醇易氧化。

课堂活动 ▶▶▶

　　睾丸素很不稳定,且不宜口服。若将其改造成甲基睾丸素后,不但使其代谢稳定,而且可以口服。为什么?

答案

---

3. N—H 键的自动氧化

胺类的 N—H 键可异裂氧化。

(1) 芳香胺比脂肪胺更容易自动氧化。因为芳香胺的氮原子上 p 电子与苯环发生 p-π 共轭,致使苯环上的电子云密度偏高,故易被氧化。

(2) 与苯酚相似,苯环上的取代基类型对芳香胺的氧化有重要影响。如磺胺类药物的芳伯氨基团对位磺酰氨基的吸电子效应,还原能力明显不如芳香胺强。

4. S—H 键的自动氧化

巯基的 S—H 键比酚类或醇类的 O—H 键更易自动氧化,这是由于硫原子半径比氧原子半径大,其原子核对核外电子约束力较弱,易给出电子,如半胱氨酸极易被氧化,常用作油溶性抗氧剂。

(三) 影响自动氧化的外界因素及防氧化的措施

1. 氧气

氧气是发生自动氧化反应的必要条件,应尽量避免具还原性的药物与氧接触。可采取将药物密封、安瓿充惰性气体、注射用水预先煮沸排氧、加适当的抗氧剂等措施防止氧化。

课堂活动 ▶▶▶

肾上腺素、维生素 B_1、维生素 A 等药物适宜用亚硫酸氢钠作抗氧剂吗? 为什么?

答案

2. 光线

日光中的紫外线能催化自由基的形成,从而加速药物的自动氧化,光的热辐射导致药物温度升高也可加速氧化。采取黑纸包裹或棕色容器盛放药品,是避光抑制氧化的有效措施。

3. pH

自动氧化反应一般在碱性条件下易发生,在酸性条件下不易发生。故将药液调至最稳定的 pH,是延缓氧化的有效方法。

4. 温度

自动氧化因升温而加速,在药物的生产、制剂及贮存中应注意控制温度条件。

5. 重金属离子

微量重金属离子,如铁、铜、锌离子等可催化药物的自动氧化。可以在药液中添加 EDTA-2Na 等螯合剂来掩蔽重金属离子,以消除或减弱其催化作用。

三、药物的其他变质反应

(一) 异构化反应

一些药物在光照、受热及溶液 pH 改变时会发生顺反异构、旋光异构和差向异构等异构化反应,导致药物变质,疗效降低,甚至产生不良反应。

答案

> **课堂活动** ▶▶▶
>
> 维生素 A、维生素 D_2、肾上腺素、利血平及四环素等药物分别在什么条件下易发生哪种异构化反应? 对药物活性或疗效有何影响?

(二) 脱羧、脱水反应

某些药物受酸、碱等因素影响会发生脱羧或脱水反应而变质。如对氨基水杨酸钠能发生脱羧反应,吗啡、红霉素遇酸可发生脱水反应。

(三) 聚合反应

聚合反应也是引起药物变质的常见反应。如葡萄糖、维生素 C 等易发生聚合变色;氨苄西林易聚合产生大分子,能引发机体过敏反应。

答案

> **课堂活动** ▶▶▶
>
> 有人归纳出维生素 C 及其制剂在一定条件下发生酯化、水解、脱羧反应,最后氧化聚合显黄色。你认为对不对?

📖 **相关链接**

回收过期药品,切勿做帮凶

CO_2 对有机药物质量的影响

某些药物溶液吸收 CO_2 后产生沉淀或浑浊,从而影响药物质量。这是因为 CO_2 溶于水后形成碳酸,一方面增强药物溶液的酸性,使酸性比碳酸还弱的有机弱酸强碱盐类析出游离弱酸(见盐类的水解);另一方面 CO_3^{2-} 与含钙、镁等有机碱金属盐类反应产生碳酸钙、碳酸镁沉淀。

第二节　药物的代谢反应

药物在体内的代谢反应分为第 I 相代谢和第 II 相代谢。第 I 相代谢主要是通过氧化、还原、水解等反应,使药物化学结构发生改变,并在代谢物分子中引入或使其暴露出羟基、氨基、巯基、羧基等极性基团,从而增加水溶性,以利于排泄;第 II 相代谢主要是通过结合反应,使第 I 相代谢物与活化的内源性极性分子作用生成水溶性更大的结合物,以利于排泄。但有的药物不经第 II 相代谢,仅第 I 相代谢后即排出体外。整个代谢反应通常使药物分子灭活并被排出体外。其中第 I 相代谢对药物的生物效应影响最大,一般是使药物活性下降或消失,有时也会产生活性物质或毒性物质;第 II 相代谢主要使药物灭活。

一、第 I 相药物代谢反应

第 I 相药物代谢反应又称为药物官能团化反应,是指在酶的催化下进行的氧化、还原、水解等化学反应,参与药物生物转化的酶主要有细胞色素 P-450 酶系、还原酶系、水解酶系等。由于酶的选择性差异,药物结构不同,代谢方式也不一样。以下主要按代谢反应类型进行讨论。

(一) 氧化反应

氧化反应是药物在体内常见的代谢反应,主要在体内氧化酶系的催化下进行,常见不同结构类型药物的氧化代谢反应见表 1-1。

相关链接

体内重要的氧化酶系

氧化酶系一般分为肝微粒体酶系和非微粒体酶系。前者是以肝中细胞色素 P-450 为主体的双功能氧化酶系,对底物结构选择性较低,主要催化芳烃和饱和烃基的羟化、不饱和烃基的环氧化、杂原子去烃基化、$N(S)-$ 氧化、氧化脱氨、脱硫等多种代谢氧化反应。后者存在于肝外组织,常见的有醇(醛)脱氢酶、单胺氧化酶等,有结构选择性,能专一地进行醇、醛和胺类的氧化。

表 1-1 常见不同结构类型药物的氧化代谢反应

类型	代谢特点	实 例
芳烃的氧化	一般在苯环位阻较小的位置(常在对位或邻位)发生羟基化反应。有立体选择性。中间体环氧化物有致肝坏死毒性	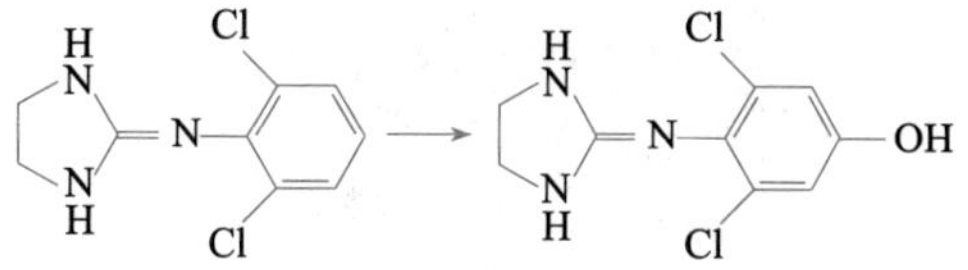 可乐定
烯烃的氧化	主要氧化形成环氧化物。	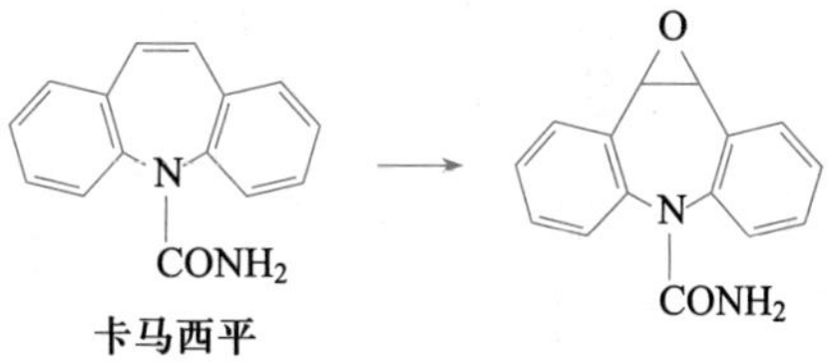 卡马西平
含氧药物的氧化	醚类主要发生 O- 去烃基化反应。代谢与立体效应、电子效应和取代基有关	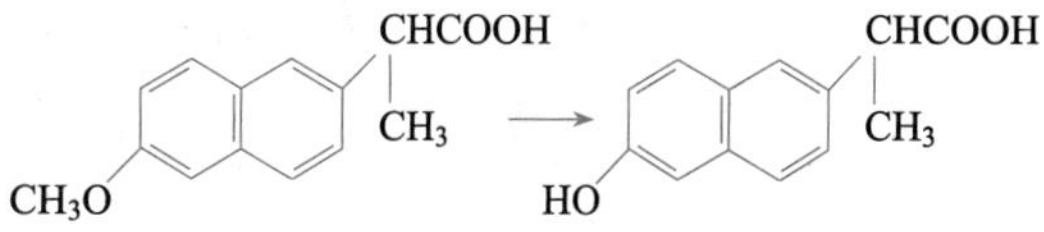 萘普生
	醇类药物氧化为醛、酮、酸。醛类氧化成酸	$CH_3CH_2OH \longrightarrow CH_3CHO \longrightarrow CH_3COOH$ $Cl_3CCH(OH)_2 \longrightarrow Cl_3CCOOH$ 水合氯醛
胺类药物的氧化	仲胺、叔胺发生 N- 去烃基化反应。烃基越小,越易脱去	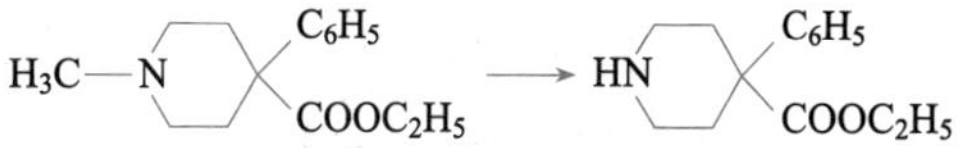 哌替啶
	伯胺、仲胺发生氧化脱氨反应	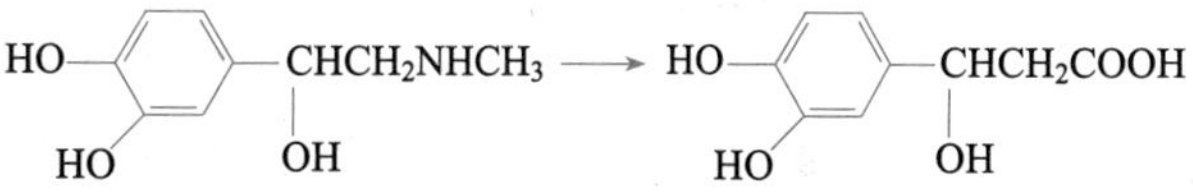 肾上腺素
	叔胺和含 N 芳杂环主要生成稳定的 N- 氧化物	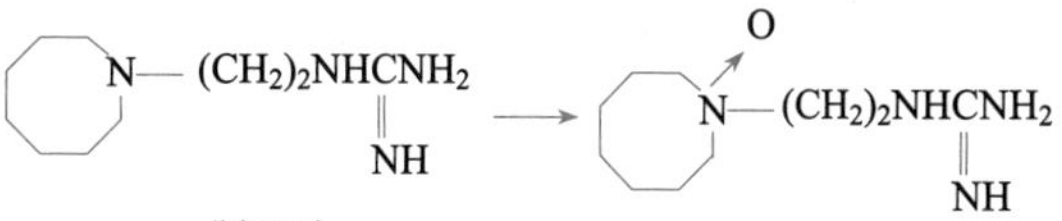 胍乙啶

（二）还原反应

还原反应是药物在体内又一重要的代谢反应,有时使药物产生毒性较大的物质。常见不同结构类型药物的还原代谢反应见表 1-2。

表 1-2　常见不同结构类型药物的还原代谢反应

类型	代谢特点	实　例
含硝基药物的还原	芳香硝基主要被还原成芳香氨基的代谢物。中间体羟胺衍生物有致癌毒性	硝西泮
含偶氮键药物的还原	偶氮键断裂生成两个含氨基(芳伯氨基)的代谢物	柳氮磺吡啶
含羰基药物的还原	含酮基药物被还原为仲醇类代谢物。代谢有立体选择性	萘丁美酮
含卤代烃药物的还原	氯、溴、碘原子易还原脱去。而氟原子不易脱去(注:卤代烃也能脱卤素氧化得羰基化合物)	$CHCl_2CF_2 \!-\! O \!-\! CH_3 \longrightarrow CH_3CF_2 \!-\! O \!-\! CH_3$ 甲氧氟烷

（三）水解反应

体内最常见的水解反应是酯类和酰胺类的水解。羧酸酯、硝酸酯、磺酸酯等酯类药物主要被存在于血浆和肝中的酯酶水解为酸和羟基化合物,酰胺类药物则被酰胺酶水解为酸和胺。水解一般使有机药物分子被破坏而失去活性,代谢物都有一定的水溶性,易于排泄。

二、第Ⅱ相药物代谢反应

第Ⅱ相药物代谢反应即结合反应又称为轭合反应,是指活化后的葡萄糖醛酸(UDPGA)、活性硫酸根(PAPS)、氨基酸、谷胱甘肽(GSH)等内源性极性分子,在转移酶的催化下,与药物或第Ⅰ相代谢物分子中的羟基、氨基、羧基或巯基等极性基团作用形成结合物。结合反应使药物或第Ⅰ相代谢物在去活化、去毒的基础上,大多转化为极性更大的水溶性物质,从而更易于排泄。常见药物结合代谢反应类型见表 1-3。

表1-3　常见药物结合代谢反应类型

类型	代谢特点	实例
与葡萄糖醛酸结合	最普遍,共有 O—、S—、N—、C—葡萄糖苷醛化4种结合类型,多种极性基团能发生这种结合,结合物含可解离的羧基和多个羟基,无活性,水溶性增加	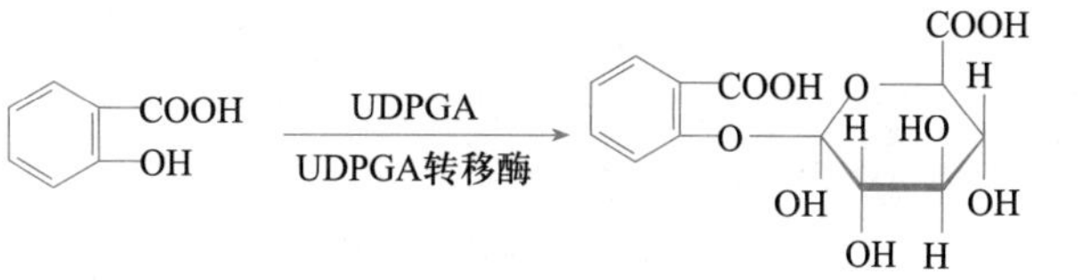
与硫酸基结合	含羟基、氨基、羟氨基的底物能生成硫酸酯,水溶性增大,毒性降低。但醇羟基和羟氨基形成的硫酸酯不稳定,水解生成亲电基团,反而增加药物的毒性	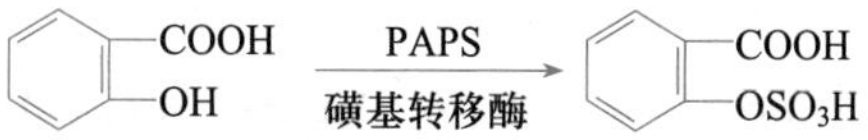
与氨基酸结合	脂肪酸、芳基烷酸、芳香羧酸、杂环羧酸类药物能与氨基酸(甘氨酸最常见)结合,结合物水溶性增加。有立体选择性	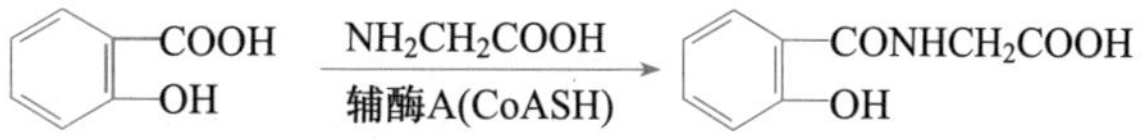
与谷胱甘肽结合	谷胱甘肽含巯基、氨基,是强亲核基团,与亲电性代谢物如环氧化物、N-氧化物、羟胺、酰卤等结合,有去毒灭活作用,结合物水溶性增加。结合反应有亲核取代、酰化、加成、还原等	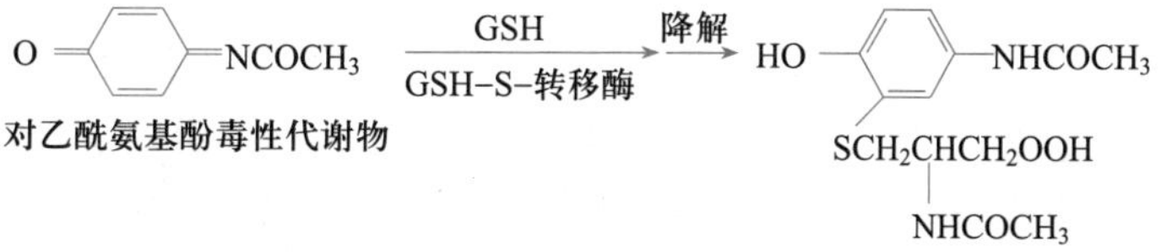 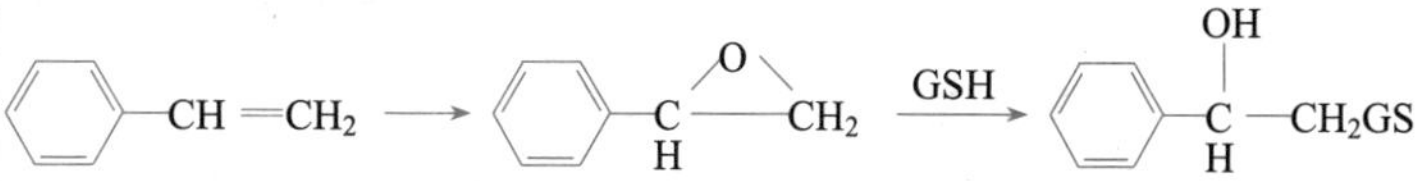

课堂活动 ▶▶▶

　　哪几种代谢产生的代谢物或其中间体会造成机体组织坏死或致癌的毒性? 谷胱甘肽结合反应能进行去毒作用吗? 为什么?

答案

🔖 拓展提高

乙酰化结合和甲基化结合

　　药物的结合反应还有两种类型,即乙酰化反应和甲基化反应。乙酰化反应是指含有伯氨基、磺酰氨基、氨基酸、肼基及酰肼基等官能团的药物,在辅酶 A 的参与下,发生乙酰化反应,形成乙酰化物,如异烟肼可经乙酰化反应生成异烟酰肼。甲基化反应在许多内源性物质的生物合成、生物胺的代谢、灭活等方面起着重要的作用,主要是在甲基转移酶的作用下发生的。能发生甲基化反应的药物有儿茶酚胺类、苯酚类及胺类等。

　　以上所介绍的药物代谢反应主要是常见的比较典型的代谢方式,所举实例也只能反映某个药物单一的代谢反应。实际上绝大多数药物的代谢都是比较复杂的,有的药物如氯丙嗪甚至有上百种代谢方式,能分离得到上百种的代谢产物,在此不再赘述。

📖 相关链接

药物代谢的生物效应

　　药物代谢的本质是机体组织对外来化合物(药物)进行作用,去毒、去活化,并设法将其排出体外的自我保护反应。但由于代谢的复杂性,其引起药物的生物效应变化多样,综合有以下几种:① 代谢灭活:将活性的药物代谢为无活性的物质;② 代谢活化:将无活性药物代谢为有活性的物质;③ 活性不变:将活性药物代谢为仍有活性的物质;④ 毒性增加:将无毒或毒性小的药物代谢为毒性物质;⑤ 导致药理作用改变。

🔖 拓展提高

药物代谢在药学研究中的应用

　　药物代谢在药学研究中的应用主要体现在两大方面。

　　一是对临床合理用药的指导:① 影响药物的口服生物利用度,改变给药途径,有些药物在到达全身血液水平之前,肝和肠会将它们转化为无药理活性或有生物活性的代谢产物,会使药物的生物利用度降低,针对此效应会降低药物的口服生物利用度,临床应用中可合理地设计不同的给药途径;② 合并用药,某一种药物对体内生物转化过程中各种酶的作用,影响了另一种药物的生物活性,或使药物疗效产生毒副作用,或使疗效减弱甚至导致治疗失败;③ 解释药物产生毒副作用的原因,通过对药物代谢的研究从而可解释药物产生作用、作用方式和作用机制,也可解释药物产生毒副作用的原因,为更好地合理用药提供依据。

　　二是在药学研究开发中的应用,另见第三章。

本章电子
教案

重点提示

　　药物变质反应中的水解和自动氧化的类型及其影响因素与防止措施,代谢反应中常见类型等为本章的学习重点,也是近年来国家关于国家执业药师考试/全国卫生专业技术资格考试的重点。

本章小结 ▶▶▶▶

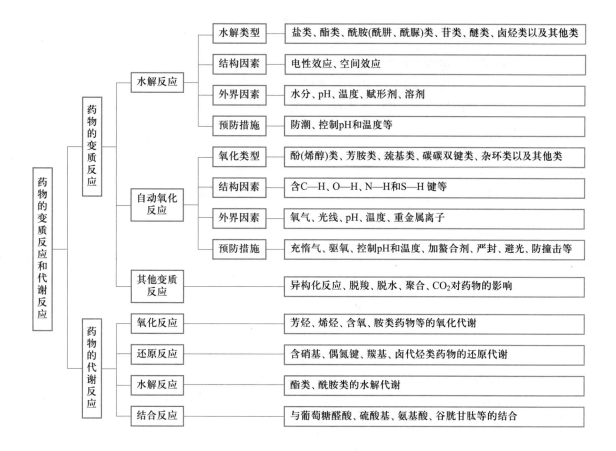

同步测试 ▶▶▶▶

一、名词解释

1. 自动氧化   2. 结合反应   3. 邻助作用

二、问答题

1. 水杨酸分子中哪些基团能参与结合反应？请写出其可能有的结合物类型。

2. 代谢反应主要是为了使药物的极性和水溶性增加并易于排泄，你认为对不对？请简要分析说明。

3. 为防止药物发生水解和自动氧化反应而变质，一般可采取哪些措施？

（陈小林）

在线测试

实训项目一　药物化学实训的基本知识与基本操作技能

【实训目的】

- 了解与药物化学实训相关的实验室基本知识和实训常用玻璃器皿。
- 理解药物化学实训常用实验装置的安装与使用。
- 掌握药物化学实训的基本操作技能。

【实训器材】

1. 仪器

药物化学实验室常用的普通玻璃仪器和其他实验仪器。

2. 药品

苯甲酸。

【实训指导】

（一）药物化学实验室基本知识

1. 药物化学实训的基本规则与一般注意事项

（1）实训前应做好一切准备工作，如结合有关实训内容，认真预习实训的目的要求、基本原理、方法、操作步骤及有关的操作技术，复习理论课中有关的知识。

（2）熟悉实验室安全用具，如灭火器、沙桶以及急救箱的放置地点和使用方法。特别是在进行有可能发生危险的实验前，应准备好防护用品，如眼镜、面罩、手套及其他防护设备。

（3）实训开始前应检查仪器是否完整无损，装置是否正确稳妥，在经教师检查，同意后开始进行实训。

（4）实训过程中应保持安静，严格按步骤进行操作，胆大心细，精神集中，认真观察化学反应进行的情况和装置的状态，如是否有漏气、破裂等，不得擅自离开。

（5）养成记录实训现象的良好习惯。实训记录是研究实训内容和书写实训报告的重要依据，也是从事科学实验的一项重要训练；写好实训记录对正确解释实验结果会有很大的帮助。因此在进行实训时，要做到观察仔细，思考积极，记录及时，不得涂抹，不准用散页纸记录。

（6）实训中所用的药品和试剂，必须严格按规定量取用，不得随意散失、遗弃；取出的药品、试剂不可再倒回原瓶中；取用完毕，应立即盖上瓶塞，归还原处。学生如有新的见解或建议，需改变实训步骤或药品、试剂用量等，必须先征得教师同意后再实施。公用药品、试剂、仪器和其他实训工具应在指定的地点使用。

（7）实训过程中应始终保持实验室的整洁，做到实验台面、地面、水槽和仪器整齐、清洁，不得随意乱丢纸屑、玻璃屑、残渣、火柴棒以及沸石等废弃物品。废酸和废碱以及使用过的有机溶剂应倒入规定的废液缸，不能倒入水槽；对反应中产生的有害气体要按规定处理。

（8）实训过程中应遵从实验教师和工作人员的指导，注意安全，若发生意外事故，立即报告教师及时处理；实训完毕，及时洗净仪器，整理实验室，关闭水、电、火源等。

（9）严禁在实验室内吸烟或进食，实训结束后要细心洗手。

（10）实训报告是对实训过程的记录、总结，由实训过程和理论分析两个部分组成。实训报告的格式虽已设计，但学生应根据实训内容认真书写，包括实训目的、主要试剂用量及规格、实训装置、实训步骤和现象记录、合成产物的物理状态、产率、粗产品纯化以及实训小结，即根据自己所观察到的现象与结果，从中分析在实训过程中的成功与不足，并对实训提出改进意见，这将大大提高学生分析和解决问题的能力。

2. 实训过程中的安全及事故预防

进行药物化学实训，所用的原料、试剂种类繁多，而且经常要使用易燃、易爆、有毒和强腐蚀性的化学药品，若使用不当，就有可能引发火灾、爆炸、中毒、烧伤等事故。同时，实训中大多数使用的是玻璃仪器，还经常使用电器设备（如电热套、电炉等），上述设备处理不当也会发生事故，增加实训中潜在的危险性。但是，只要掌握实训基本常识及正确的基本操作，就能有效地防止事故的发生。掌握一般事故的处理方法，也能把事故造成的损失降至最低。

（1）火灾的预防和处理。防火的基本原则是使火源尽可能远离易燃溶剂。不用开口容器盛放易燃溶剂，回流或蒸馏溶剂时，应加沸石防止暴沸，同时冷凝水要保持通畅，若在加热时发现未放沸石，则应待反应体系稍冷后再补加。使用有机溶剂的反应不能用明火加热，根据反应温度的要求，分别使用水浴、油浴或电热套加热。使用或反应产生易燃、易爆气体或低沸点、易挥发的液体时，要保持室内空气畅通，防止一切可导致火星产生的动作。

一旦发生火灾，应沉着、冷静，不要惊慌失措，立即采取各种应急措施，如切断电源，熄灭所有火源，迅速移开附近的易燃物；若容器内溶剂着火，可用石棉网或湿布盖灭；桌面、地面小火可使用湿布或黄沙盖灭；油浴或有机溶剂着火，绝对不能用水扑灭，否则会使火焰蔓延，无异于"火上浇油"。火较大时应根据具体情况采用各种灭火器，无论用何种灭火器，皆应从火的四周开始向中心扑灭，并把灭火器对准火焰的底部。若衣服着火，切勿乱跑，小火可以小心将衣服脱下把火熄灭，或用石棉布覆盖着火处。较严重时，应躺在地上打滚或用防火毯紧紧裹住使火闷灭。被火烧伤，轻者在伤处涂以烫伤膏，重者立即送医院治疗。

（2）爆炸预防与处理。药物合成实训中，一定要严格按照实训操作步骤，预估到可能发生的危险；必须注意所有反应装置常压操作时，不要形成密闭体系进行加热；同时，在反应进行过程中要经常注意反应装置的各部分有无堵塞现象。减压蒸馏时，应使用耐压容器，如圆底烧瓶作接收器，不可使用锥形瓶，以免发生炸裂；减压蒸馏结束后，不能放气太快，以防压力计被冲破。高压操作时应经常注意反应釜内压力有无超过安全负荷。不得随意将氧化剂加到与实训内容无关的药品中，避免意外事故发生，有机药品和氧化剂应分开存放。对易爆炸的固体切不可重压或敲击，其残渣不准随意丢弃。

（3）中毒事故的预防与处理。药物合成中常用到某些具有毒性的有机物，应该学会预防。对于有毒的药品应认真操作,妥善保管,实训中专人负责收发,实训后的有毒残渣必须及时按要求处理,不能乱放及随意丢弃。为预防中毒,操作时必须戴橡胶手套,操作后应立即洗手,切勿让有毒物质沾染五官或伤口。对于挥发性有毒药品,使用时一定要在通风橱内进行,用完药品后应随即盖上瓶盖;实训时如有头昏、恶心等中毒症状,应立即到空气新鲜的地方休息,严重者到医院治疗。

(4) 割伤的预防及处理。割伤是实验室中经常发生的事故,在安装仪器时易发生。如将玻璃管插入胶塞,应该用布将玻璃管裹住,并缓慢旋转进入,防止折断而割伤。当割伤时,首先将伤口处玻璃屑及其他固体物质取出,用水洗净伤口,涂以碘酒或贴上创可贴;大伤口则先按住出血部位,并立送医院治疗。

(5) 电伤的预防及处理。使用搅拌器、电热套、电炉等电器,应先插上插头,接通电源,再开启仪器开关;实训完毕先切断电源,然后再将仪器插头拔下。为了防止触电,装置和设备的金属外壳都应连接地线;不能用湿手或手握湿物接触电插头。万一触电,应立即切断电源,或用不导电的物体使触电者与电源隔离,然后对触电者进行心肺复苏并立即送往医院。

(6) 试剂灼烧的预防及处理。针对不同试剂的灼烧采取相应的预防及处理措施,如酸灼烧,应立即用大量水冲洗,然后用 3%~5% 的碳酸氢钠溶液冲洗,最后再用水冲洗;碱灼烧,先用大量水冲洗,再用硼酸溶液或 2% 乙酸溶液洗涤,最后再用水冲洗。取用挥发性液体时,应预先充分冷却后开启瓶塞(开启安瓿时需用布包裹),瓶口必须指向无人处,以防液体喷溅而致人受伤;遇瓶塞不易开启时,必须注意瓶内贮物的性质,切不可用火加热,或乱敲瓶塞。

(二) 药物化学实训常用玻璃器皿的名称与使用

在药物化学实训中使用的普通玻璃器皿,与其他普通化学如有机化学、无机化学常用玻璃器皿基本相同,主要包括试管、普通漏斗、干燥管、冷凝管、各种规格的烧杯、不同类型与规格的烧瓶、各种规格的量筒、量杯等。而药物合成实训中还常用带有标准磨口的玻璃仪器,这部分仪器是按国际通用技术标准制作,可以和相同编号的标准磨口相互连接。特别是磨口与磨口塞尺寸具有标准化、系列化和通用化的特点,所以使用起来非常方便。常用的标准磨口规格为 10、14、19、24、29 等,数字是指磨口最大端的直径(单位 mm),由于仪器容量大小及用途不一,产生不同型号的标准磨口。数字相同的内外磨口可以任意互换套用,若两磨口编号不同,可通过不同编号的双磨口接头(又称为变口),使之连接起来。

使用标准磨口玻璃仪器时须注意以下几点。

(1) 保持磨口表面的清洁,若有固体残渣,会使磨口对接不严密,导致漏气,甚至损坏磨口。

(2) 磨口用后立即拆卸、洗净,各个部件分开存放,以免长期放置难以拆开。

(3) 一般使用磨口仪器无须涂润滑剂,以免污染反应物或产物,若反应中有强碱,则应涂润滑剂,防止磨口连接处遇碱腐蚀粘牢而无法拆开。

(4) 安装标准磨口玻璃仪器时,遵循先下后上,先中间后两边的顺序,保证磨口连接处不受歪斜的压力。

药物化学实验室常用的普通玻璃仪器和标准磨口玻璃仪器如图 1-1 所示。

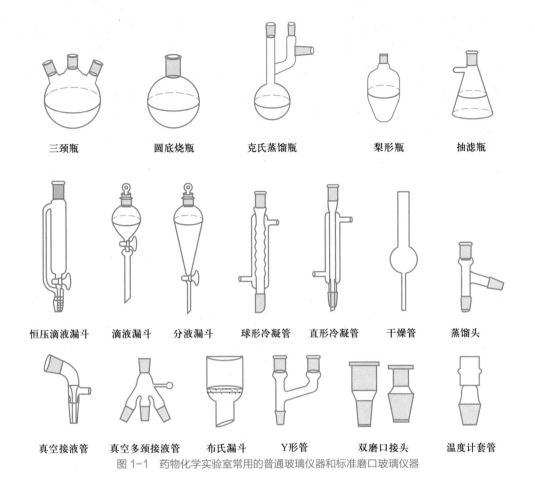

| 三颈瓶 | 圆底烧瓶 | 克氏蒸馏瓶 | 梨形瓶 | 抽滤瓶 |

| 恒压滴液漏斗 | 滴液漏斗 | 分液漏斗 | 球形冷凝管 | 直形冷凝管 | 干燥管 | 蒸馏头 |

| 真空接液管 | 真空多颈接液管 | 布氏漏斗 | Y形管 | 双磨口接头 | 温度计套管 |

图1-1　药物化学实验室常用的普通玻璃仪器和标准磨口玻璃仪器

（三）药物化学实训常用实验装置的名称与基本操作

1. 回流装置

回流装置为药物合成反应的常用装置,如图1-2所示。其中图1-2(a)是需防潮的回流装置,在冷凝管顶端装干燥管。若不需防潮,可将干燥管及冷凝管顶端导管去掉;若反应中有刺激性气体产生时,可将干燥管或冷凝管顶端通过导管与图1-2(b)气体吸收装置中的漏斗相连。回流加热前应先加沸石,根据瓶内液体沸腾的温度,可选用水浴、油浴、电热套等加热方式,回流的速度应控制在液体蒸气浸润不超过2个球为宜。

2. 蒸馏装置

蒸馏是分离两种以上沸点相差较大的液体或除去有机溶剂的常用方法。分为常压蒸馏装置(图1-3)和减压蒸馏装置(图1-4)。使用蒸馏装置时,所加液体的体积不能超过蒸馏瓶容积的2/3,加热前应加沸石,温度计的水银球末端应与支管口下端在同一水平面,装置要与大气相通。使用常压蒸馏装置时还应注意,若蒸馏沸

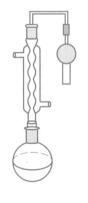
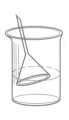

(a) 回流装置　　(b) 气体吸收装置

图1-2　回流相关装置

点在 140 ℃以上的液体时不能使用直形水冷凝管,防止因液体蒸气温度较高使冷凝管炸裂,应使用空气冷凝管;蒸馏需防潮的液体时,应使用有支管的磨口牛角管[图 1-3(a)],支管处接有干燥管;蒸馏较大量溶剂时,应采用图 1-3(b)的装置,被蒸馏的液体可自滴液漏斗中不断地加入,同时可调节滴入速度,使之与蒸出的速度基本相等,因此可避免使用较大的蒸馏瓶。减压蒸馏也是分离、提纯液体(或低熔点固体)的一种方法,特别适用于高沸点溶剂的去除以及在常压蒸馏时未达沸点即已受热分解、破坏的物质蒸馏。旋转蒸发仪是实验室浓缩溶液、回收溶剂常用的快速蒸馏仪器(图 1-5),可减压蒸馏。工作时,蒸馏烧瓶不停地旋转,故蒸发不会暴沸,而且液体蒸发的表面积大,蒸发速度快,比一般蒸馏装置的效率高。

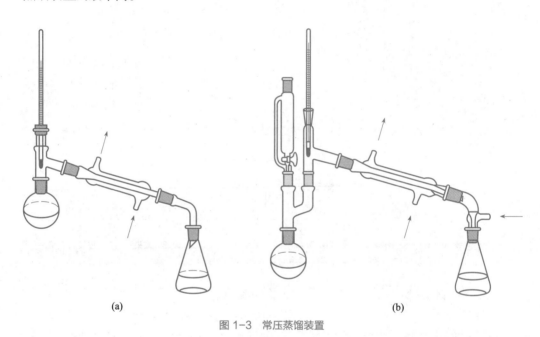

(a)　　　　　　　　　　　　　(b)

图 1-3　常压蒸馏装置

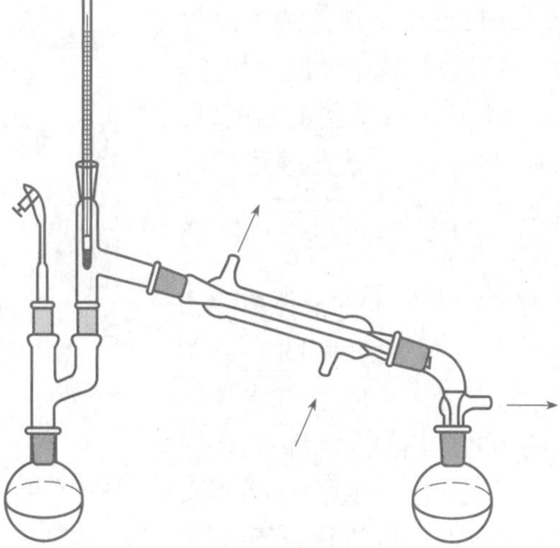

→ 减压泵

图 1-4　减压蒸馏装置

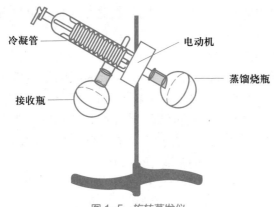

图 1-5　旋转蒸发仪

3. 搅拌装置

搅拌操作主要用于非均相反应体系或反应物之一需要逐滴加入的反应中,可使反应迅速混合,避免因局部过热过浓而导致其他副反应发生或有机物的分解,同时还可缩短反应时间,提高收率。图 1-6 是可以同时进行搅拌、回流的装置,图 1-7 是可以同时进行搅拌、回流、加料的装置,需控制反应温度的可选用四颈瓶。在进行搅拌时,如选择电动搅拌器(图 1-8),依据需要可选择不同形状的搅拌棒,另外还可以使用磁力搅拌器。

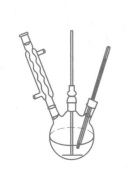

图 1-6　搅拌、回流装置

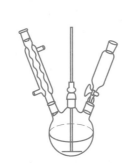

图 1-7　加液、搅拌、回流装置

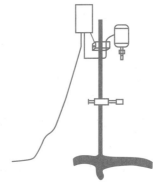

图 1-8　电动搅拌器

(四) 药物化学基本操作技能实训

1. 实训内容

(1) 常用装置的安装。

(2) 重结晶与抽滤。

2. 实训步骤

(1) 预习。实训前应充分预习好本实训指导中(一)(二)(三)的内容。

(2) 参照图 1-1~图 1-8 分别进行回流装置、蒸馏装置和搅拌装置的安装训练(注意:每种装置可只选择一种形式进行安装)。

(3) 重结晶与抽滤。通过化学合成得到的固体药物产品往往常夹杂一些反应副产物、原料等,称之为粗品;必须经过精制纯化,才能作为药品使用。最常用的精制纯化的有效方法之一就是选用适宜的溶剂进行重结晶,其原理是利用药物粗品中各成分在某种溶剂或某种混合溶剂中,在一定温度下溶解度不同,而将其分离。

一般操作过程为将需要纯化的药物粗品加热溶于适宜溶剂中,使其成近饱和的浓溶液;若溶液中含有色杂质,可加活性炭煮沸 5~10 min 脱色,然后趁热过滤除去不溶杂质和活性炭;将滤液冷却,使结晶自过饱和溶液析出,而可溶性杂质仍留在母液中,再过滤,洗涤结晶以除去吸附的母液;所得结晶,经干燥后测定熔点来确定其纯度。若不符合要求,可重复上述操作直至达到药品标准。但当杂质含量较高时,直接采用重结晶是不适宜的,必须先进行初步提纯,如萃取、蒸馏、升华等,然后再用重结晶提纯。

在重结晶整个过程中的过滤都应采用抽滤。所谓抽滤是指采用减压抽气过滤,使用的器材为布氏漏斗和抽滤瓶,特点是过滤操作速度快。在趁热抽滤的操作中,为了防止结晶在过滤的过程析出,布氏漏斗和抽滤瓶在过滤前应放在烘箱内或用同一种热溶剂预热;滤纸应小于布氏漏斗的底面,以能刚盖住小孔为宜,而且必须用同一溶剂将滤纸湿润。如溶剂为酸性溶液,为防止抽破滤纸,可采用双层滤纸抽滤。抽滤时还应防止抽滤泵中的水倒吸入抽滤瓶中,可在抽滤瓶与泵之间加装一个安全瓶,抽滤完毕后,先撤除抽滤瓶与安全瓶之间的连接,再关闭水泵。

3. 苯甲酸的重结晶与抽滤

称取苯甲酸粗品 3 g,放入 150 ml 的烧杯中,加入 60 ml 蒸馏水和几粒沸石,盖上表面皿,加热至沸腾,并用玻璃棒不断搅动,使其溶解。这时若还有未溶解的固体,可继续加入少量热水,直至全部溶解为止。移去火源,稍冷,加适量活性炭,搅动,再煮沸 5~10 min 脱色。趁热抽滤,滤液放置自然冷却后,析出结晶,抽滤、洗涤,取出结晶放于表面皿上,摊开。红外灯下干燥,测定熔点,并与粗品熔点做比较,称量,计算重结晶的收率。

(五) 思考题

1. 进行药物化学实训时,为维护自身和实验室的安全,应有效预防哪些事故的发生?

2. 减压蒸馏的适用范围是什么?旋转蒸发仪有什么优点?

3. 蒸馏沸点在 140 ℃以上的液体时应使用哪种冷凝管?为什么?

4. 为什么活性炭要在固体物质完全溶解后加入?又为什么不能在溶液煮沸时加入?

5. 进行重结晶操作时,在布氏漏斗中用溶剂洗涤结晶时应注意什么?

(张彦文)

实 训 报 告

专业________ 班级________ 学号________ 姓名________ 成绩________

项目名称____

实训目的____

____

____

实训操作

1. 描述常用装置的安装顺序

回流装置：

____

____

____

____

____

蒸馏装置：

____

____

____

____

____

搅拌装置：

____

____

____

____

____

2. 苯甲酸的重结晶与抽滤

操作流程（图示表示）

产率计算

实训小结

_____

_____

_____

_____

思考题

1.

2.

3.

4.

5.

教师评语

_____

_____

_____

_____

_____

教师签字_____　_____年_____月_____日

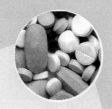

第二章
药物的化学结构与药效的关系

>>>> 学习目标

知识目标：

- 了解药物作用的体内靶点，药物发生药效的体内过程，分子容积和原子间距离对药效的影响。
- 理解结构特异性药物和结构非特异性药物的基本概念，电子云密度、官能团、键合特性和立体异构对药效的影响。
- 掌握构效关系和基本结构的概念，药物的理化性质对药效的影响。

能力目标：

- 能区分结构特异性药物和结构非特异性药物。
- 能写出药物的基本结构和构效关系的概念。
- 能分析药物的理化性质、结构因素对药效的影响。

第一节 药物的构效关系概述

一、构效关系的概念

构效关系(structure activity relationship,SAR)是指药物的化学结构与生物活性(包括药理与毒理作用)之间的关系,是药物化学的中心内容之一,也是药物化学和分子药理学长期以来所共同探讨的问题。

二、结构非特异性药物和结构特异性药物

根据药物在体内分子水平上的作用方式,可分为结构非特异性药物和结构特异性药物两种类型。前者的生物活性(药理作用)主要受药物分子的各种理化性质影响,与化学结构关系不大,当结构有所改变时,对生物活性无明显影响;后者的生物活性除与药物分子的理化性质相关外,主要取决于药物的化学结构,即受药物分子和受体的相互作用影响,药物结构稍加改变,就会直接产生药效学变化。大多数药物属于后一种类型。

三、决定药效的主要因素

(一) 药物发生药效的生物学基础

1. 药物作用的体内靶点

与药物在体内发生相互作用的生物大分子称为药物的作用靶点,即致病基因编码的蛋白质和其他生物大分子,如酶、受体、离子通道、核酸等。分子生物学和分子药理学等新兴学科的出现,为阐明许多生物大分子与疾病的关系做出了重要的贡献。合理化药物分子设计就是基于生命科学研究揭示的药物体内作用靶点的结构特征,设计药物分子,以期发现选择性地作用于靶点的药物。

2. 药物发生药效的体内过程

药物的体内过程包括吸收、分布、代谢和排泄,这中间的每一个过程都影响药效。药物发生药效的决定因素有两个:一是药物必须以一定的浓度到达作用部位,药物的转运过程(吸收、分布、排泄)将影响其在作用部位的浓度,而转运过程又受药物理化性质的影响,因此这一因素由药物的理化性质决定,也是结构非特异性药物生物活性的决定因素;二是药物和受体的相互作用,这一因素与结构特异性药物的生物活性有关。

(二) 药物的基本结构对药效的影响

在药物构效关系研究中,将具有相同药理作用药物的化学结构中相同或相似的部分,称为相应类型药物的基本结构,如磺胺类药物的基本结构为对氨基苯磺酰胺。

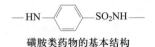

磺胺类药物的基本结构

　　药物的基本结构决定结构特异性药物的生物活性,是结构特异性药物发挥药效的必需结构部分。在药物的结构改造和新药设计中,基本结构不能改变,只能在非基本结构部分加以变化,以保证其衍生物既保持原有药物的作用,又具有各自的特点。

课堂活动 ▶▶▶

答案

　　根据学过的知识,请写出三类药物的基本结构。

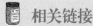 **相关链接**

药物在体内作用的生物学靶点

　　药物在体内作用的生物学靶点,主要有受体、酶、离子通道、核酸等。

　　(1) 以受体作为药物作用的靶点。受体是一种生物大分子,存在于生物细胞并能与化学治疗剂专一性结合,主要是蛋白质,部分为糖蛋白和脂蛋白,有时也将酶、核酸和膜聚合体等包括在内。

　　(2) 以酶作为药物的作用靶点。酶是一种维持"生命正常运转"的重要催化剂,酶的功能异常与许多疾病有关。现在已分离出许多酶并能够测出它们的三维结构和活性部位,因此酶抑制剂药物研发意义更大。

　　(3) 以离子通道作为药物的作用靶点。最早发现的是钙离子通道,此后对钾离子通道、钠离子通道、氯离子通道的研究也越来越多。

　　(4) 以核酸作为药物的作用靶点。核酸是生命过程中重要的化学物质,提供产生蛋白质的信息模板和工具。以核酸为靶点的药物主要是抗肿瘤药和抗病毒药。

拓展提高

药物的定量构效关系简介

　　药物的定量构效关系(quantitative structure-activity relationships,QSAR)是采用数学模式的方式来描述药物的生物活性与结构间的定量依赖关系。药物定量构效关系源于 1868 年,当时仅用简单的方程描述生物活性 Φ 与化学结构 c 之间的关系:$\Phi=f(c)$。20 世纪 60 年代,药物化学家们提出了各种物理化学参数,并对其进行系统性的归纳与整理,特别是以汉施(Hansch)方程、弗里 - 威尔逊(Free-Wilson)法为代表的研究方法出现,才使定量构效关系研究作为一个研究领域发展起来。它可预示新设计的化合物的生物活性,寻找同源物中最佳活性的化合物,并衍化出显效的新化学结构类型,推证药物与生物大分子的作用机理,力求使药物设计建立在比较合理的基础上,提高新药的命中率。目前研究定量构效关系最常用的是汉施方程,该方程所得到的定量构效关系式对于新药设计具有重要价值。

第二节　药物的理化性质对药效的影响

结构非特异性药物的生物活性主要受理化性质影响,结构特异性药物的生物活性主要受化学结构本身的影响,同时也受理化性质的影响。理化性质主要影响药物的转运和代谢,对药效影响较大的理化性质主要是溶解度、脂水分配系数和解离度。

一、溶解度和脂水分配系数对药效的影响

药物溶解度的大小可以用药物的脂水分配系数 P 表示:

$$P=C_o/C_w$$

P 是药物分配达到平衡时在有机相中的量浓度(C_o)和水相中的量浓度(C_w)之比。P 值可以表示化合物脂溶性的大小,常用 $\lg P$ 表示,P 值越大,脂溶性越高。药物在转运扩散至血液时,需要一定的亲水性,而通过脂质的生物膜时,需要有一定的脂溶性,因此,脂水分配系数在一定的范围才能显示最好的药效。

结构的改变对药物脂水分配系数影响显著。药物分子中如引入烷基、卤素、芳环、酯基和硝基等可以增加药物的脂溶性。要透过血脑屏障,作用于中枢神经系统的药物,需要较强的亲脂性;药物分子中若引入亲水性的磺酸基、羧基、羟基、酰氨基和氨基等,一般导致药物的水溶性增加。

二、解离度对药效的影响

多数药物具有弱酸性或弱碱性,在体液中可部分解离。药物的解离度取决于解离常数 pK_a 和介质的 pH。例如:

1. 乙酸的解离

$$CH_3COOH+H_2O \rightleftharpoons CH_3COO^-+H_3O^+ \qquad pK_a=pH-\lg\frac{[CH_3COO^-]}{[CH_3COOH]}$$

2. 甲胺的解离

$$CH_3NH_2+H_2O \rightleftharpoons CH_3NH_3^++OH^- \qquad pK_a=pH-\lg\frac{[CH_3NH_2]}{[CH_3NH_3^+]}$$

根据上述解离式和公式可知,当介质的 pH 减小时,弱碱性化合物的离子型浓度增大,其分子型浓度减小;而弱酸性化合物的离子型浓度减小,其分子型浓度增大。

一般情况下,药物的离子型和分子型同时存在,未解离的分子通过生物膜,在膜内的水相介质中解离成离子再起作用。药物在其解离度大的环境下很难跨膜吸收,利用药物的解离度一方面可以决定其吸收和作用部位,另一方面可以降低其毒副作用。如胃肠道各部位的 pH 不同,不同 pK_a 的药物在胃肠道各部分的吸收情况也有差异。在药物结构中引入季铵基,增大解离度,使其难以通过血脑屏障,可以减少药物对中枢神

经系统的不良反应。

课堂活动 ▶▶▶

　　阿司匹林(pK_a=3.5)和可待因(pK_a=8)口服时,在胃肠道中哪个部位吸收较多? 为什么?

答案

实例分析

　　改变药物的化学结构,导致其解离常数变化,会影响药物的生物活性吗?

　　巴比妥酸 pK_a 约为 4.12,无镇静催眠作用;而其 5 位双取代的苯巴比妥,为较强的镇静催眠药,为什么?

　　分析:巴比妥酸在 5 位没有取代基时,pK_a 约为 4.12,在生理 pH=7.4 时,有 99% 以上呈离子型,不能通过血脑屏障进入中枢神经系统而起作用。而当将其 5 位双取代后,pK_a 一般在 7.0~8.5 之间。如苯巴比妥(pK_a=7.4)在生理 pH 下约有 50% 左右以分子形式存在,可进入中枢神经系统而起作用。

第三节　药物的结构因素对药效的影响

　　结构特异性药物一般与受体结合,形成复合物才能产生特定的药理作用,其活性主要取决于药物与受体的结合力,即化学结构本身。影响药物与受体结合的因素有电子云密度、官能团、键合特性、分子大小及立体因素等。

一、药物的电子云密度对药效的影响

　　受体一般是蛋白质,电子云密度分布不均匀。药物的电子云密度分布也不均匀。如果药物的正负电荷正好和受体的负正电荷相适应,就会产生静电引力,利于相互作用而结合形成复合物。

　　如机体蛋白质的等电点多在 7 以下,在生理 pH 下多以负离子形式存在,而多数药物分子常带有吸电子基团,形成正电中心,可以和受体的负电区域形成复合物而产生药理效应。

二、药物的官能团对药效的影响

　　药物的药理作用主要依赖于分子整体,官能团可使分子结构和性质发生变化,通过影响药物与受体的结合而影响药效。一般药物分子结构中有多种活性功能基团,每种官能团对药物性质的影响不同,对药效亦产生不同的影响。药物结构中常见官能团对药效的影响见表 2-1。

表 2-1　常见官能团对药效的影响

官能团	对药效的影响
烃基	增加疏水性,降低解离度,增加空间位阻,增加稳定性
卤素	强吸电子基,影响电荷分布,增加脂溶性,增加稳定性
羟基和巯基	增加水溶性,增加与受体结合力,改变化学反应活性
醚和硫醚	氧原子有亲水性,碳原子有亲脂性,有利于药物运转与定向分布
磺酸基、羧基	可成盐,增加水溶性,引入解离度小的羧基会导致生物活性增加
酰胺	易与生物大分子形成氢键,易与受体结合,参与机体或病原体的酰化反应
硝基	具有亲寄生生物的特性,降低水溶解度,增加脂溶性,降低 pK_a 等

三、药物的键合特性对药效的影响

药物对机体的作用可以认为是药物和受体分子间的物理相互作用(缔合)和化学反应(成键)所引起的,一般要通过共价键、氢键、范德华力、疏水键、离子键、电荷转移复合物、金属螯合作用和偶极作用等形式相互结合。因此键合特性对药效有一定的影响。药物和受体的结合有可逆和不可逆两种,除了共价键是不可逆的之外,其他键合都是可逆的,且多种键合形式共存。本节主要介绍共价键、氢键、电荷转移复合物和金属螯合作用对药效的影响。

(一) 共价键

共价键键能最大,药物和受体以共价键结合时,形成不可逆复合物,除非体内特异性地酶解可使其共价键断裂外,很难恢复原形。因而这样的药物产生的作用比较强而持久,但如有毒性,也是不可逆的。如多数抗感染药物与微生物的酶以共价键结合,产生不可逆的抑制作用,从而发挥高效和持续的治疗作用。烷化剂类抗肿瘤药的作用机制亦是如此。

(二) 氢键

氢键是药物与受体最普遍的结合方式。药物分子中的 O、S、N、F 等原子的孤对电子,可以和受体上与 N、O、S、F 共价结合的 H 原子形成氢键。氢键的键能约为共价键的 1/10,但存在数量往往较多,对药物活性产生的影响较大。

(三) 电荷转移复合物

电荷转移复合物(CTC)又称为电荷迁移络合物,是在电子相对丰富与电子相对缺乏的分子间发生键合而形成的化合物。电荷转移复合物的键能较低,与氢键键能相似,复合物相对比较稳定。电荷转移复合物的形成可增加药物的稳定性及溶解度,增强药物与受体的结合作用。

(四) 金属螯合作用

金属离子和提供电子的配位体可形成金属络合物,含有两个及以上配位基团(供电子基团)的配位体称为螯合剂。螯合物是由两个或两个以上的配位体和一个金属离子通过离子键、共价键或配位键等形成的环状结构化合物,一般五元环以上较稳定。

金属螯合作用主要用于对重金属中毒的解毒或形成杀菌剂,目前在抗肿瘤药物研究中也较为活跃,常见的为铂螯合物。

相关链接

金属螯合作用用于临床的实例

(1) 消旋青霉胺可与铜离子形成 2:1 螯合物,含有 2 个可解离的羧基,水溶性很好。因此作为铜的解毒剂,用于治疗因铜排泄作用降低,产生铜蓄积引起的肝豆状核变性。

(2) 8- 羟基喹啉与高价铁离子可形成 2:1 螯合物,作用于细菌表面而呈现细胞毒作用,而 3:1 螯合物却无效。其中羟基或喹啉氮原子被甲基化,都因失去螯合作用,无杀菌活性。

(3) 雷佐生(丙亚胺)与阿霉素都是抗肿瘤药,合用可降低由阿霉素引起的心肌毒性,原因是雷佐生与 Fe^{3+} 螯合,降低了阿霉素与 Fe^{3+} 形成复合物的概率。

四、药物的分子容积和原子间距离对药效的影响

药物与受体是以三维结构形式结合的,其三维结构与受体是否匹配,对药物的作用影响较大。因此药物分子容积大小及原子间距离,特别是一些与受体作用部位相关的官能团间的距离,能影响药物 – 受体复合物的互补性。一般药物和受体之间有两个以上的结合点,而药物结构中结合点相互之间的距离与受体中结合点相互之间的距离相同或相近时,药物与受体才可以相互结合。

五、药物的立体异构对药效的影响

药物和受体形成复合物,需要空间结构上的互补,除了电子云密度、分子容积和原子间距离外,构型、构象和特定基团的改变,都将影响药物和受体的相互作用,进而影响药效。

(一)旋光异构

具有手性中心的药物称为手性药物。手性药物的光学异构体,除了旋光性不同之外,有着相同的物理性质和化学性质,少数手性药物的光学异构体药理作用相同,但在更多的手性药物中,左旋体与右旋体的生物活性并不相同。药物光学异构体生理活性的差异,反映了药物与受体结合时较高的立体要求,反映出受体对药物的立体选择性。光学异构对药理活性产生的影响见表 2–2。

拓展提高

光学异构对药理活性的影响（表2–2）

表 2–2　光学异构对药理活性的影响

药理活性的差异类型	具光学异构体的药物举例
光学异构体具有相同的药理活性和活性强度	抗组胺药异丙嗪
光学异构体具有相同的药理活性,但强弱不同	抗组胺药氯苯那敏,活性为右旋体＞左旋体
光学异构体一个有活性,另一个没有活性	抗生素氯霉素,仅 $(1R,2R)$-$(-)$- 苏阿糖型有活性
光学异构体具有相反的活性(较少见)	利尿药依托唑啉:左旋体利尿,右旋体抗利尿
光学异构体具有不同类型的药理活性	(S)-$(+)$- 氯胺酮有麻醉作用, (R)-$(-)$- 氯胺酮有兴奋作用

（二）几何异构

几何异构是由于双键等刚性或半刚性结构的存在,导致分子内旋转受到限制而产生的。一般来说,几何异构体官能团间距离不同,引起理化性质如 pK_a、溶解度、脂水分配系数等都不同,使药物的吸收、分布和排泄速率不同,因而药物活性有很大差异,如顺、反己烯雌酚的雌激素活性不同。

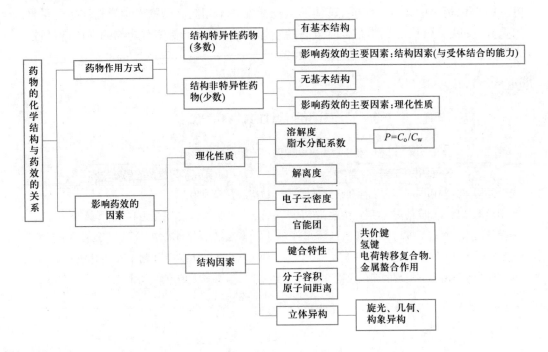

反式己烯雌酚:活性强　　　　　顺式己烯雌酚:活性很弱

（三）构象异构

分子内各原子或基团的空间排列因单键旋转而产生动态立体异构现象,称为构象异构(conformer)。自由能低的构象由于稳定,出现概率高,为优势构象。药物与受体相互作用时,能被受体识别并与受体结构互补结合的构象称为药效构象。药效构象并不一定是药物的优势构象。通过寻找药效构象可以确定与受体结合的情况,为新药设计提供信息。

重点提示

药物的基本结构、溶解度和脂水分配系数、解离度、电子云密度、官能团、键合特性、立体异构对药效的影响等为本章的学习重点,也是近年来国家执业药师考试/全国卫生专业技术资格考试的重点。

本章电子
教案

本章小结 》》》

```
                              ┌─ 结构特异性药物 ─┬─ 有基本结构
                   ┌─ 药物作用方式 ─┤   (多数)      └─ 影响药效的主要因素:结构因素(与受体结合的能力)
                   │               └─ 结构非特异性药 ─┬─ 无基本结构
药物的              │                  物(少数)       └─ 影响药效的主要因素:理化性质
化学               │
结构               │               ┌─ 理化性质 ─┬─ 溶解度 脂水分配系数 ─ P=Co/Cw
与药               │               │            └─ 解离度
效的               └─ 影响药效的 ──┤
关系                   因素          │            ┌─ 电子云密度
                                   └─ 结构因素 ─┼─ 官能团
                                                ├─ 键合特性 ─ 共价键 氢键 电荷转移复合物. 金属螯合作用
                                                ├─ 分子容积 原子间距离
                                                └─ 立体异构 ─ 旋光、几何、构象异构
```

同步测试 》》》》

在线测试

一、问答题

1. 举例说明为什么几何异构对药效的影响很大？

2. 药物的亲脂性与生物活性有什么关系？

二、分析题

分析全麻药和磺胺类药物的特点,判断哪一个属于结构特异性药物？哪一个属于结构非特异性药物？说明原因。

(殷 红)

实训项目二 药物的稳定性观察实训

【实训目的】

● 理解外界因素对药物的水解及氧化等变质反应的影响。

● 掌握观察几种典型药物稳定性的基本操作与增加稳定性所采取的措施。

【实训器材】

1. 仪器

试管、恒温水浴锅、酒精灯、胶头滴管、烧杯、量筒。

2. 药品

盐酸普鲁卡因、青霉素钠(钾)、苯巴比妥钠、尼可刹米、对氨基水杨酸钠、盐酸异丙肾上腺素或重酒石酸去甲肾上腺素、维生素 C、盐酸氯丙嗪。

3. 试剂

盐酸、10% 氢氧化钠试液、3% 过氧化氢试液、2% 亚硫酸钠试液、硫酸铜试液、0.05 mol·L^{-1} EDTA-2Na(乙二胺四乙酸二钠)试液。

【实训指导】

(一) 实训内容与操作步骤

1. 盐酸普鲁卡因

取 2 支试管,分别加入盐酸普鲁卡因约 0.1 g,再各加入 3 ml 水使其溶解,在其中一支试管中加入 10% 氢氧化钠试液 1 ml,另一支试管中加入 1 ml 水,然后在 2 支试管口分别放置一条湿的红色石蕊试纸,同时在沸水浴上加热,记录所观察到的现象。

2. 青霉素钠(钾)

取 2 支试管,分别加入青霉素钠或青霉素钾约 0.1 g,各加 5 ml 水使其溶解,观察溶液是否浑浊。一支试管中加 2~3 滴盐酸,另一支试管放置 2 h,记录所观察到的现象。

3. 苯巴比妥钠

取 2 支试管,分别加入苯巴比妥钠约 0.1 g,一支试管中加入 5 ml 水使其溶解,观察溶液是否浑浊,放置 2 h 后再记录所观察到的现象。在另一支试管中加入 10% 氢氧化钠试液 5 ml,然后在试管口放置一条湿的红色石蕊试纸,在沸水浴上加热,记录石蕊试纸的颜色变化及所产生的气体。

4. 尼可刹米

取 2 支试管,分别加入尼可刹米 10 滴,再各加入 3 ml 水,在其中一支试管中加入 10% 氢氧化钠试液 3 ml,另一支试管中加入 1 ml 水,然后在 2 支试管口分别放置一条湿的红色石蕊试纸,同时在沸水浴上加热,记录所观察到的现象。

5. 对氨基水杨酸钠、盐酸异丙肾上腺素或重酒石酸去甲肾上腺素、维生素 C、盐酸氯丙嗪

取 4 个 50 ml 的锥形瓶,分别加入对氨基水杨酸钠 0.5 g、盐酸异丙肾上腺素或重酒石酸去甲肾上腺素 0.5 g、维生素 C 0.3 g、盐酸氯丙嗪 50 mg,加入 30 ml 水使其溶解。将配制的溶液用移液管分别取 5 ml 于具塞的试管中,各 5 份置于试管架上,将每种药物编号,各成 "1~5" 号备用。

(1) 将以上 4 种药品的 "1" 号管,同时去掉试管的塞子,并置于日光下照射 2 h,观察并记录各试管中溶液的颜色变化。

(2) 将以上 4 种药品的 "2" 号管,分别加入 3% 过氧化氢试液 1 ml,同时放入沸水浴中加热,观察并记录各试管中溶液的颜色在 5 min、20 min、60 min 时的变化。

(3) 将以上 4 种药品的 "3"号管,分别加入 2% 亚硫酸钠试液 2 ml 后,再分别加入 3% 过氧化氢试液 1 ml,同时放入沸水浴中加热,观察并记录各试管中溶液的颜色在 5 min、20 min、60 min 时的变化。

(4) 将以上 4 种药品的 "4" 号管,分别加入硫酸铜试液 2~3 滴,同时放入沸水浴中加热,观察并记录各试管中溶液的颜色在 5 min、20 min、60 min 时的变化。

(5) 将以上 4 种药品的 "5" 号管,分别加入 0.05 mol·L⁻¹ EDTA-2Na(乙二胺四乙酸二钠)试液 2 ml 后,再分别加入硫酸铜试液 2~3 滴,同时放入沸水浴中加热,观察并记录各试管中溶液的颜色在 5 min、20 min、60 min 时的变化。

6. 注意事项

(1) 实验中所加碱液不要滴到试管口,石蕊试纸亦不可伸到试管中,否则所加碱液会迅速使试纸变成蓝色。

(2) 在药物的氧化变质实验中各项操作应尽量避免误差,即加入相同的试剂及用量、控制好反应的条件及时间等。

(3) 所用试药如为注射剂(液)可直接使用,但使用量应按照本实训进行换算。

(二) 思考题

1. 在盐酸普鲁卡因的水解实验中,加入碱后有何现象产生,说明原因。

2. 试述影响药物水解及氧化变质的因素有哪些? 为防止上述变质反应的发生应分别采取哪些措施?

(张彦文)

实 训 报 告

专业_____ 班级_____ 学号_____ 姓名_____ 成绩_____

项目名称_____

实训目的_____

_____

_____

实训操作

药物名称	基本操作(可以图示)	现象观察与结果记录
盐酸普鲁卡因		
青霉素钠(钾)		
苯巴比妥钠		
尼可刹米		
对氨基水杨酸钠、盐酸异丙肾上腺素或重酒石酸去甲肾上腺素、维生素 C、盐酸氯丙嗪		

实训小结

_____

_____

_____

_____

思考题

1.

2.

教师评语

_____

_____

_____

_____

_____

教师签字_____　　_____年_____月_____日

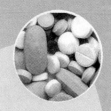

第三章
新药的研究与开发简介

>>>> 学习目标

知识目标：

- 了解新药开发的基本思路、方法及新技术,有机药物化学结构修饰的基本原理和氨甲化、醚化及药物分子开环和环化等其他化学结构修饰方法。
- 理解先导化合物优化的主要工作内容,成盐、成酯、成酰胺修饰的类型、基本方法。
- 掌握新药开发的基本途径,先导化合物、前药、软药的概念,先导化合物发掘的基本途径与优化的基本方法,有机药物化学结构修饰的目的与基本方法。

能力目标：

- 能写出新药开发基本途径,先导化合物、前药、软药的定义,先导化合物发掘的基本途径与优化的基本方法,有机药物化学结构修饰的目的与基本方法。
- 能应用结构修饰的基本原理与方法解决药物临床应用出现的问题。
- 能解释药物结构修饰前后的不同点和对其临床应用的意义。

药物化学研究的中心问题之一,是设计并合成具有预期药理作用的化合物,即研制新药。其基本思路是在提高筛选命中率的前提下,发现活性化合物,运用药物构效关系规律,寻求新的显效结构或结构类型,预计和获得高效低毒的新药。研究这些问题的内容和方法,便是新药研发的基本途径和方法,简称新药设计(drug design)。实际上,新药研发包含药物分子的探索和研究、动物非临床实验研究、临床治疗和效果验证、药用剂型的设计、药用剂量范围的确定、药品生产申请、不良反应的调查和药物临床再评价等诸多阶段,其中新药设计即药物化学的研究范围则限于药物分子的探索和研究阶段,包括两个过程:先导化合物的产生和先导化合物的优化。上述过程包含了全新药物分子从头设计和现有药物分子的结构改造或修饰。

第一节　先导化合物的发掘

科学合理地发现或发明新药的首要过程是药物分子设计,指通过科学的构思和方法,提出具有特定药理活性的新化学实体(new chemical entities,NCE)或新化合物结构,即新分子实体(new molecular entilies,NME),因此先导化合物的发掘便成为现代新药研究的出发点。先导化合物(lead compound)又称为原型物(prototype),是通过各种方法或手段确定的具有某种生物活性的化学结构。通俗地讲,先导化合物是已知有某种活性,并且可以用来作为进行结构修饰与结构改造的模型,从而以其为基础获得预期药理作用的药物。先导化合物的发现有多种途径,经过对近 200 年药物化学发展过程总结,归纳出八条途径。

一、从天然活性物质中筛选获得先导化合物

在药物发展的早期阶段,天然产物几乎是药物唯一的源泉。时至今日,从动植物和微生物体内分离鉴定的有生物活性的物质,仍然是先导化合物甚至是药物的重要组成部分。据所获得天然活性物质的来源不同,又分为 3 种途径。

1. 从陆地上动植物体内提取、分离天然活性物质获得先导化合物

我国有悠久的中草药历史和丰富的医药遗产,是发现先导化合物的宝库;民间治疗疾病的偏方、验方,也是由天然物质获取先导化合物的来源。利用这种途径发现的药物有许多,如作为抗癌药备受重视的紫杉醇(Paclitaxel),最早是从紫杉树的针状叶子里被提取出来的,还有吗啡、可卡因、阿托品、咖啡因、利血平等。

2. 从海洋生物中发现生物活性物质获得先导化合物

这是取得天然活性物质的重要途径。如从海洋中采集的海鞘类、贝类、海绵等海洋无脊椎动物,硅藻、蓝藻、绿藻类海洋浮游生物,以及生息在海洋里的菌类等都是生物活性物质的很好材料。

3. 从微生物的代谢产物中发现生物活性物质获得先导化合物

这也是一条非常普遍和重要的发现先导化合物的途径。自 1928 年弗莱明发现青霉素以来,数以千计的微生物代谢产物被发现含有生物活性物质,如洛伐他汀(Lovastatin)是从土曲霉菌的发酵产物中分离出的一种胆固醇生物合成抑制剂。尤其在当今的后基因组时代,科学家能够利用微生物的基因情报对其进行改良,从而能够控制

微生物的发酵过程,使其最高效地产生出所需要的发酵产物。

青蒿素的抗疟作用

青蒿素是从黄花蒿植物中分离的含有过氧键的倍半萜内酯,对恶性疟原虫作用快,特别是对氯喹耐药株具有抑制作用,对人体毒性很低,因而成为新结构类型的抗疟先导化合物。对其进行结构改造开发了很多有效的抗疟药。

分析:这是利用天然植物发掘先导化合物,开发药物的一个典型例子。天然青蒿素的缺点是生物利用度低和抗疟复发率较高。构效关系研究表明:过氧键还原成醚键,活性丧失。内酯经硼氢化钠还原成半缩醛仍保持活性,半缩醛的羟基甲醚化成蒿甲醚或酯化成青蒿酰酯等化合物,生物活性明显提高,药物动力学性质也有所改善,这些化合物均已发展成药物,但青蒿素作为抗疟先导化合物的研究仍在深入中。

青蒿素

R=—H为还原青蒿素,R=—CH₃为蒿甲醚

二、随机与逐一筛选及意外发现先导化合物

随机与逐一筛选及意外发现曾是获得先导化合物的最大来源,目前仍为一个可靠来源。其方式为对从特有或稀有植物、海洋生物、微生物代谢产物及低等动植物体内分离的天然生物活性成分,以及对有机化工产品及其中间体进行普筛,虽然有相当大的盲目性,但却可以得到新结构类型或新作用特点的先导化合物。

课堂活动 ▶▶▶

思考一下,利用随机与逐一筛选及意外发现获得先导化合物的首要工作是什么? 对化合物进行普筛最主要的环节是什么? 为什么?

答案

相关链接

传统的药物开发模式

传统的药物开发模式即所谓的大量合成、随机筛选,通过经典药理学方法随机筛选大量化合物后确定先导化合物,再进一步改造结构,合成类似物,来优化药效学、药动学、毒理学等药学性质,通过这种方式来筛选新药,周期长、耗费巨大,有很大的随机性和盲目性,往往需花费数亿美元、十几年的时间,从上万个化合物中才能发掘出

一个有应用价值的新药。目前上市的化学药物绝大部分都是通过这种开发模式产生的（图 3-1）。

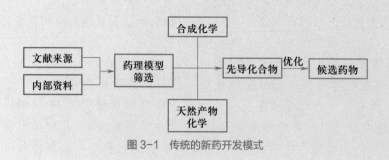

图 3-1　传统的新药开发模式

课堂活动 ▶▶▶

请设计利用随机与逐一筛选及意外发现获得先导化合物的基本工作程序。

答案

三、在生命基础过程研究中发现先导化合物

生物化学、内分泌学和分子生物学的发展，为系统地研究生命基础过程及寻找人体内生物活性物质开辟了广阔的领域。现代生理学认为，人体内有多种化学信使（生理介质或神经递质），如激素、维生素、神经传导物质等，它们都有特殊的功能、特定的识别部位，一旦上述物质出现问题，人体便失去平衡而患病。因此，机体内源性物质的功能、生物合成及代谢中间体或产物，都可作为生物活性物质设计的出发点，对这些调节机体的活性物质的结构变换，或可增强原生理或生化过程，或可阻断、拮抗原过程，对异常的机体功能起到调节或纠正作用。

实例分析

吲哚美辛类非甾体抗炎药的发现过程

在人体炎症的重要介质 5- 羟色胺的功能被揭示后，人类希望能以此作为出发点寻找治疗各种炎症的药物。特别是发现风湿性关节炎患者的尿液中有大量色氨酸的代谢产物，便合成了大量含吲哚环的化合物，并从中筛选出吲哚美辛（Indometacin，消炎痛）作为解热镇痛和关节炎治疗药。为了消除或减少对胃肠道刺激的不良反应，经结构改造，又开发了吲哚美辛类的舒林酸（Sulindac）。分析这样工作的基本思路。

分析：炎症的重要介质 5- 羟色胺的功能被揭示后，可以考虑以 5- 羟色胺作为先导化合物，从寻找其拮抗物为出发点开发药物，而拮抗物的结构应与 5- 羟色胺相似，特别是发现风湿性关节炎患者的尿液中有大量的色氨酸代谢产物，更进一步证实设计拮抗物应以含吲哚环化合物为先导化合物，于是合成了大量含吲哚环的化合物，选择出吲哚美辛。消除或减少吲哚美辛的不良反应，但不能改变其活性，必须保留其基本结构，所以开发了吲哚美辛的电子等排物舒林酸。

🎐 拓展提高

药物基因组学对药物分子设计和新药开发的作用

首先,人类基因组学和药物基因组学研究发现了大量新的基因,提供了大量新的药物作用靶目标。在人体基因组约 3 万个蛋白质编码基因中,现有药物仅作用于其中约 500 个基因。其次,功能性基因组学技术的发展,尤其是基因芯片的开发和应用,加速了与疾病有关基因或信号传递路径鉴定,为筛选药物作用靶基因奠定了基础,也为临床试验前化合物的筛选、优化,不同化学成分对靶细胞基因表达的影响等,提供了直接和有效的工具。再有人类 DNA 序列测定与基因多态性数据库的建立,为选择具有特定基因型人群进行临床试验,提高试验中药物治疗有效率和降低不良反应及减少试验人数奠定了基础。通过基因诊断、筛选后分层、选择个体进行药物临床试验,将直接提高制药企业新药临床试验效率,缩短试验周期。

四、在研究药物的体内代谢过程中发现先导化合物

除化学惰性的全身麻醉药和强解离性化合物很少在体内发生代谢转化外,几乎所有药物都在体内变化。代谢反应不一定使药物失去活性。有两种情况可开发先导化合物。

(一) 药物代谢活化

有些药物在体内代谢后,能转化为活性强的代谢物,其药效高于未代谢的药物。因此研究活性代谢物的结构是发现先导化合物的途径。

抗癫痫药普罗替林的开发

实例分析

卡马西平(Carbamazepine)为广谱抗癫痫药,进入机体可代谢成 10,11- 环氧化物,后者有较强的抗惊厥作用,经过实验已证明卡马西平的抗癫痫作用是由 10,11- 环氧化物引起的,于是在其基础上又设计合成了普罗普林及环苯扎林等。

卡马西平　　　　10,11- 环氧化物　　　　普罗普林

分析:机体内存在细胞色素 P-450 混合功能氧化酶系统(现称 CYP),这是个强有力的环氧化催化酶,化合物的碳碳双键可被环氧化。因卡马西平结构中存在碳碳双键,而且证明卡马西平的抗癫痫作用是在体内环氧化后致活的,以其 10,11- 环氧化物作为先导化合物,这样便设计合成了同样具有 10,11- 碳碳双键的普罗普林。

（二）药物代谢失活

药物分子中某些基团易受代谢影响而使药物分子活性减弱或失去活性,甚至转化成有毒的代谢物。可以将原有药物作为先导化合物,根据药物原型和所形成的代谢物的结构,将相应易代谢的化学活性基团加以保护,常能获得强效药物。该方法还可用于抗代谢物类药物的开发。

实例分析

卡那霉素的耐药性

卡那霉素是氨基糖苷类抗生素,稳定性较高,在体内很少代谢,大部分以原药形式排出体外,但铜绿假单胞菌等许多种细菌对其容易产生耐药性,导致该药被分解,生成的化合物都失去原有的抗菌活性,但多种细菌对 3′- 去氧卡那霉素 A 却不易产生耐药性。

分析:经过研究发现铜绿假单胞菌等许多种对卡那霉素容易产生耐药性的细菌,可以产生氨基糖苷磷酸转移酶、氨基糖苷核苷转移酶、氨基糖苷乙酰转移酶 3 种氨基糖苷转移酶,分别在氨基糖分子中羟基和氨基上进行磷酰化,如卡那霉素磷酰转移酶使卡那霉素 C-3′ 的羟基磷酰化,失去活性。若将此基团加以保护或改变,即得耐药性降低的药物,如 3′- 去氧卡那霉素 A。

五、由受体结构或配体 - 受体结合模式推测、发掘先导化合物

近年来已分离出一些药物受体,确定受体的结构,通过研究药物与之相互作用的作用点及结合方式来推测药物的活性结构。此外还可利用现有药物推测受体图像(因为受体图像大多数尚未揭晓),可通过 X 射线单晶衍射、计算机图形学以及量子化学计算等,在确定药物的三维结构、手性排列、分子间及分子内的氢键、优势构象等的基础上,通过测定药物与受体的结合模式推测出受体图像,作为推测新型先导化合物的化学结构的依据。

相关链接

组胺H₂受体拮抗剂——抗溃疡药的发现

内源性物质组胺在体内至少有两种受体,即 H_1 和 H_2 受体。H_2 受体与胃液分泌有关。为了研究抗消化道溃疡药,以组胺为化学起始物,寻找对组胺 H_2 受体有拮抗作用的物质。2- 甲基组胺和 4- 甲基组胺对 H_1 和 H_2 受体的激动作用不同,4- 甲基组胺对 H_2 受体的激动作用强于 H_1 受体。用各种基团取代侧链的氨基,发现引入胍基取代基时,H_2 受体只能达到组胺最大活性的 50%,成为部分激动剂。改变胍基的碱性,换成脲基或硫脲基,发现丁咪硫脲具有 H_2 受体拮抗作用,进而以其为先导化合物,在 4 位引入甲基,侧链加入硫原子,最终研究开发出西咪替丁(Cimetidine),雷尼替丁(Ranitidine)和法莫替丁(Famotidine)等以拮抗 H_2 受体为作用靶点的胃溃疡病治疗药。

4- 甲基组胺　　　　　　丁咪硫脲

六、研究药物的不良反应发现先导化合物

药物一般都具有多种生物活性即药理作用,究竟何者是治疗作用,何者是不良反应,有时是人为的选定。如米诺地尔(Minoxidil)可使外周动脉平滑肌舒张,临床上用作降血压药,但米诺地尔同时还有刺激毛发生长作用,近年来局部用药可治疗斑秃和男性脱发。显然,这两种作用可认为是互为不良反应,药物设计中常常将原来认为的不良反应发展成为占主导地位的治疗药。日本大正制药公司推出的生发新药 RiUp,就是从研究米诺地尔不良反应过程中成功发现新的先导化合物并成功开发新药的例子。

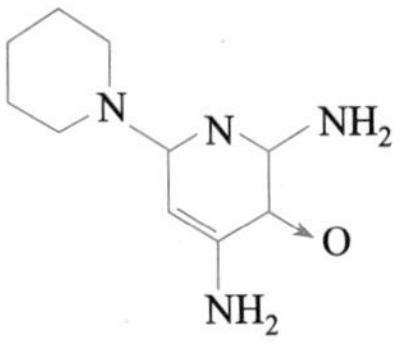

米诺地尔

相关链接

枸橼酸西地那非的发现

枸橼酸西地那非(俗称"伟哥")的诞生就是利用药物的不良反应开发新药的一个非常有代表性的例子。伟哥本来是作为循环系统抗心绞痛的新药,准备被临床开发。随着临床试验的进展,科学家们发现许多患者使用后,均有不同程度的促进阴茎勃起的不良反应。经过对相同先导化合物的针对性研究,进一步证实了这种改善性功能障碍的药效之后,中止了预定的心绞痛临床试验,最后成功地将其开发为改善性功能障碍的新药。

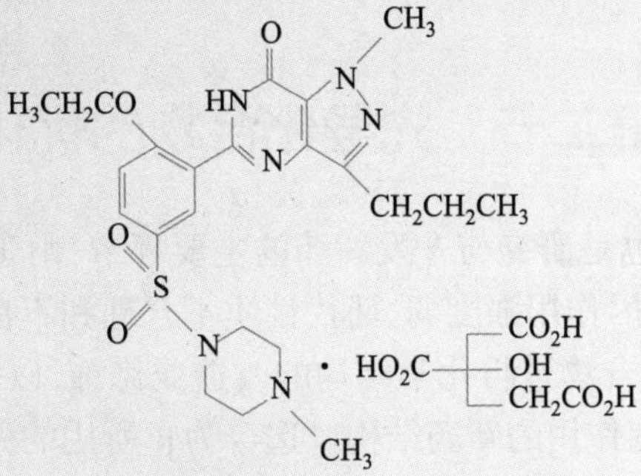

枸橼酸西地那非

七、从现有药品的总结研究中发现先导化合物

对现有药物的不同类型与药理作用进行总结研究,可以发现药理活性骨架和基团,从而发现先导化合物。

八、以药物合成中间体作为先导化合物

由于药物合成的中间产物化学结构与终产物有相关性或存在相同的基团或结构片

段,因而生物活性可能有类似性,故可以将药物合成中间体作为先导化合物进行开发。

如在合成抗菌药磺胺噻二唑的中间体缩氨硫脲中筛选出了对结核杆菌具有抑制活性的新型化合物,最终开发出了抗结核药阿密硫脲。

$$H_2N-\underset{\text{磺胺噻二唑}}{\underline{\hspace{2cm}}}-SO_2NH-\overset{N-N}{\underset{S}{\underline{\hspace{1cm}}}}$$

$$CH_3CONH-\underset{\text{阿密硫脲}}{\underline{\hspace{2cm}}}-\underset{H}{\overset{}{C}}=\underset{S}{\overset{}{NNHCNH_2}}$$

而在合成硫代缩氨脲的中间体中又发现了抗结核作用更强的异烟肼(Isoniazid),在修饰异烟肼的结构以设计更强抗结核药时,发现异丙烟肼(Iproniazid)对单胺氧化酶有抑制活性,继而开发了此类的抗抑郁药。

拓展提高

组合化学技术在新药研究中的应用

组合化学(combinatorial chemistry)就是将一些基本的小分子(称为构件块,如氨基酸、单糖以及各种各样的化学小分子)通过化学的、生物的合成程序将这些构件块系统地装配成不同的组合,由此得到大量的分子,这些分子具有多样性特征,从而建立化合物库。合成通常有两种方法:同步多重合成和并联有机合成,前者用于多肽化合物库的建立,后者是从肽库的合成方式扩展到非肽类的一般有机合成。这种技术的优点体现在短时间内可有几十种至上千种、上万种肽类似物或非肽类化合物供筛选生物活性。面对如此庞大的化合物分子库,库筛选或群集筛选应运而生,短短几年,特别是肽库的合成与筛选使得用分子探针手段阐明各种病毒、各种受体及活性蛋白的表达等取得前所未见的飞速发展。组合化学技术可能成为发掘先导化合物最快的手段之一。

第二节　先导化合物的优化

先导化合物的优化也是研究与开发新药的主要环节,由于先导化合物只提供一种新作用的结构类型,往往因作用强度弱、药代性质不合理和不良作用的存在不能直接临床使用,需要对该先导化合物进行化学结构的改造或修饰,以优化出具有良好的药效、合理的药代和最低的毒副作用的新药结构。迄今为止所用的先导化合物优化方法大都是经验性的总结,经过化学方法,设计并合成先导化合物的结构类似物(analogs)、同源物(congeners)、同系物(homolog)或衍生物(derivative)。

一、生物电子等排原理

经典的电子等排体是指最外层电子总数相同的化合物分子、原子或基团,其产生的生物活性相同或相似。而生物电子等排体(bioisostere)是指具有相同或相似外层电子总数的化合物分子、原子或基团,而且在分子、原子或基团的大小、形状、构象、电子云分布(包括诱导效应、共轭效应、极化度、电荷、偶极等)、脂水分配系数、化学反应活性(包括代谢相似性)、氢键形成能力等方面存在相似性,并与生物活性相关。也正是由于上述某些重要参数的相近和相同才导致了具有相近的生物活性,即其实质是指具有相似的化学性质和物理性质因而能够表现相近的生物活性的化合物。

　　生物电子等排体在先导化合物优化过程中,特别是在设计和合成具有相似的生理活性衍生物时是非常有用的概念。

相关链接

常见生物电子等排体及运用生物电子等排原理开发成功的药物

(1) 　　C=O 　　S=O 　　S(=O)(=O) 　　C=C(CN)(CN) 　　C(=O)-N 　　S(=O)(=O)-N 　　C(=O)H-CN

(2) —COOH 　—SO$_2$NHR 　—SO$_3$H 　—PO(OH)NH$_2$ 　—PO(OH)OEt
　　—CONHCN

(3) —OH 　—NHCOR 　—NHSO$_2$R 　—CH$_2$OH 　—NHCONH$_2$ 　—NHCN
　　—CH(CN)$_2$

(4) —F 　—Cl 　—Br 　—I 　—CF$_3$ 　—CN 　—N(CN)$_2$ 　—C(CN)$_3$

(5) —NH—C(NCN)—NH$_2$ 　　—NH—C(S)—NH$_2$ 　　—NH—C(CHNO$_2$)—NH$_2$

(6) 运用生物电子等排理论开发成功的药物

　　CH$_2$CH$_2$CH$_2$N(CH$_3$)$_2$
丙咪嗪
→
CHCH$_2$CH$_2$N(CH$_3$)$_2$
阿米替林

　　OCH$_2$CH(OH)CH$_2$NHCH(CH$_3$)$_2$
普萘洛尔
→
OCH$_2$CH(OH)CH$_2$NHCH(CH$_3$)$_2$
吲哚洛尔

二、剖裂与拼合原理

　　剖裂是指将先导化合物剖析成两个或数个亚结构,通过合成和构效关系研究可以优选出简化的基本结构或药物。

　　拼合与剖裂相反,是合成出比先导化合物或药物结构更复杂的类似物,它仍然保留先导化合物部分或所有的结构特征。其基本原理是在先导化合物的分子结构中附加某种具有相同或者不同生物活性的部分构造,以达到设计对称或者非对称双效药的目的。将具有不同生物活性的部分构造相拼合的方法也称为共生型设计手法。

三、药效的潜伏化——前药原理

　　前体药物简称前药(prodrug),其概念最早为药效的潜伏化,即有活性的药物经化学结构修饰后,转变为无活性的化合物,进入机体经过生物转化之后产生生物活性,发挥治疗作用,无活性的化合物称为有活性药物的前药。现在其概念发生一定的变化,保持药物的基本结构,仅在某些功能基上做一定的化学结构改变,称为化学结构修饰,药物经化学结构修饰得到的化合物,称为药物前体,亦称为前药。

在先导化合物的优化过程中积极采用前药技术,主要是为了改善先导化合物在动物实验以及人体临床试验阶段表现出来的各种不尽如人意的药代动力学和毒性方面的问题。在下一节有机药物的化学结构修饰中还会比较详细地介绍前药的应用实例。

📋 相关链接

临床常用药品中属于前药类型的产品

调节血脂及抗动脉硬化药:辛伐他汀(Simvastatin)、洛伐他汀(Lovastatin);抗酸及抗溃疡药:奥美拉唑(Omeprazole);抗病毒药:伐昔洛韦(Valacyclovir);抗高血压药:依那普利(Enalapril)。结构中圈示的部分构造,是该药在体内经水解或者其他代谢而发生变化产生的具有生物活性的结构。

辛伐他汀　　　　　　奥美拉唑　　　　　　伐昔洛韦

洛伐他汀　　　　　　依那普利

四、软药原理

软药(soft drug)指一类本身有治疗效用或生物活性的化学实体,当在体内起作用后,经预料的和可控制的代谢作用,转变成无活性和无毒性的化合物排出体外。应用软药的概念来设计和优化先导化合物或者药物,需要清楚软药本身应该是具有生理活性的化合物,而且它们在体内的非活性化和代谢过程都是可预测的和能够控制的。许多用作局部(如皮肤、眼睛、肺等)给药的药品大都属于软药的范畴。这些药物一旦在局部发挥了药效之后,便会被代谢为没有生理活性和毒副作用的化合物进而被排出体外。

相关链接

临床常用药品中属于软药类型的产品举例

肾上腺皮质激素类药物:氟可丁酯(Fluocortin Butyl)和醋酸泼尼松龙(Prednisolone Acetate)。

丁基氟可丁   醋酸泼尼松龙

第三节　有机药物的化学结构修饰

不少药物虽可能有较强的药效,但因诸如胃肠道吸收、组织、器官的特异性分布等药物动力学的缺陷,限制了药效的发挥。为了提高药物的治疗效果,降低毒副作用,适应制剂要求,方便应用,可将药物化学结构进行修饰。修饰的方法依药物的化学结构而定。

保持药物的基本结构,仅在某些功能基上做一定的化学结构改变,称为化学结构修饰。药物经化学结构修饰后的化合物称为前药,相对应的药物称为母体药物。

一、有机药物化学结构修饰的目的

(一) 使药物在特定部位发挥作用

药物进入机体后,除分布于靶组织外,亦可进入其他组织中,同时一般情况下,药物的作用强度与其血药浓度成正比,为了提高药物的作用强度,必须提高其血药浓度,这样势必会使药物在其他组织中的浓度增加,不良反应亦会增多。理想的药物应当选择性地转运和富集于作用部位,而不在或较少在其他组织或器官中分布和贮存,因此提高药物向作用部位的特异性分布,是增加药效、降低毒副作用的重要措施。

1. 改变原药的理化性质

将药物经过化学结构修饰,改变原药的溶解度、脂水分配系数,从而改变原药的吸收和转运,使其主要分布于特定组织中,达到提高药效、减少不良反应的目的。

磺胺噻唑改造成琥珀磺胺噻唑的设计原理 　　　　实例分析

将磺胺噻唑与琥珀酸生成单酰胺,发展出琥珀磺胺噻唑,使其抑制肠道深部病菌的活性提高,而且降低了其在胃肠道中的吸收,减少了其对全身的毒副作用。

$$HOOC(CH_2)_2CONH \underset{}{-}\!\!\!\!\!\!\!\bigcirc\!\!\!\!\!\!\!\underset{}{-} SO_2NH \underset{S}{\overset{N}{\diagdown}}$$

琥珀磺胺噻唑

　　分析:磺胺噻唑显酸碱两性,琥珀酸为二元羧酸,两者生成单酰胺后,发展出的琥珀磺胺噻唑仅显酸性,在碱性的肠道中呈解离状态,增加了原药的极性,降低了在胃肠道中的吸收,从而停留于肠道中,在肠道内被细菌的水解酶分解成磺胺噻唑起作用。

　　2. 基于靶组织和其他组织间生化指标的差异设计前药

　　基于靶组织和其他组织间酶活性的差异设计前药。此种方法特别适于提高抗癌药物的选择性,减少其对正常组织的毒性作用。单克隆抗体就是其中一种。

> **相关链接**
>
> ### 5-氟尿嘧啶改造成去氧氟尿苷
>
> 　　肿瘤组织中尿嘧啶核苷磷酸酶有较高活性,将 5-氟尿嘧啶(5-FU)通过结构改造制成去氧氟尿苷,进入肿瘤组织后被尿嘧啶核苷磷酸酶水解,重新释放出 5-氟尿嘧啶,呈现抗癌活性,从而减少对人体正常细胞的毒害作用。
>
>
> 去氧氟尿苷　　　　　　　　　　5-FU

(二) 提高药物的稳定性

　　化学稳定性小的药物,如易水解、易氧化等,口服后易受胃酸、消化道中各种酶以及肠内微生物的作用而被破坏失效,可通过化学结构修饰将其中易变化基团保护起来,既可使其免遭胃肠道破坏,又可增加药物的有效性。

　　有的药物易氧化,贮存过程中易失效。如维生素 C 具有连二烯醇内酯结构,还原性强,在存放过程中极易受空气氧化失效,经修饰成为苯甲酸维生素 C 酯,活性与维生素 C 相等,稳定性提高,其水溶液也相当稳定。

实例分析

苄星青霉素能够口服的原因

　　苄青霉素的口服效果差,甚至无效,皆因在胃酸条件下易被水解破坏;同时因其水溶液稳定性差,它的注射剂(粉针)必须肌内注射,不能静脉注射,且作用时间短。经化学结构修饰改造出的苄星青霉素,是在其结构基础上将 N,N'-二苄基乙二胺与两分子青霉素形成的盐,是苄青霉素的口服替代品。

　　分析:苄基青霉素的稳定性差,是因为易被水解破坏,N,N'-二苄基乙二胺与两分子青霉素形成的苄星青霉素,在水中溶解度很小(1 g 溶解于 5 000 ml 水),因而增加了化学稳定性和持续作用时间,在胃酸环境中也相当稳定,苄星青霉素成为苄青霉素的口服替代品。

(三) 改善药物的溶解性

有时需药物有较大的水溶性,以使其适于制成注射剂、滴剂等水溶性制剂。然而多数酸性或碱性有机药物在水中溶解度较低,溶解速率也较慢,将其制成盐类,不仅使溶解度加大,溶解速率提高,有利于吸收,而且能适应制剂要求,使药物能更快、更好地发挥药效。

拓展提高

增加苯妥英水溶性的方法

苯妥英是一种弱酸性药物,可治疗癫痫大发作,一般是口服给药,但发作时需注射给药(因为苯妥英水溶性低,口服吸收较慢)。其钠盐虽易溶于水,但因易水解析出苯妥英使溶液浑浊,而不适于注射。可将其分子中引入 N- 磷酰氧甲基,制成磷酸羟基甲苯妥英酯,其二钠盐的水溶性比苯妥英高 4 500 倍,不仅大大改善了药物的实用性和生物利用度,还给制剂工艺带来了很大的方便,能满足注射要求。

苯妥英　　　　　磷酸羟基甲苯妥英酯

课堂活动 ▶▶▶

请设计地塞米松水溶性原料药的制备方法,说明基本原理与程序。

答案

(四) 改善药物的吸收性

药物疗效是药物在体内作用部位浓度的函数。浓度高,药效强,而药物在作用部位的浓度与药物的吸收、分布、代谢等因素有关。药物的吸收性能与药效关系:吸收好的药物,达到有效浓度快,显效迅速。药物的吸收性能与其脂溶性、水溶性有密切关系。一种吸收性能好的药物要有适当的脂溶性和水溶性,如果水溶性过大,脂溶性过小,就会影响吸收;但水溶性也不能过小,否则药物难以在体液中转运。

酯化是增加药物脂溶性,改善其吸收的主要手段之一。

📷 相关链接

通过酯化方法提高抗生素的口服吸收效果

　　青霉素、头孢菌素、四环素、林可霉素和红霉素等诸多抗生素可经过酯化作用，增加药物的脂溶性，与极性的原药相比，酯化后的药物易于穿越生物膜，因而提高了口服的生物利用度和抗菌活性。经酯化后的前药只有水解后才呈现活性。如氨苄西林的亲脂性较差，口服用药只吸收 30%～40%，将极性基团羧基酯化，制成匹氨西林，口服吸收效果很好。

氨苄西林　　　　　　　　　　　　　　　　　　匹氨西林

📷 拓展提高

通过化学结构修饰，改善药物胃肠道吸收过程中的主动转运作用

　　通过药物化学结构修饰的手段，利用人体的主动转运系统来改善药物胃肠道吸收的方法设计新药，已经开始取得非常引人注目的成果。人体的各个组织、器官都存在着用于有效地吸收营养和排除毒素的转运蛋白，将我们身体所需的药物设计成能够被这些转运蛋白识别的分子，将大大提高药物吸收的生物利用度。广谱抗病毒药阿昔洛韦的生物利用度仅为 21.5%，经过化学结构修饰后的前药伐昔洛韦的生物利用度上升为 70.1%，不仅如此，经过前药手法化学修饰还大大降低了伐昔洛韦对不同患者的效果偏差。伐昔洛韦和阿昔洛韦的不同点，就在于伐昔洛韦可以被肠道表面的肽转运蛋白主动吸收，并转运到血液中，从而大大提高了伐昔洛韦的血药浓度和生物利用度。

（五）延长药物作用时间

　　药物的吸收、代谢、转运、排泄因其结构类型不同而有差异。有些药物作用时间很短，即吸收、代谢等很快，为维持有效浓度，则需增加给药次数。但给药次数增多，药物释放过快，可引起峰谷效应，即峰值时血药浓度可超过中毒浓度；谷值时血药浓度又低于有效浓度。另由于给药次数增多，用药总剂量增加，进而药物的毒副作用势必增大。为此，应设法使药物长效化。长效化的方法主要是将药物酯化或酰胺化。药物成酯或成酰胺后，被机体吸收，在血液中的酯酶或酰胺酶的作用下，缓缓水解释放出原药，延长了原药在体内的存留时间，从而使药物作用时间延长。

　　某些药物可形成溶解度低的盐类，在体液中溶解速率下降，使原药释放速率减慢，亦可使药物长效化。

📷 相关链接

药物通过成酯或成溶解度低的盐类而延长药物作用时间的实例

　　氟奋乃静盐酸盐肌注给药，吸收代谢快，药效只能维持一天，将其酰化修饰成庚酸

氟奋乃静,药效可持续两周。

$R = —H$　　　　　　氟奋乃静

$R = CH_3(CH_2)_5CO —$　　庚酸氟奋乃静

红霉素碱作用时间短,需 6 h 给药一次,修饰成乳糖酸红霉素盐,水中溶解度进一步降低,则作用时间延长,可 8~12 h 给药一次。

(六) 降低药物的毒副作用

药物常见的局部不良反应是刺激胃肠道,进而引起恶心、呕吐、溃疡等。药物成盐、成酯或成酰胺是减少局部不良反应的主要方法。特别是应用上述方法可减少药物对其他局部器官刺激的不良反应。如肾上腺素用于治疗青光眼时,因脂溶性差,滴眼后不易被吸收,有时会引起角膜水肿等不良反应。将酚羟基成酯修饰成肾上腺素酯,脂溶性增大,吸收性改善,在眼部用药后,经酯酶分解为肾上腺素而发挥作用,效果提高 10 倍,不良反应减少,仅为肾上腺素的 1/10。

(七) 消除药物的不良气味

药物的苦味和不良气味常常影响患者特别是儿童用药。抗生素药物有很强的苦味,用制剂学的矫味方法很难奏效。如氯霉素极苦,但其棕榈酸酯(无味)的水溶解度很低、无苦味,也没有抗菌活性,经肠黏膜及血中的酯酶水解,可生成活性的原药。

$R = —COC_{15}H_{31}$

氯霉素棕榈酸酯

🐚 拓展提高

通过化学结构修饰,改善多羟基药物的苦味

结构中具有羟基的药物,其羟基数和所含碳原子数的比率,与其所具有的味道相关联,符合下列公式: $R =$ 碳原子数 / 羟基数。当 $R < 2$ 时,药物为甜味;当 $2 < R < 7$ 时,药物为苦味;当 $R > 7$ 时,药物无味。利用这个规律通过成酯的方法,调整羟基数与所含碳原子数的比率就可达到改善多羟基药物苦味的目的。

(八) 发挥药物的配伍作用

苯海拉明等抗组胺药,对中枢神经系统有抑制作用,服用后常使人感到困倦,将其与 8-氯代茶碱成盐,8-氯代茶碱能兴奋中枢,故可消除抗组胺药引起的不良反应。

二、有机药物化学结构修饰的基本方法

(一) 成盐修饰

具有酸、碱性药物,常需制成适当的盐类使用。

1. 成盐试剂的选择原则

(1) 制成的盐类应有良好的生物活性,即较好的药理作用。成盐试剂本身不干扰机体的正常代谢、生理过程且无毒性,盐的阴或阳离子为机体成分或经过代谢可转化为机体成分。维生素 C、氨基酸常作为与碱性药物的成盐试剂,赖氨酸常作为与酸性药物的成盐试剂。

(2) 生成的盐类应有适当的 pH。给药途径与盐类药物溶液的 pH 有密切关系,静脉注射药物时,溶液与血液 pH 相差过大,会产生刺激性,甚至引起静脉炎,注射用药液 pH 应尽可能为中性或近中性,口服液 pH 范围可大些。pK_a 或 pK_b 大于 10 的弱酸性或弱碱性药物不宜作为盐类供注射用。

(3) 生成的盐类应有良好的溶解度。因适当的溶解度与药物吸收、转运有关,有些药物为了长效可制成溶解度较低的盐类,注射剂要制成易溶解的盐类。

(4) 制成的盐类应有较高的稳定性。药物的稳定性与吸湿性有密切关系,因药物吸湿后,易发生水解、氧化、分解、聚合等化学变化,因此,为提高药物的稳定性,在选择成盐试剂时应考虑选择吸湿性小的盐类。

(5) 成盐试剂应易得,并使操作简单。成盐试剂应来源广,价格低,产品易纯化,产率应较高。

2. 盐类药物的类型及成盐方法

(1) 具羧基药物的盐类。具羧基的药物酸性较强,常制成钾、钠或钙盐使用,也可制成有机碱盐供临床使用。但某些药物在碱性时不稳定,成盐时可采用有机酸钠盐或钾盐进行。

答案

课堂活动 ▶▶▶

制备青霉素 G 钾盐时只能用青霉素 G 与乙酸钾醇溶液作用,为什么? 若成盐反应能进行,还要求什么条件,为什么?

(2) 具酰亚氨基及酰脲基药物的盐类。具酰亚氨基及酰脲基药物的酸性较具羧基药物低,一般制成钠盐供临床使用。如苯巴比妥、苯妥英可与强碱性有机碱或 Na_2CO_3 成盐。

(3) 具磺酸基、磺酰氨基或磺酰亚氨基药物的盐类。具磺酸基药物的酸性比具羧基的药物强,一般制成碱金属盐供用,如磺溴酞钠。具磺酸氨基及磺酸亚氨基药物也可制成钠盐供临床使用,如磺胺嘧啶,制成钠盐,水溶性加大制成注射剂。

(4) 具酚羟基及烯醇基药物的盐类。具酚羟基药物的酸性较弱,其碱金属盐类水溶液碱性过强,一般不宜制成盐类供药用,只有个别具羟基而结构又较为特殊的药物,可制成酚钠盐供用,如造影剂碘酞钠。烯醇的酸性也较弱,其碱金属盐的碱性强。具连二烯醇基团的药物酸性较强,可制成钠盐供用,如维生素 C 与 $NaHCO_3$ 反应生成的维生素 C 钠,维生素 C 与碱性药物生成的盐比碱性药物与其他酸性药物生成的盐类的毒性低。

(5) 酸性药物成盐按其盐类阳离子分为两大类。① 无机阳离子:钠、钾、钙、锌、镁、铝等。② 有机阳离子:二乙醇胺、乙二醇、胆碱、普鲁卡因等与质子结合形成的阳离子。

（6）碱性药物的盐类。具脂肪氨基、具氮杂环的药物碱性较强，常需制成盐类使用。含肼基或胍基的碱性药物，如链霉素需制成硫酸盐使用，芳杂环胺及含氮芳杂环也多与强酸成盐供药用，具季铵碱基药物碱性很强，稳定性差，也需制成盐类供用。与碱性药物成盐常用的无机酸为盐酸、氢溴酸、硫酸或磷酸，有机酸有乙酸、枸橼酸、酒石酸、乳酸、乳糖酸等。一般在水或有机溶剂中与酸直接成盐。水溶性大的盐，多在有机溶剂中进行反应，如乙醇、丙酮、乙酸乙酯、石油醚等。制备盐酸盐时，如水分影响结晶，可用氯化氢气体代替盐酸。

盐酸四环素的制备　　实例分析

将四环素加入约 10 倍量丁醇中，加盐酸控制 pH 为 1.5，搅拌使其完全溶解，逐渐升温至 36~40℃（不超过 40℃），放置析出结晶，结晶难溶于丙酮，可用丙酮洗并除去水分，抽干，70℃以下干燥即得。

分析：盐酸四环素水溶液在 pH 为 2~6 时，4 位碳原子可发生差向异构化，活性降低；pH 为 4 时异构化速度最快；pH<2 时很少发生异构化。温度升高，异构化亦加快。又因盐酸四环素结晶困难，所以在丁醇中用盐酸中和，即生成盐酸四环素的结晶。

（二）成酯修饰

1. 成酯修饰的类型

（1）具羧基药物的成酯修饰。醇酯：最常见的为甲醇和乙醇酯，如甲基多巴乙酯，稳定性比母体药物高，吸收性还得到改善。酚酯：水杨酸有不适味，不便口服，且对胃肠道有刺激性，水杨酸对甲苯酚酯则无不适味，刺激性降低。

甲基多巴乙酯

（2）具羟基药物的成酯修饰。无机酸酯：应用的无机酸为硫酸和磷酸。脂肪酸酯：应用的脂肪酸种类较多，从甲酸到十八碳酸都有应用，以乙酸最为常用。除应用直链脂肪酸外，也有支链脂肪酸、取代脂肪酸。维生素 A 具共轭多烯醇侧链，稳定性不好，酯化成维生素 A 醋酸酯，稳定性大大提高。

维生素A

羟苄甲头孢的口服吸收不好，生物有效性差，将其羟基丁酯化，形成的丁酰氧苄甲头孢亲脂性改善，生物有效性提高。

羟苄甲头孢　　　　　　　　　丁酰氧苄甲头孢

二羧酸单酯:常见的二羧酸单酯有丁二酸、邻苯二甲酸、马来酸和 β,β- 二甲基戊二酸的单酯,其中以丁二酸单酯最常见,由于结构中保留有亲水基团,是一种增大水溶性的方法。芳酸酯:常见的有苯甲酸酯、对乙酰氨基苯甲酸酯和磺酸苯甲酸酯等。如维生素 C 不稳定,易氧化失效,形成 2-O- 苯甲酸酯后则稳定性提高。

(3) 具羧基药物与具羟基药物相互作用成酯修饰。贝诺酯为两种解热镇痛药乙酰水杨酸(阿司匹林)与对乙酰氨基酚(扑热息痛)所成的酯,毒副作用较两者低。

2. 成酯修饰的化学方法

(1) 羧酸法。即羧酸和醇类化合物直接酯化。

(2) 酰氯法。对某些难以酯化的醇和酚羟基,可采用此方法,如贝诺酯的合成。

(3) 酸酐法。酸酐是较强的酰化剂,适用于难以酯化的酚羟基或立体位阻较大的叔醇基衍生物,常用浓 H_2SO_4、对甲苯磺酸、吡啶等作催化剂。

(4) 酯交换法。当用羧酸和醇直接酯化有困难时,亦可采用相应羧酸酯与醇进行酯交换反应,由一种酯转化为另一种酯。

(三) 成酰胺修饰

1. 成酰胺修饰的类型

(1) 具羧基药物的成酰胺修饰。羧酸类药物修饰成酰胺不如成酯修饰应用广泛,常用的胺化剂有氨、二甲胺及苯胺等。

丙戊酸钠为抗癫痫药,对胃肠道有刺激性,吸收快,但血药浓度波动大,将其羧基修饰为酰氨基,形成丙戊酰胺,毒性减小,吸收较慢,血药浓度波动范围小。

丙戊酸钠　　　　　　　　　丙戊酰胺

(2) 胺类药物的成酰胺修饰。① 氨基酸类酰胺化试剂所成酰胺:氨基酸本身为食物成分,无毒性,为常用的成酰胺的酰胺化试剂。不同的氨基酸酰胺化形成的酰胺,溶解性和水解性不同,可根据需要加以选择。② 脂肪酸类酰胺化试剂所成酰胺:脂肪酸也是常用的酰胺化试剂,主要是低级脂肪酸,包括甲酸、乙酸和丁二酸等,如甲酰溶瘤素,毒副作用降低。③ 芳酸类酰胺化试剂所成的酰胺:常用的芳酸类酰胺化试剂有苯甲酸和邻苯二甲酸,如对苯甲酰氨基水杨酸,稳定性提高。

甲酰溶肉瘤素　　　　　　　　　对苯甲酰氨基水杨酸

2. 成酰胺修饰的方法

（1）羧酸法。羧酸是较弱的酰胺化试剂，适用于碱性较强的胺类的酰胺化。

（2）酰氯法。酰氯是很强的酰胺化试剂，酰氯和胺化物作用时有氯化氢生成。采用的溶剂有水、氯仿、苯、乙腈等。

（3）酸酐法。酸酐的酰胺化能力仅次于酰氯，一般用于难以酰胺化的胺类，如芳胺、仲胺等。

（4）羧酸酯法。以羧酸酯为酰化胺剂进行氨基酰胺化，亦是制备酰胺的常用方法，本法特点是羧酸酯较相应酰氯和酸酐易于制备，且不与氨基成盐。

（四）其他修饰方法

1. 氨甲化修饰

利用 Mannich 反应，将药物氨甲化，形成 Mannich 碱，以改善药物的理化性质。

2. 醚化修饰

醚化修饰多出现在药物与糖的挂接或组合体合成方面。甾体抗炎药与葡萄糖形成葡萄糖苷，可定位作用于结肠。因结肠细菌产生葡萄糖苷酶，使苷分解生成甾体药物而产生药效。药物分子和糖类的挂接组合也被应用于以主动糖转运蛋白传送药物为目的的药物开发。

3. 药物分子的开环和环化修饰

将药物分子做成其开环物或环化物供药用，开环物或环化物进入机体后，再闭环或开环形成母体药物而发挥作用。

拓展提高

计算机辅助药物分子设计

计算机辅助药物分子设计（computer aided drug design，CADD）是利用计算机对信息的存储和处理能力，分析并获得药物的生物活性与其化学结构（二维、三维）之间的相互关系的规律，预测设计的新化合物的生物活性，合理地指导新药的设计与合成，推论药物作用机制，从而达到缩短新药开发周期，提高新药开发成功率的目的。实际上就是利用计算机进行 3D 定量构效关系（quantitative structure-activity relationship，3D-QSAR）的研究，也就是 3D-QSAR 与计算机图形学结合进行药物的构效关系研究。

为何中国合成了人工牛胰岛素却没有获得诺贝尔奖

其基本程序包括建立活性位模型和配体分子设计。主要设计功能为① 在大量 3D- 数据库中搜索潜在配体。② 通过融合基团、分子片段、环和其他方面选择产生新的配体或修饰已存在的先导物结构。③ 构象优化。④ 采用评分方式对生成的新化合物进行适当的活性评估和挑选，见图 3-2。

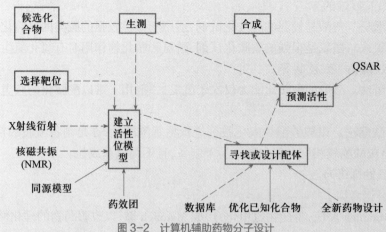

图 3-2　计算机辅助药物分子设计

相关链接

定量构动关系与药物设计

定量构动关系（quantitative structure–pharmacokinetic relationship, QSPR）是将药物分子表达为若干个分子结构参数（分子结构描述符），然后建立此参数与药动学性质相关联的数学模型，为药物的药动学性质评价和预报提供简捷和有效的途径。药物的临床应用是一个相当复杂的体内作用过程，药物疗效除与配体本身的生理活性相关外，还受到体内药物动力学过程中多种因素的影响，即一个配体的安全性和有效性不仅与其药效学性质有关，而且与其药动学性质有关。美国近期的一项研究指出，新药开发中大约有 40% 的候选化合物正是由于药动学性质不佳而遭淘汰；对于抗感染药物来说，这几乎是中止开发的唯一因素。因此，合理的药物设计必须同时考虑配体的药效学和药动学特征，在进行配体设计时，必须考虑所设计的配体分子在体内吸收、分布、代谢、排泄和毒理方面的性质。QSPR 的研究可以帮助药物学家了解药物分子中哪些结构参数影响药效学性质，哪些结构参数又影响药动学性质。因此，在进行药物设计时，可以在不影响药效结构参数的情况下，仅改变影响药动学结构参数的部分，使药物的动力学性质得以改善，药物的有效性和安全性得以提高。

本章电子
教案

重点提示

先导化合物的发掘与优化的基本方法，有机药物化学结构修饰的目的既为本章重点，也为近年来国家执业药师资格考试／全国卫生专业技术资格考试的重点。

本章小结 》》》》

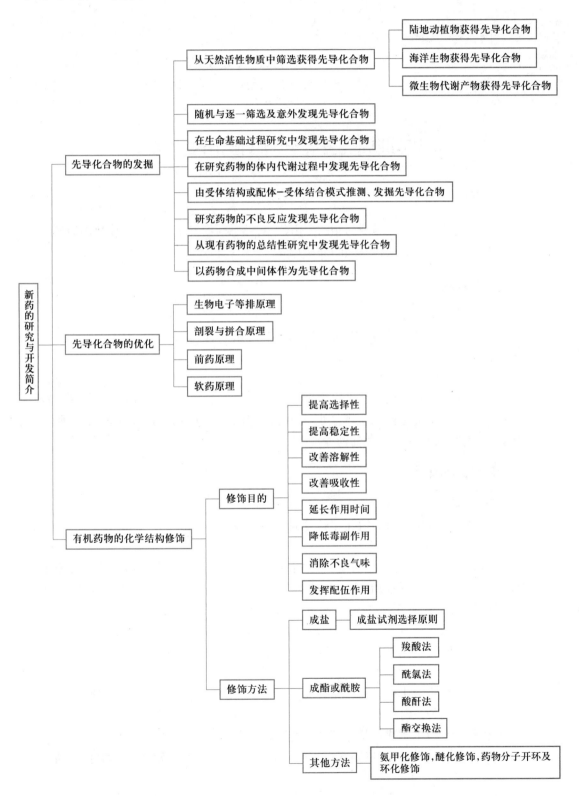

同步测试 >>>>>

在线测试

问答题

1. 何为先导化合物？发掘先导化合物的主要途径有哪些？
2. 对有机药物进行化学结构修饰的目的是什么？常采用哪些方法？

（张彦文 高清志）

实训项目三 药物的配伍变化实训

【实训目的】

- 通过实训进一步验证药物的配伍禁忌，熟悉药物发生配伍化学变化的原理。
- 掌握药物配伍变化实训的操作技能。

【实训器材】

1. 仪器

试管、天平、胶头滴管、10 ml 量筒、100 ml 量筒、恒温水浴锅、烧杯、2 ml 注射器、5 ml 注射器、10 ml 注射器等。

2. 药品

氨茶碱、去甲肾上腺素、多巴胺、碳酸氢钠、氯霉素注射液(12.5%，以丙二醇与水为混合溶剂制成)、维生素 C、生理盐水、盐酸氯丙嗪、苯巴比妥钠、诺氟沙星、氨苄西林钠、甲硝唑、青霉素 G 钠、5% 葡萄糖等。

【实训指导】

(一) 实训原理及依据

药物在输液中配伍的情况比较普遍。当多种药物配伍时，一定要防止发生配伍变化，以免对人体带来各种危害。

输液对液体的浓度、澄明度、pH 等质量要求均很严格。考察药物的配伍变化，不仅要考虑药物本身的性质，而且还要考虑注射液中加入的附加剂，如缓冲剂、助溶剂、抗氧剂和稳定剂等，它们自身或与配伍药物之间都可能出现配伍变化。引起配伍变化的影响因素也极其复杂，如 pH、温度、光照、混合的顺序、混合时间、药物的浓度等。此外，各企业的处方、工艺、附加剂品种、用量往往不一，包装材料也会有影响，应特别引起注意。

注射液配伍变化有变色、浑浊、沉淀、产气和发生爆炸等。配伍变化的一般实验方法主要是将两种注射液混合，在一定时间内用肉眼观察有无浑浊、沉淀、结晶、变色、产气等现象。实验中要注意量比、观察时间、浓度与 pH 等，这些条件不同有时会出现不同结果。量比通常是 1∶1(安瓿)，也有采用 1∶2 或 1∶3 者。如是大量输液，则最好按临床使用情况的量或按比例缩小,观察时间应根据给药方法来决定。

1. 变色

药物制剂配伍在光照、高温和高湿条件下,引起氧化、还原、聚合、分解等变质反应时,可产生有色化合物或发生颜色变化,有的也会产生有色沉淀。

2. 浑浊和沉淀

(1) 溶剂组成改变引起的变化。当某些含非水溶剂的制剂与水输液配伍时,由于溶媒性质的改变导致溶解度下降,从而析出药物产生沉淀,如氯霉素注射液(含乙醇、丙二醇、甘油等)加入 5% 葡萄糖注射液中析出氯霉素沉淀。

(2) pH 改变引起的变化。注射液 pH 是一个重要因素,在不适当的 pH 下,有些药物会产生沉淀或加速分解。许多有机弱碱强酸盐、有机弱酸强碱盐或有机弱酸弱碱盐类注射液与其他注射液配伍后,由于 pH 改变,往往易产生沉淀,如青霉素稳定的 pH 为 6.0~6.5,葡萄糖 pH 为 3.2~5.5,两者配伍产生沉淀。

(3) 直接反应引起的变化。药物直接与输液中的一种成分(药物或附加剂)反应,如头孢菌素类常与 Ca^{2+}、Mg^{2+} 等形成难溶性螯合物析出沉淀。

(4) 电解质盐析作用引起的变化。两性霉素 B 注射液为胶体分散系统,只能加到 5% 葡萄糖注射液中静滴,若加入强电解质注射液,如氯化钠、氯化钾、乳酸钠、钙剂中,则由于盐析作用可析出沉淀。

(5) 缓冲剂引起的变化。某些药物会在含有缓冲剂的注射液中或具有缓冲能力的弱酸溶液中析出沉淀,如 5% 硫喷妥钠 10 ml 加入生理盐水中不变化,但将它加入 500 ml 含乳酸盐的 5% 葡萄糖溶液中,由于 pH 下降产生沉淀。这是因为含有乳酸根或醋酸根的注射液是具有缓冲能力的弱酸溶液。

3. 分解

药物在一定条件下(一定 pH 条件、某些离子的催化等)可能会发生分解,药效下降。

4. 产气

药物配伍时,偶尔会遇到产气的现象,如溴化铵、氯化铵或乌洛托品与强碱性药物配伍,溴化铵和利尿药配伍时,可分解产生氨气。

(二) 实训内容与操作步骤

1. 药物配伍产生变色

观察以下两组注射液混合后 10 min、20 min、30 min 溶液的颜色变化。

(1) 去甲肾上腺素注射液 1 ml 与氨茶碱注射液 1 ml 混合。

(2) 多巴胺注射液 1 ml 与碳酸氢钠注射液 1 ml 混合。

2. 药物配伍产生浑浊和沉淀

观察以下各组注射剂配伍后 10 min、20 min、30 min、60 min,溶液浑浊度的改变。

(1) 氯霉素注射液、维生素 C 注射液、100 ml 生理盐水

1) 将 2 ml 氯霉素注射液与 2 ml 维生素 C 注射液混合,再加入 100 ml 生理盐水中。

2) 将 2 ml 氯霉素注射液加入 100 ml 生理盐水中,再加入维生素 C 注射液 2 ml。

(2) 注射用青霉素 C 钠、生理盐水或 5% 葡萄糖注射液

1) 取约 0.1 g 青霉素 G 钠加水 2 ml 制成水溶液,加 5 ml 生理盐水。

2) 取约 0.1 g 青霉素 G 钠加水 2 ml 制成水溶液,加 5 ml 5% 葡萄糖注射液。

（3）注射用氨苄西林钠、注射用诺氟沙星或 0.5% 甲硝唑注射液

1）分别取约 0.1 g 诺氟沙星和氨苄西林钠加水 2 ml 制成溶液后混合。

2）取约 0.1 g 氨苄西林钠加水 2 ml 制成溶液与 2 ml 0.5% 甲硝唑注射液混合。

（4）盐酸氯丙嗪注射液、注射用苯巴比妥钠：取约 0.1 g 苯巴比妥钠加水 2 ml 制成水溶液，加 2 ml 盐酸氯丙嗪注射液。

3. 注意事项

（1）实训中若药物为粉针剂，须先取约 0.1 g 加水 2 ml 制成水溶液，然后进行实训。

（2）5% 的葡萄糖注射液的 pH 为 3.2~5.5；生理盐水注射液的 pH 约为 7。

（3）12.5% 氯霉素注射液是以丙二醇和水为混合溶剂制成。

（4）若在实验条件下，现象不明显，可适当延长观察时间并可逐步提高量比。

（5）许多药物在溶液中的反应很慢，个别注射液混合几小时才出现沉淀，所以在短时间内使用是完全可以的，但应在规定时间内输完。

（三）实训结果与记录

配伍药物（注射液）			现象
药物 I	药物 II	药物 III	
氨茶碱	去甲肾上腺素		
碳酸氢钠	多巴胺		
氯霉素	维生素 C	生理盐水	
	生理盐水	维生素 C	
青霉素 G 钠	生理盐水		
	葡萄糖		
氨苄西林钠	诺氟沙星		
	甲硝唑		
盐酸氯丙嗪	苯巴比妥钠		

（四）思考题

1. 药物配伍化学变化现象一般有哪些？影响药物配伍禁忌的外因有哪些？

2. 根据本次实训结果分析产生的原因，并判定各组操作属于哪种药物配伍禁忌？

附：常用溶媒的 pH

0.9% 氯化钠注射液	pH = 4.5~7.0
5% 葡萄糖注射液	pH = 3.2~5.5
10% 葡萄糖注射液	pH = 3.2~5.5
5% 葡萄糖氯化钠注射液	pH = 3.5~5.5
林格液	pH = 4.5~7.5
低分子右旋糖酐	pH = 4.6~7.0
碳酸氢钠	pH = 7.5~8.5

（陈小林）

实 训 报 告

专业_____　班级_____　学号_____　姓名_____　成绩_____

项目名称_____

实训目的_____

_____

实训操作、结果与分析

配伍药物（注射液）			结果与分析
药物Ⅰ	药物Ⅱ	药物Ⅲ	
氨茶碱	去甲肾上腺素		
碳酸氢钠	多巴胺		
氯霉素	维生素 C	生理盐水	
	生理盐水	维生素 C	
青霉素 G 钠	生理盐水		
	葡萄糖		
氨苄西林钠	诺氟沙星		
	甲硝唑		
盐酸氯丙嗪	苯巴比妥钠		

实训小结

_____

_____

_____

_____

_____

思考题

1.

2.

教师评语

_____

_____

_____

_____

_____

教师签字_____　　_____年_____月_____日

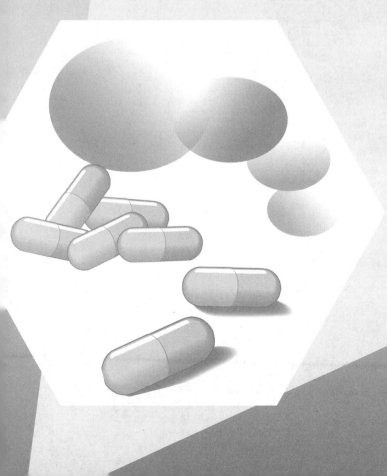

下篇
临床常用药物应用篇

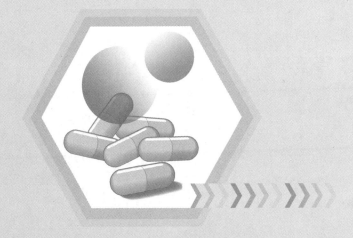

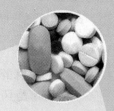

第四章
麻醉药

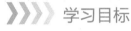 学习目标

知识目标:

- 了解麻醉药的基本概念、分类、作用机制;各类非典型麻醉药的结构和作用特点;理想全麻药的特点;局麻药的结构改造。
- 理解局麻药的构效关系;盐酸普鲁卡因的化学名称、合成路线。
- 掌握局麻药的化学结构类型,典型药物的化学结构、理化性质及作用特点。

能力目标:

- 能写出盐酸普鲁卡因、盐酸利多卡因、盐酸布比卡因的结构式和盐酸氯胺酮及盐酸丁卡因的结构特点。
- 能应用普鲁卡因等典型药物的理化性质解决该类药物的制剂调配、鉴别、贮存保管及临床应用问题。
- 能准确选择药物化学常规玻璃仪器并正确安装回流装置、蒸馏装置和搅拌装置;熟练从事重结晶和抽滤等基本实训操作。

麻醉药（anesthetic agents）按作用部位可分为全身麻醉药（general anesthetics）和局部麻醉药（local anesthetics）两类。

第一节　全身麻醉药

一、全身麻醉药简介

全身麻醉药简称全麻药，是一类作用于中枢神经系统，通过可逆性抑制使人的意识、感觉特别是痛觉消失的药物。其按给药途径可分为吸入性全身麻醉药和静脉麻醉药。

1. 吸入性全身麻醉药

吸入性全身麻醉药是通过呼吸道吸入而起麻醉作用的药物。大多为脂溶性较大、低沸点且易挥发的液体或是化学性质不活泼的气体，故又称为挥发性麻醉药。其化学结构类型主要有脂肪烃类、卤烃类、醚类及无机化合物四类。

相关链接

早期使用的吸入性全身麻醉药

在早期使用的吸入性全身麻醉药中，乙醚（Diethyl Ether）（1842年）麻醉期清楚，镇痛和肌松作用良好，但由于易燃，易爆，有刺激性，不易控制麻醉深浅，易发生意外，使用受到一定限制；氧化亚氮（Nitrous Oxide）（1844年）镇痛作用良好，毒性低，但是麻醉作用弱，易缺氧，通常不单独使用；而氯仿（Chloroform）（1847年）则因毒性大，早已被淘汰。因此，很有必要寻找更为理想的吸入性全身麻醉药。

在脂肪烃类和醚类分子中引入卤原子尤其是氟原子可降低燃烧性，增强麻醉作用，且毒性相对较小，因而发现了有应用价值的氟代烃类全麻药（表4-1）。目前开发的氟代烃类全麻药有氟烷类和氟代醚类，其中以氟代醚类居多。氟烷化学性质不太稳定，容易氧化生成氯化氢、溴化氢及光气，因此一般需添加抗氧剂，避光保存。

表 4-1　常见氟代烃类全麻药

药物名称	化学结构	主要作用特点与用途
氟烷 （Fluothane）	$F_3CCHBrCl$	麻醉作用比乙醚强而快，苏醒快，不易燃，不易爆，刺激性小，但毒性较大，通常用于浅表麻醉
恩氟烷 （Enflurane）	F_2CHOCF_2CHFCl	新型高效全麻药，详见本节典型药物
异氟烷 （Isoflurane）	$F_2CHOCHClCF_3$	为恩氟烷同分异构体，作用也与恩氟烷相似。因对呼吸道刺激性较强，可静脉给药
七氟烷 （Sevoflurane）	$FCH_2OCH(CF_3)_2$	麻醉作用强，诱导期短，苏醒快，无刺激，毒性小。用于小儿、牙科和门诊手术麻醉
地氟烷 （Desflurane）	$F_2CHOCHFCF_3$	麻醉诱导快，苏醒早，毒性小，因性质稳定，适于循环密闭麻醉，门诊手术使用十分方便

2. 静脉麻醉药

静脉麻醉药是直接通过静脉注射给药而产生麻醉作用的一类药物，又称为非吸入性全身麻醉药，这类麻醉药作用迅速，对呼吸道无刺激作用，不良反应少。其一般分为以下两类。

(1) 巴比妥类药物。早期的静脉麻醉药为超短时作用的巴比妥类药物(见第五章)，首先使用的是硫喷妥钠(Thiopental Sodium)。硫代巴比妥类脂溶性较大，吸收分布迅速，极易到达脑组织，故起效快，麻醉作用时间短，一般只能维持数分钟。临床主要用于诱导麻醉、基础麻醉及复合麻醉。

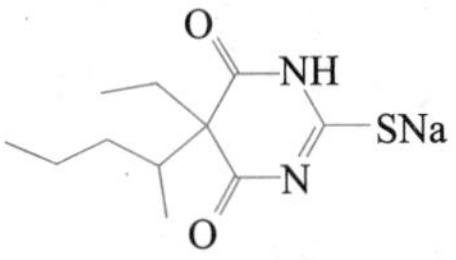

硫喷妥钠

(2) 非巴比妥类药物。近年来一些非巴比妥类静脉麻醉药发展较快，相继用于临床。如羟丁酸钠(Sodium Hydroxybutyrate)、丙泊酚(Propofol)、丙泮尼地(Propanidid)、依托咪酯(Etomidate)及氯胺酮(Ketamine)等，另外还有哌啶类麻醉性镇痛药芬太尼等(见第六章)。

$HOCH_2CH_2CH_2COONa$

羟丁酸钠

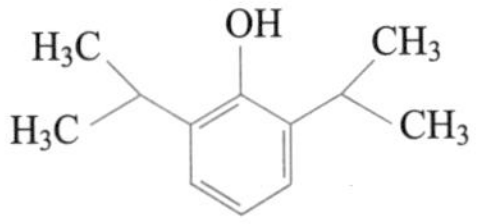

丙泊酚

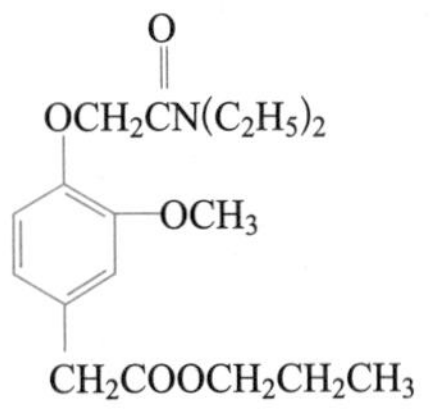

丙泮尼地

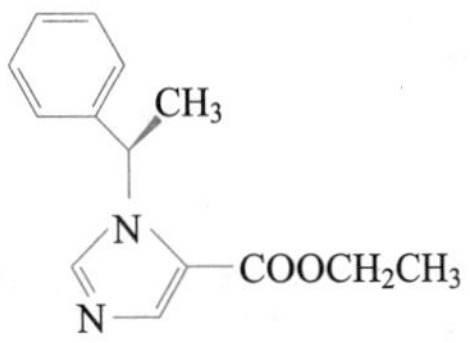

依托咪酯

其中羟丁酸钠麻醉作用较弱，起效较慢，毒性较小，可用作浅麻醉的维持药物，但有致梦幻不良反应；丙泊酚、丙泮尼地和依托咪酯均具有速效、短效特点，可用于全身麻醉的诱导。依托咪酯结构中含有手性碳原子，仅右旋体有效。

二、典型药物

恩氟烷 Enflurane

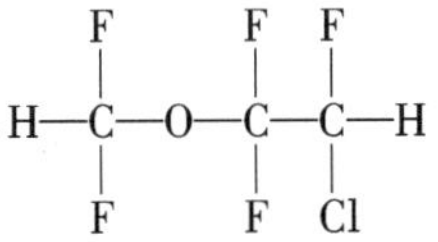

化学名为2- 氯 -1,1,2- 三氟乙基二氟甲醚，又名安氟醚。

本品为无色、挥发性澄明液体，不易燃，不易爆，在水中易溶。

本品性质较稳定：① 遇紫外线、强碱或钠石灰均不分解；② 对铝、铜、铁无腐蚀作用。

本品为含氟有机物，经破坏后可显氟离子的特殊反应。

本品为新型高效的吸入性全身麻醉药,麻醉作用较强,并有良好的肌松作用,起效快,无黏膜刺激作用,毒副作用较小,一般用于复合全身麻醉。

盐酸氯胺酮 Ketamine Hydrochloride

$$\cdot HCl$$

化学名为 2-(2-氯苯基)-2-(甲氨基)-环己酮盐酸盐,又名凯他那。

本品为白色结晶性粉末,无臭;在水中易溶,热乙醇中可溶,氯仿中微溶,乙醚和苯中不溶。

本品水溶液加碳酸钾溶液,即析出游离的氯胺酮。

本品含手性碳原子,具旋光性,其右旋体的镇痛和安眠作用分别为左旋体的 3 倍和 1.5 倍,不良反应也比左旋体少。但临床常使用其外消旋体。

本品为静脉麻醉药,亦可肌内注射,临床上主要用作手术麻醉剂或麻醉诱导剂。特点是麻醉作用时间短,能选择性地阻断痛觉,并使意识模糊,但意识和感觉分离。缺点是肌张力增加、心率加快、血压上升,并有幻觉、噩梦等不良反应。

📖 相关链接

滥用K粉（氯胺酮）的危害

K 粉是氯胺酮的俗称。近年来在一些歌厅、舞厅等娱乐场所被发现有相当严重的滥用现象,并呈蔓延态势。本品具有一定的精神依赖性,吸食过量或长期吸食,可对心、肺、神经造成致命损伤,对中枢神经的损伤比“冰毒”还厉害。研究发现如果滥用本品至 70 mg 会引起中毒,100 mg 会产生幻觉,500 mg 将出现濒死状态,过量可致死。为此,2001 年 5 月 9 日,国家食品药品监督管理局将其列入二类精神药品管制;2003 年公安部将其明确列入毒品范畴;2004 年 8 月国家食品药品监督管理局将其升级为一类精神药品,实施管制。我们要充分认识到滥用氯胺酮的潜在危害,必须做到自觉抵制和远离包括 K 粉在内的各类毒品,珍惜生命。

逞一时之快,误美好人生

🌿 拓展提高

理想全麻药的特点

根据全麻药的临床作用,如需获得理想的应用效果,一般应具备以下几个特点:①起效快、作用时间短,停药后能迅速清除。②易于控制麻醉的深度和时间,具有适当的镇痛和肌松作用。③毒副作用小,对人体无害,尤其对心、脑、肝、肾等器官无害。④化学性质稳定、不易燃,不易爆,方便贮存、运输和使用。⑤脂溶性大,静脉注射用全麻药同时还需有较好的水溶性。

第二节 局部麻醉药

局部麻醉药简称局麻药,是一类通过可逆性阻断神经冲动的传导,在保持意识清醒状态下使局部痛觉暂时消失的药物,适用于局部小手术。

一、局麻药的结构类型

局麻药自普鲁卡因(Procaine)被发现以来,经过一系列的结构改造,发展已比较成熟。目前临床使用的局麻药按化学结构可分为芳酸酯类、酰胺类、氨基醚类、氨基酮类、氨基甲酸酯类等结构类型(表4-2)。其中芳酸酯类和酰胺类最常见,常用的典型药物有普鲁卡因、丁卡因(Tetracaine)、利多卡因(Lidocaine)及布比卡因(Bupivacaine)等。

二、典型药物

盐酸普鲁卡因 Procaine Hydrochloride

$$H_2N-\text{苯环}-COOCH_2CH_2N(C_2H_5)_2 \cdot HCl$$

表4-2 临床局麻药的结构类型

结构类型	药物名称	化学结构	主要作用特点与用途
芳酸酯类	氯普鲁卡因 (Chloroprocaine)	$H_2N-\text{苯环}(Cl)-COO(CH_2)_2N(C_2H_5)_2$	局麻作用比普鲁卡因强2倍,毒性小约1/3,作用迅速持久,用于各种手术麻醉
	二甲卡因 (Dimethocaine)	$H_2N-\text{苯环}-COOCH_2CCH_3CH_3CH_2N(C_2H_5)_2$	局麻作用比普鲁卡因强,作用时间较长
酰胺类	布比卡因 (Bupivacaine)	CH_3 C_4H_9 结构,$NHC-*$,CH_3	为长效局麻药(持效时间长达5 h)。麻醉强度是利多卡因的4倍,安全低毒,主要用于各种麻醉及手术后镇痛。药用外消旋体,其理化性质类似于利多卡因
氨基醚类	普拉莫辛 (Pramoxine)	$C_4H_9O-\text{苯环}-O(CH_2)_3-N\text{(吗啉)}O$	用于表面麻醉
氨基酮类	达克罗宁 (Dyclonine)	$C_4H_9O-\text{苯环}-CO(CH_2)_2-N\text{(哌啶)}$	麻醉作用和穿透力强,作用快而持久,毒性较普鲁卡因低,但注射给药刺激性较大,故不宜做浸润麻醉,只用做表面麻醉
氨基甲酸酯类	卡比佐卡因 (Carbizocaine)	$O(CH_2)_6CH_3$ $\text{苯环}-NHCOOCHCH_2N(C_2H_5)_2$ CH_3	具有高效、强效的特点,其局麻作用较一般的局麻药强1~3个数量级,用于有炎症组织的麻醉

化学名为 4- 氨基苯甲酸 -2-（二乙氨基）乙酯盐酸盐，又名奴佛卡因。

本品的合成方法有多种，国内工业生产一般以对硝基甲苯为原料，经氧化、酯化、还原和酸化成盐 4 步反应制得，主要合成路线如下：

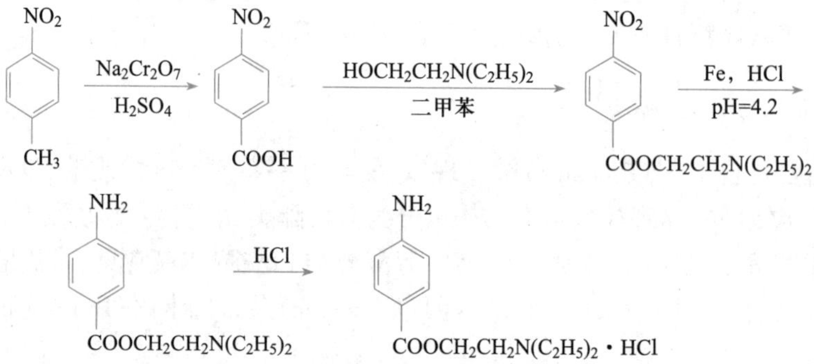

相关链接

普鲁卡因中的特殊杂质及其检查

本品在生产和贮存中都容易产生特殊性杂质——对氨基苯甲酸（PABA），酸性较大有刺激性。PABA 在一定条件下还会进一步脱羧形成有毒的苯胺。故药典规定要检查普鲁卡因的酸度及澄清度，注射剂还须采用薄层法检查 PABA 的杂质含量。

本品为白色结晶或结晶性粉末，无臭，味微苦，继有麻木感；在水中易溶，乙醇中略溶，氯仿中微溶。

本品含有酯键，易水解失效。其水溶液水解速率受 pH 和温度的影响较大：① 在碱性、中性及强酸性条件下（pH<2.5）易水解。② 在 pH 相同时，温度升高，水解速率增大。

在盐酸普鲁卡因水溶液中加入碳酸钠或氢氧化钠试液，产生油状物或白色沉淀，微热后白色沉淀亦变成油状物；继续加热则油状物消失，并放出气体二乙氨基乙醇（其蒸汽可使红色石蕊试纸变蓝）；溶液中加盐酸酸化又析出沉淀，再加酸沉淀却又溶解。

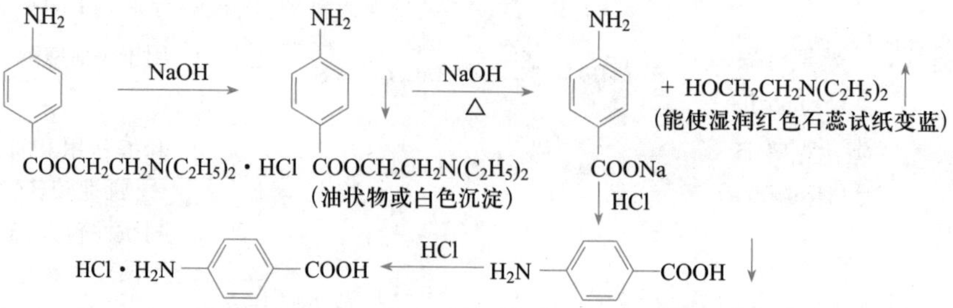

本品含有芳伯氨基，易被氧化变色。pH 增大、温度升高、紫外线照射、遇重金属离子或放置空气中等均可加速其氧化变色，故本品及其制剂应避光保存。

课堂活动 ▶▶▶

　　影响盐酸普鲁卡因稳定性的结构因素和外界因素有哪些？配制其注射液时应注意采取哪些措施以提高其稳定性？

　　本品分子中的芳伯氨基可发生重氮化–偶合反应,产生橙红色的偶氮化合物沉淀(见反应方程式);本品在盐酸条件下能与对二甲氨基苯甲醛缩合,生成希夫碱,而显黄色。另外,本品分子中的叔胺结构则显生物碱性质:其水溶液遇碘、碘化汞钾或苦味酸试液均可产生沉淀。

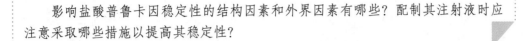

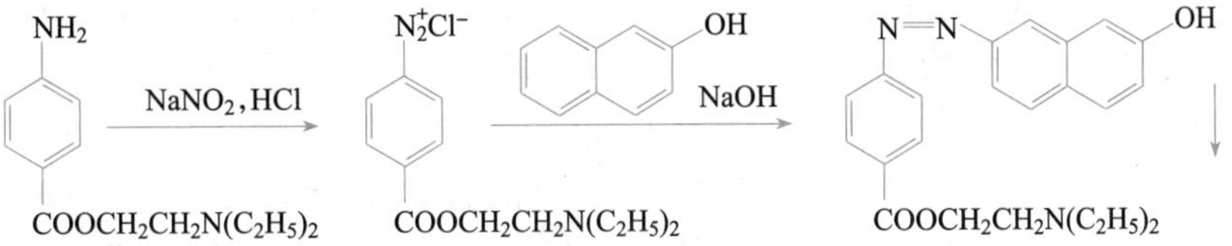

橙红色

课堂活动 ▶▶▶

　　回忆并解释什么是重氮化–偶合反应？该反应主要是哪类基团的特征鉴别反应？

　　本品为局部麻醉药,作用较强,毒性较小,时效较短。临床主要用于浸润麻醉、传导麻醉及封闭疗法等。

实例分析

下列处方是否合理?

有位患者系支气管哮喘伴有神经症,医生开具了下列处方:

10% 葡萄糖注射液	250 ml	
盐酸普鲁卡因注射液	0.45 g	静脉滴注
氨茶碱注射液	0.125 g	
地塞米松注射液	5 ml	

分析:不合理,氨茶碱注射液为碱性药物,盐酸普鲁卡因偏酸性,两者合用后可析出普鲁卡因,使溶液呈现浑浊或沉淀,普鲁卡因进一步可发生水解而失效。而氨茶碱在pH=8 以下亦不稳定,易变色,降效,甚至形成结晶。地塞米松与普鲁卡因混合可使后者分解,产生具有毒性的苯胺。

实例分析

比较盐酸丁卡因与盐酸普鲁卡因的化学性质和作用有何异同点?

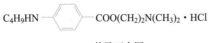

盐酸丁卡因

分析：① 两者都含酯键，都能发生水解而变质失效。② 盐酸丁卡因分子中无芳伯氨基，不易发生自动氧化，相对盐酸普鲁卡因较稳定；也不发生重氮化－偶合反应，可与盐酸普鲁卡因相区别。③ 盐酸丁卡因局麻作用较盐酸普鲁卡因强约 10 倍，穿透力强，毒性亦较大。临床主要用于浸润麻醉和眼角膜表面麻醉。

盐酸利多卡因 Lidocaine Hydrochloride

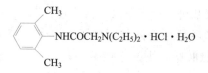

化学名为 N-(2,6-二甲苯基)-2-(二乙氨基)乙酰胺盐酸盐一水合物，又名赛罗卡因。

本品为白色结晶性粉末，无臭，味微苦，有麻木感；在水、乙醇中易溶，氯仿中可溶，乙醚中不溶。

本品化学稳定性比普鲁卡因高。原因是：① 酰胺键较酯键稳定。② 由于酰氨基邻位有两个甲基，形成空间位阻作用，使其对酸、碱均较稳定，不易发生水解反应。

本品游离碱可与一些金属离子生成有色螯合物，如与硫酸铜试液显蓝紫色，加氯仿振摇后放置，氯仿层显黄色。

本品麻醉作用比普鲁卡因强约 2 倍，穿透力强，起效快。用于各种麻醉，也用于治疗心律失常。

利多卡因
胶浆

答案

课堂活动 ▶▶▶

为什么利多卡因比普鲁卡因作用强而且持效时间长？试从药物结构与代谢的关系加以解释。

拓展提高

普鲁卡因的发现及局麻药的结构改造

（1）最早使用的局麻药来源于南美洲古柯树叶中一种生物碱——可卡因，普鲁卡因是在保留可卡因分子中苯甲酸酯的基础上经结构改造后获得的。

（2）在普鲁卡因苯环上酯键的邻位引入氯原子得到氯普鲁卡因；在酯键 α 碳上引入甲基得到二甲卡因；将苯环上氨基以正丁基取代得到丁卡因。

（3）以生物电子等排体—NH—、—CH₂—代替芳酸酯类局麻药酯基中的—O—，则分别得到酰胺类和氨基酮类局麻药，如布比卡因和达克罗宁；用醚键代替酯或酰氨基得到氨基醚类，如普拉莫辛；将酰胺和酯的结构相连接得到氨基甲酸酯类的药物，如卡比佐卡因。

三、局麻药的构效关系

由临床应用的大部分局麻药结构可以概括出该类药物的基本结构骨架为

$$Ar\underbrace{-\overset{\overset{\displaystyle O}{\|}}{C}-X}-(CH)_n-\overset{|}{N}\diagup$$

$$\underset{I}{}\quad\underset{II}{}\quad\underset{III}{}\quad\underset{IV}{}$$

该骨架由亲脂性部分（Ⅰ）、中间连接链部分（Ⅱ和Ⅲ）和亲水性部分（Ⅳ）3部分构成。

1. 亲脂性部分

Ar是局麻作用的必需结构，可为芳环或芳杂环，以苯环最常见且作用较强。① 酯类药物苯环上对位引入给电子基团时，如氨基、烷氧基，局麻作用增强，反之作用减弱。② 苯环上邻位若连有氯原子或甲基时，可产生位阻效应，延缓酯或酰胺的水解，使活性增强，作用时间延长。

2. 中间连接链部分

由碳酰基部分（Ⅱ）和烷基链部分（Ⅲ）共同组成。

(1) 碳酰基部分（Ⅱ）与麻醉药作用时间及作用强度有关。当X被生物电子等排体—CH_2—、—NH—、—S—、—O—取代时，形成不同的结构类型：① 其持效时间顺序为—CH_2—＞—NH—＞—S—＞—O—；② 麻醉作用强度顺序为—S—＞—O—＞—CH_2—＞—NH—。

课堂活动 ▶▶▶

什么是生物电子等排体（参见第三章）？举例说明如何利用生物电子等排原理将芳酸酯类局麻药扩展到其他类型的局麻药？

答案

(2) 烷基链部分（Ⅲ）对麻醉药作用强度或作用时间也有一定影响。① 碳原子数以$n = 2\sim3$为好，当$n = 3$时，麻醉作用最强。② 当酯键邻位烷基碳原子上有支链烷基（如甲基）取代时，由于位阻效应使酯键较难水解，作用增强，作用时间延长，但毒性也增大。

课堂活动 ▶▶▶

试举例说明如何在芳酸酯类和酰胺类局麻药分子中进行结构改造，以获得作用相对较强且持效时间长的局麻药？

答案

3. 亲水性部分

氨基可为叔胺，也可为脂环胺，其中以哌啶的作用最强；而伯胺、仲胺的刺激性较大。

一般局麻药的亲水性部分有利于药物在体内的转运；而亲脂性部分则有利于药物透过生物膜，更好地在组织中分布。两者必须保持一定的平衡，才使得局麻药发挥更好的作用。

🔋 **相关链接**

局麻药的作用机制和体内代谢

局麻药对任何神经无选择性，都有阻断作用。其作用机制是通过阻断钠离子通道，

辩证法在药物化学领域中的妙用

引起 Na^+ 的内流与 K^+ 外流,使兴奋阈升高、动作电位降低、传导速度减慢、不应期延长,直至完全丧失兴奋性和传导性,从而达到使痛觉暂时消失的麻醉作用。

局麻药的体内代谢很复杂,有氧化、还原、水解、结合等多种反应。普鲁卡因的代谢,主要存在于机体各种组织中的酯酶水解;利多卡因的代谢,主要在肝脏去乙基化,再进行酰胺键水解。

本章电子教案

重点提示

氯胺酮的结构、作用特点,普鲁卡因和利多卡因的结构、稳定性、鉴别及作用特点,为本章的学习重点,布比卡因的结构与稳定性等也是近年来国家执业药师资格考试/全国卫生专业技术资格考试的重点。

本章小结 》》》

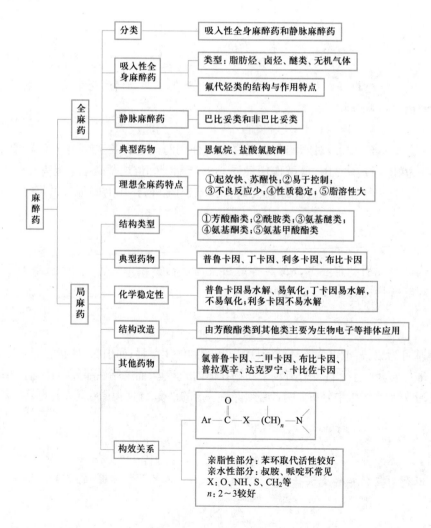

同步测试 》》》》

在线测试

一、用化学方法区别下列各组药物

1. 普鲁卡因与丁卡因　　　　2. 普鲁卡因与利多卡因

二、问答题

1. 影响普鲁卡因稳定性的结构因素和外界因素各有哪些？在配制其注射液时，可采取哪些措施提高其稳定性？

2. 根据普鲁卡因和利多卡因的化学结构，分析其稳定性与麻醉作用之间有什么关系？

（陈小林）

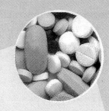

第五章
镇静催眠药、抗癫痫药和抗精神失常药

>>>> 学习目标

知识目标：

- 了解苯二氮䓬类药物的体内代谢及作用机制，抗精神失常药的类型与常用药物。
- 理解巴比妥类、苯二氮䓬类及吩噻嗪类药物的构效关系。
- 掌握镇静催眠药、抗癫痫药和抗精神失常药的类型与基本结构。
- 掌握典型药物的名称、化学结构、理化性质及主要用途。

能力目标：

- 能认识镇静催眠药、抗癫痫药和抗精神失常药典型药物的结构式，写出其结构特点。
- 能应用巴比妥类、苯二氮䓬类、乙内酰脲类及吩噻嗪类药物的理化性质解决该类药物的制剂调配、鉴别、贮存保管及临床应用问题。
- 能从事硝酸氧化反应、酰脲缩合反应等药物合成的简单操作。

　　镇静催眠药、抗癫痫药和抗精神失常药均作用于中枢神经系统,能够产生广泛的中枢抑制作用,它们之间既有区别,又有内在的联系,没有明确的界限。

第一节　镇静催眠药

　　镇静药(sedatives)是指使人缓和激动,消除躁动,恢复安静情绪的药物,该类药物往往有抗焦虑作用。催眠药(hypnotics)是指促进和维持近似生理睡眠的药物。二者均对中枢神经系统有抑制作用,在较小剂量时起镇静作用,在较大剂量时起催眠作用,因此统称为镇静催眠药。一次服用大剂量可引起急性中毒;长期滥用可引起耐受性和依赖性而导致慢性中毒;突然停药或减量可引起戒断综合征(withdrawal syndrome)。临床上常用的镇静催眠药按化学结构分为3类:巴比妥类、苯二氮䓬类和其他类。各类型结构之间有很大差别,无共同的结构特征。

一、巴比妥类

1. 基本结构及分类

　　巴比妥类药物为巴比妥酸(又称丙二酰脲)的衍生物。巴比妥酸本身无镇静催眠活性,只有当其 C_5 位上的两个氢原子均被取代基取代时,才有活性;于是产生了具有如下结构通式的巴比妥类药物:

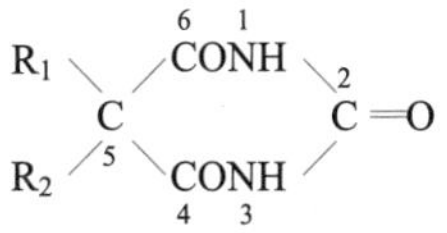

巴比妥类药物结构通式

　　由于 C_5 位取代基的不同,使得巴比妥类药物起效快慢和作用时间不同,通常按作用时间可将其分为长时间、中时间、短时间和超短时间作用药4种类型。由于该类药物毒副作用比较大,已逐渐被苯二氮䓬类代替,目前仅有少数药物在临床使用(表5-1)。

表 5-1　常用的巴比妥类镇静催眠药

类型	药物名称	化学结构	主要用途
长时间作用药	苯巴比妥(Phenobarbital)	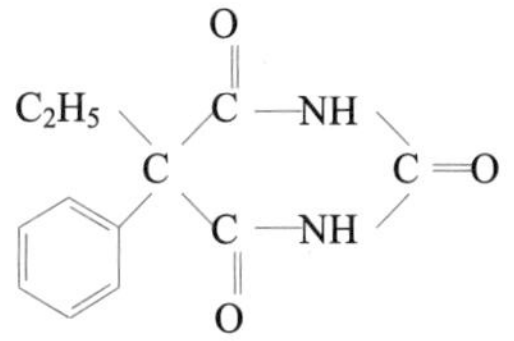	镇静催眠、抗癫痫
中时间作用药	异戊巴比妥(Amobarbital)	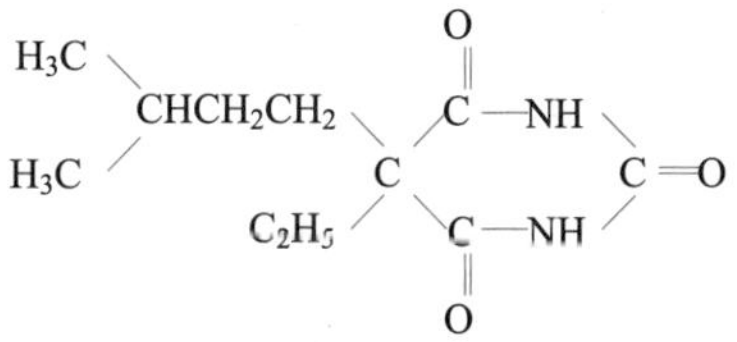	镇静催眠

续表

类型	药物名称	化学结构	主要用途
短时间作用药	司可巴比妥（Secobarbital）		镇静催眠
超短时间作用药	硫喷妥（Thiopental）		静脉麻醉

实例分析　巴比妥酸的衍生物具有镇静催眠活性的原因是什么？

巴比妥酸本身无镇静催眠活性,其衍生物 5- 苯基巴比妥酸也无镇静催眠活性,但当巴比妥酸 C_5 位上的两个氢原子均被取代基取代时,就产生了镇静催眠活性,请分析原因。

分析:因为镇静催眠药作用于中枢神经系统,若呈离子状态,则很难透过血脑屏障而发生药效。巴比妥酸在体液中完全解离,不能透过血脑屏障;若其 C_5 位上的氢原子有一个被取代,其分子也可完全离子化,如 5- 苯基巴比妥酸几乎 99% 解离,无活性。因此当巴比妥酸 C_5 位上的两个氢原子均被取代基取代时,其分子仅部分离子化,就产生了目前临床使用的巴比妥类药物。

2. 理化性质

(1) 性状。本类药物多为白色的结晶或结晶性粉末,难溶于水,易溶于乙醇、氯仿等有机溶剂。

(2) 弱酸性。本类药物为丙二酰脲的衍生物,可发生酮式与烯醇式的互变异构,形成烯醇,呈现弱酸性。可与碱金属的碳酸盐或氢氧化物形成水溶性的强碱弱酸盐类,供配制注射液及含量测定使用。但由于其酸性弱于碳酸的酸性,其钠盐注射液与其他酸性注射液不能配伍使用。

课堂活动 ▶▶▶

　　配制巴比妥类药物钠盐注射液的注射用水能否在煮沸、放冷数天后,再用来溶解其钠盐原料配制注射液?

答案

(3) 水解性。巴比妥类药物由于结构中含有双内酰亚胺结构(环状酰脲)而具水解性。其钠盐水溶液不稳定,在室温条件下即可水解开环,碱性条件下更易水解。水解的程度与水解产物随条件的不同而改变。该类药物钠盐的水解反应过程如下:

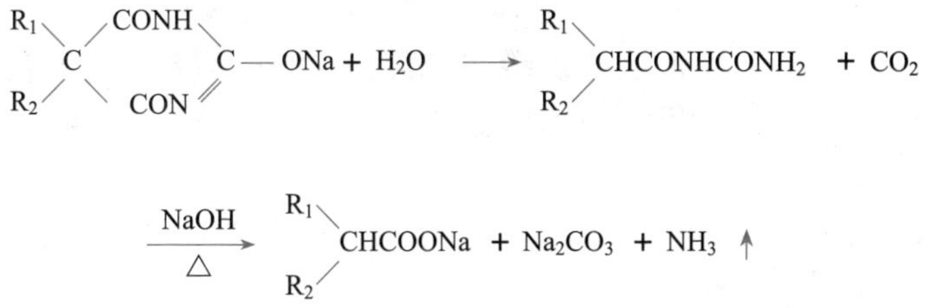

$$R_1R_2C(CONH)(CON)C{-}ONa + H_2O \longrightarrow R_1R_2CHCONHCONH_2 + CO_2$$

$$\xrightarrow[\triangle]{NaOH} R_1R_2CHCOONa + Na_2CO_3 + NH_3 \uparrow$$

答案

课堂活动 ▶▶▶

　　根据巴比妥类药物的水解性,讨论该类药物钠盐注射液若发生水解反应,其过程有可能出现什么现象,水解的最终产物有哪些,提示在其注射剂制备、贮存以及使用方面应注意哪些事项。

　　(4) 与金属离子成盐反应。巴比妥类药物不仅能与钠离子成盐,还可与银、铜、汞、钴等离子成盐,利用和上述离子成盐的反应可以鉴别巴比妥类药物和进行含量测定。如含有—CONHCONHCO—结构可与铜离子发生类似双缩脲的颜色反应,即该类药物能与吡啶和硫酸铜试液作用生成紫色或蓝紫色络合物的溶液或沉淀,含硫巴比妥反应后显绿色;如果是 Co^{2+} 则生成粉红色沉淀。此外,在碱性条件下,本类药物还可与硝酸银试液反应先生成可溶性一银盐,再与过量的硝酸银试液反应生成不溶于水的二银盐白色沉淀,该沉淀溶于氨水。

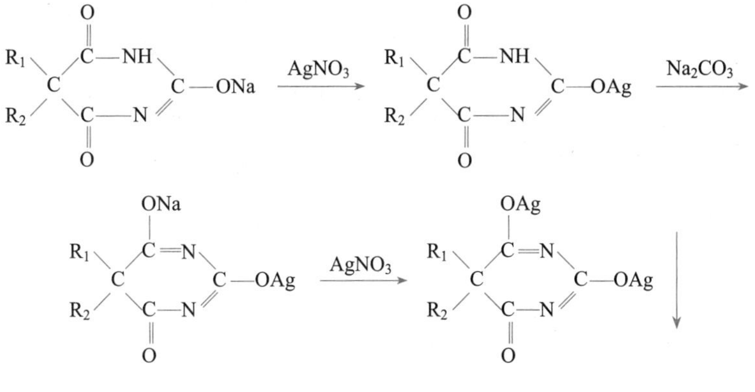

$$\xrightarrow{AgNO_3} \quad \xrightarrow{Na_2CO_3}$$

$$\xrightarrow{AgNO_3} \quad \downarrow$$

3. 典型药物

苯巴比妥 Phenobarbital

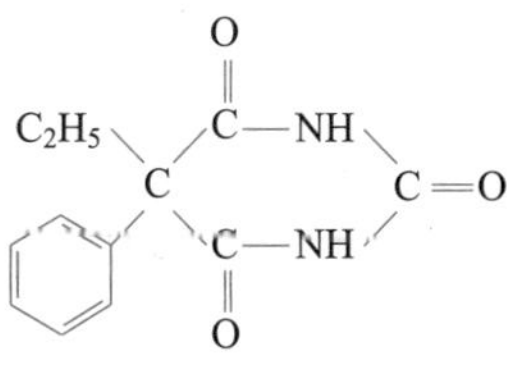

化学名为 5- 乙基 -5- 苯基 -2,4,6(1*H*,3*H*,5*H*) 嘧啶三酮,又名鲁米那(Luminal)。

本品为白色有光泽的结晶或结晶性粉末,无臭,味微苦。极微溶于水(1∶1 000),能溶于乙醇、氯仿。

本品具弱酸性,溶于氢氧化钠或碳酸钠溶液,可生成苯巴比妥钠(Phenobarbital Sodium),易溶于水,可供注射用。其钠盐水溶液 pH = 8.5~10,可吸收空气中 CO_2 析出苯巴比妥沉淀。

本品固体在干燥空气中较稳定,钠盐水溶液放置易水解,产生苯丁酰脲沉淀而失效。水解速度与温度、pH 密切相关。

答案

课堂活动 ▶▶▶

根据巴比妥类药物的理化性质,分析影响苯巴比妥及其钠盐稳定性的因素有哪些? 提高其稳定性的预防措施是什么?

本品除具备本节前面所述鉴别巴比妥类药物的金属离子成盐反应外,针对结构中的苯环,还具有甲醛 – 浓硫酸反应(Marquis 反应:接界面显玫瑰红色的环);亚硝酸钠呈色反应(显橙黄色,继为橙红色),可用于与不含苯环的巴比妥类药物相区别。具体操作与现象观察可通过本书实训项目七的内容进行实践。

本品为长效催眠药,催眠作用可达 10~12 h。还作为抗惊厥药用于癫痫大发作的治疗。苯巴比妥钠作用与苯巴比妥相同。

实例分析　根据司可巴比妥钠、硫喷妥钠的结构,分析如何使用化学方法将这两者与苯巴比妥钠相区别。

司可巴比妥钠

硫喷妥钠

苯巴比妥钠

分析:司可巴比妥钠分子中含有烯丙基,可使溴水和高锰酸钾溶液褪色;硫喷妥钠为含硫原子的巴比妥类药物,与吡啶 – 硫酸铜溶液作用生成绿色沉淀,可分别与苯巴比妥钠相区别。

4. 构效关系

巴比妥类药物属于结构非特异性药物,镇静催眠作用的强弱和快慢与该类药物的解离指数 pK_a 和脂溶性有关,与其化学结构并无直接关系。作用时间长短与 C_5 位取代基在体内的代谢过程有关。

(1) 巴比妥酸 C_5 次甲基上的两个氢原子必须全被取代才不易解离,从而产生镇静催眠作用,且取代基的碳原子总数为 4~8 时,作用良好,少于或多于时作用均降低;而且碳原子总数多于 8 的化合物甚至有致惊厥作用。

(2) C_5 取代基为不饱和烃基,环烯烃基或带支链的饱和烷烃基等,作用快而强,维持时间短,如被芳烃或直链饱和烷烃取代多为长时间催眠药。

(3) 以硫取代 C_2 上的氧原子,如硫喷妥钠,脂溶性增强,分子更易透过血脑屏障,起效快,作用时间短,临床用作超短时效催眠药和静脉麻醉药。

(4) C_1 位和 C_3 位只能有一处被取代,如己锁巴比妥(Hexobarbital)临床作为超短时效催眠药和静脉麻醉药。如果 C_1,C_3 位均有取代基则无效,还有可能转变成具有惊厥作用的药物。

二、苯二氮䓬类

苯二氮䓬类为第二代镇静催眠药,临床上几乎取代了第一代的巴比妥类药物,成为镇静催眠、抗焦虑的首选药。

1. 基本结构与分类

(1) 西泮类。该类药物以 1,4- 苯二氮䓬环为基本结构,同时连接不同的取代基或并合不同杂环,得到一些疗效可靠的安定类药物。结构通式如下:

	R_1	R_2	R_3	R_4
硝西泮	—H	—H	—NO₂	—H
劳拉西泮	—H	—OH	—Cl	—Cl
氯硝西泮	—H	—H	—NO₂	—Cl

结构通式

(2) 唑仑类。在苯二氮䓬环 1,2 位上并合三唑环,如艾司唑仑(Estazolam),三唑仑(Triazolam)等。

艾司唑仑　　　　　三唑仑

2. 理化通性

（1）性状。苯二氮䓬类药物均为白色结晶或类白色结晶性粉末,水中溶解度小,可溶于乙醇等有机溶剂。

（2）弱碱性。本类药物含有 1,4- 苯二氮䓬环,多数药物显弱碱性,可溶于盐酸等强酸。

（3）水解性。本类药物具有 1,2- 酰胺键及 4,5- 烯胺键,易水解开环,生成二苯甲酮衍生物及相应的氨基酸。但水解开环方式随 pH 而变化,在酸性条件下 1,2 位及 4,5 位均开环;在碱性条件下 1,2 位开环,而 4,5 位环合。1,2 位并合三氮唑环的药物,稳定性增加。

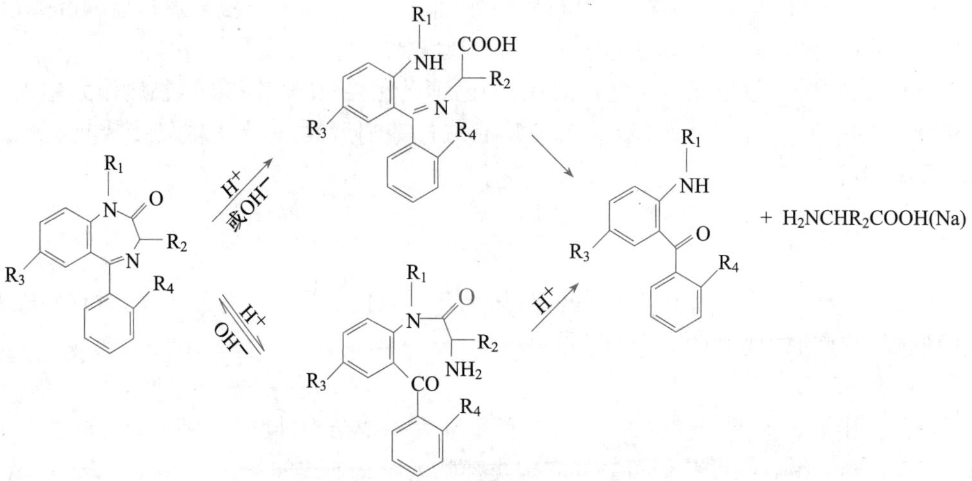

（4）重氮化 - 偶合反应。如果本类药物 1 位没有取代基,其水解产物具有芳伯氨基,可发生重氮化 - 偶合反应,与 1 位有取代基的药物区别。

3. 典型药物

地西泮 Diazepam

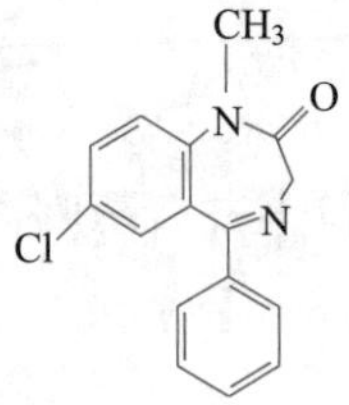

化学名为 1- 甲基 -5- 苯基 -7- 氯 -1,3- 二氢 -2H-1,4- 苯二氮杂䓬 -2- 酮,又名安定。

本品为白色或类白色结晶性粉末;无臭,味微苦。微溶于水,可溶于乙醇,易溶于氯仿及丙酮,略溶于乙醚。

本品遇酸及受热易水解生成 2- 甲氨基 -5- 氯二苯甲酮和甘氨酸,故本品的注射液常以盐酸调节适宜的 pH(6.2~6.9),并用 100 ℃流通蒸汽灭菌。

答案

课堂活动 ▶▶▶

根据苯二氮䓬类药物的稳定性,分析、判断口服地西泮后,其在胃肠道中发生怎样的变化?

本品溶于盐酸,与碘化铋钾试液反应生成橘红色沉淀,放置后颜色变深。另本品加硫酸,振摇使之溶解,在紫外光灯(365 nm)下检视,显黄绿色荧光,均可用于鉴别。

本品主要用于治疗焦虑症、一般性失眠和神经症以及用于抗癫痫和抗惊厥。

本品在体内的活性代谢产物——奥沙西泮,也是一种常用的苯二氮䓬类药物。

实例分析 🖊

下列处方是否合理?

有位患者胃部疼痛,伴有失眠及情绪烦躁,医生开具了下列处方:

地西泮注射液　　　　　10 mg ⎤
　　　　　　　　　　　　　　　⎬ 肌内注射
山莨菪碱注射液　　　　10 mg ⎦

分析:不合理,地西泮为有机溶剂制成的水不溶性注射剂,与水溶性注射剂如山莨菪碱(654-2)等配伍时,常由于溶解度的改变而使地西泮析出,产生混浊或沉淀,故两药应分别进行肌内注射。

实例分析 🖊

地西泮与硝西泮的活性哪个大?

根据硝西泮(Nitrazepam)的结构,结合苯二氮䓬类药物的稳定性,判断硝西泮的活性大于地西泮。

分析:这个结论是正确的。硝西泮因 7 位有强吸电子基团——硝基存在,口服该药在胃酸作用下,水解反应几乎都在 4,5 位上进行。当开环化合物进入肠道,因 pH 升高,又闭环成原药,稳定性增加。所以它的活性较强,作用优于地西泮,且用量小,不良反应少。

艾司唑仑 Estazolam

本品结构式

艾司唑仑又名舒乐安定。

本品在水中几乎不溶。

本品结构中的 5,6- 烯胺键在酸性条件下极不稳定,室温下即可水解开环,在碱性条件下可逆性环合。

本品在稀盐酸中,煮沸 15 min,可将二唑环打开,溶液呈游离芳伯氨基的特殊反应。

艾司唑仑片

艾司唑仑为三唑环与苯二氮䓬环在1,2位并合的药物。这种结构使原苯二氮䓬环的1,2位不易水解,增加了药物的稳定性。三唑环的引入也增加了药物与受体的亲和力,使生理活性增强。作为一种镇静催眠药,其作用比硝西泮强2.4~4倍,同时还具有广谱抗癫痫作用。

课堂活动 ▶▶▶

根据苯二氮䓬类药物的理化性质,结合奥沙西泮(Oxazepam)和阿普唑仑(Alprazolam)的结构,分析、比较两者的稳定性大小,并判断使用哪种化学方法可将两者相区别。

答案

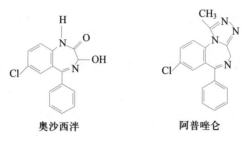

奥沙西泮　　　　　阿普唑仑

相关链接

苯二氮䓬类药物的发展

1960年首先应用于临床的是氯氮䓬(利眠宁),起初用于精神紧张、焦虑、失眠。研究发现其分子中的胖基及氮上的氧并非药理活性所必需,于是制得同型物地西泮,作用较氯氮䓬广泛,不仅能治疗神经症如紧张、焦虑和失眠,也是控制癫痫持续状态的较好药物。发现地西泮后,研究了其体内代谢,发现了奥沙西泮(去甲羟安定)、劳拉西泮(Lorazepam,去甲氯羟安定)等,它们的疗效均与地西泮相似,且毒副作用较小。通过对构效关系的研究,合成了许多同型物和类似物,如将7位氯以强吸电子基——硝基取代得到的硝西泮(硝基安定),其催眠作用比氯氮䓬弱,但用量小,并具有较好的抗癫痫作用。还有氯硝西泮(氯硝安定)等。在苯二氮䓬环1,2位上并合三唑环,增加了这类药物的代谢稳定性和生理活性,较一般该类药物作用强、用药剂量小,如艾司唑仑、阿普唑仑(甲基三唑安定:镇静作用为地西泮的25~30倍,催眠作用为地西泮的3.5~11.3倍,是一种令人注目的新品种)等,已成为有效的镇静、催眠、抗焦虑药。

4. 构效关系

(1) 1,4- 苯二氮䓬环为活性必需结构。

(2) 在1,4- 苯二氮䓬环上的7位引入吸电子原子或基团,活性增强,活性强弱的一般次序为 $NO_2 > CF_3 > Br > Cl$。

(3) 1,2位用杂环稠合,如并合三唑环,可提高该类药物的代谢稳定性;增加药物与受体的亲和力使生理活性增强。

(4) C_5 位苯环专属性很高,如被其他基团取代则活性降低;4,5 位双键被饱和及并合四氢噁唑环,镇静作用增强,可产生抗抑郁作用。

🔖 拓展提高

苯二氮䓬类药物的作用机制及代谢

苯二氮䓬类作用机制与体内 GABA 神经能递质有关,$GABA_A$ 的 α 亚基被认为是苯二氮䓬类的受体。苯二氮䓬类药物的体内代谢主要在肝进行。由于该类化合物结构相似,所以其代谢过程也基本相似。代谢途径主要有① $N-$ 去甲基;② C_3 的羟基化;③ 芳环的羟化;④ C_2 的氧化成羰基;⑤ 1,2 开环水解等。部分代谢物为活性成分,羟基代谢物与葡萄糖醛酸形成结合物由尿排出。

📒 相关链接

其他类型镇静催眠药

其他类型镇静催眠药见表 5-2。

表 5-2　其他类型镇静催眠药

类　　别	常用药物	主要作用特点及用途
哌啶二酮类	格鲁米特(Glutethimide,导眠能)	作用较好,不良反应较少
喹唑酮类	甲喹酮(Methaqualone,安眠酮)	安全性大,作用时间长
氨基甲酯类	甲丙氨酯(Meprobamate,眠尔通)	弱安定药,对神经官能症疗效较好
咪唑并吡啶类	唑吡坦(Zolpidem)	新型的 $GABA_A$ 激动剂,不良反应少

第二节　抗　癫　痫　药

抗癫痫药(antiepileptic drug)主要用于防止和控制癫痫的发作。一种理想的抗癫痫药应能完全抑制癫痫发作,毒性小、耐受性好,用药后起效快,持效长,不复发。目前使用的抗癫痫药不能完全满足上述要求。

一、抗癫痫药的类型

抗癫痫药按化学结构可分为巴比妥类、乙内酰脲类、噁唑烷酮类、氢化嘧啶二酮类、苯二氮䓬类、二苯二氮䓬类、丁二酰亚胺类、脂肪羧酸类和其他类(如苯基三嗪类、磺酰胺类等)。常用抗癫痫药的类型及主要用途见表 5-3。

表 5-3　常用抗癫痫药的类型及主要用途

结构类型	常用药物	主要用途
巴比妥类	苯巴比妥(Phenobarbital)	控制癫痫大发作及局限性发作
乙内酰脲类	苯妥英(Phenytoin)	控制癫痫大发作首选,对局限性和精神运动性发作有效
噁唑烷酮类	三甲双酮(Trimethadione)	对失神性小发作有效(对造血系统毒性较大,现已少用)
氢化嘧啶二酮类	扑米酮(Primidone)	控制癫痫大发作和局限发作,对精神运动性发作有效
苯二氮䓬类	地西泮(Diazepam)	用于控制各种癫痫,治疗癫痫持续状态的首选药物之一
二苯二氮䓬类	卡马西平(Carbamazepine)	控制癫痫大发作、复杂部分性发作和精神运动性发作
丁二酰亚胺类	乙琥胺(Ethosuximide)	控制癫痫小发作
脂肪羧酸类	丙戊酸钠(Sodium Valproate)	适用于控制癫痫大发作、肌阵挛发作和失神发作,对各型癫痫小发作的效果更好
苯基三嗪类	拉莫三嗪(Lamotrigine)	一种新型抗癫痫药,作为补充治疗药
磺酰胺类	舒噻美(Sultiame)	用于精神运动性发作,也与其他药物合用于癫痫大发作

　　我国民间验方白胡椒对癫痫有效,其有效成分为胡椒碱,对其结构研究发现了伊来西胺(又称抗痫灵)。伊来西胺对多种病因和类型的癫痫有效,对原发性大发作效果较好。

胡椒碱　　　　　　　　　伊来西胺

相关链接

癫痫类型与抗癫痫药应用

　　癫痫是一类慢性,反复性,突然发作性大脑功能失调。其特征为脑神经突发性异常高频率放电并向四周扩散。由于异常放电神经元所在部位(病灶)和扩散范围不同,临床表现亦不同,据此分为大发作、小发作、精神运动性发作、局限性发作和持续状态等类型。

　　抗癫痫药的应用:① 根据发作类型选择,如大发作常选用苯妥英钠、苯巴比妥;小发作首选乙琥胺;精神运动性发作宜选卡马西平;肌阵挛发作首选丙戊酸钠;持续状态首选地西泮。② 规范用药,小剂量开始,逐渐调整至控制发作为限;单一用药,无效时才考虑合用,一般不超过三种;有规律服药;不宜随便换药,确需更换时应防止诱发发作;坚持长期治疗;坚持逐渐减量、停药原则;用药时注意不良反应;患者应生活规律化,健康化;孕妇服药有潜在致畸可能,应加注意。

二、典型药物

苯妥英钠 Phenytoin Sodium

化学名为 5,5- 二苯基 -2,4- 咪唑烷二酮钠盐,又名大仑丁钠(Dilantin Sodium)。

本品为白色粉末,无臭,味苦,微有引湿性,可溶于水、乙醇,几乎不溶于乙醚。

本品水溶液放置空气中易吸收 CO_2 游离出苯妥英沉淀。又因本品分子结构中具有环状酰脲结构,易发生水解反应。

> **课堂活动** ▶▶▶
>
> 根据苯妥英钠的稳定性,分析影响苯妥英钠稳定性的因素有哪些,提高其制剂稳定性的预防措施是什么。

答案

本品水溶液与硝酸银试液反应,生成白色沉淀,但不溶于氨水;与吡啶 – 硫酸铜试液反应显蓝色(巴比妥类药物显紫色或蓝紫色)。

> **课堂活动** ▶▶▶
>
> 如何使用化学方法将苯妥英钠与苯巴比妥钠相区别?

答案

本品为治疗癫痫大发作的药物。对局限性和精神运动性发作也有一定的疗效,但对小发作无效,甚至可能诱导小发作。也可用于治疗三叉神经痛及洋地黄引起的心律失常。

🔧 拓展提高

苯妥英钠的代谢特点

苯妥英钠主要在肝内由肝微粒体酶代谢,有"饱和代谢动力学"的特点,即用量过大或短时反复用药,可使代谢酶饱和,代谢减慢,并易产生毒性反应。

卡马西平 Carbamazepine

化学名为 5H– 二苯并［b,f］氮杂䓬 –5– 甲酰胺，又名酰胺咪嗪。

本品为白色或白色结晶性粉末，具有多晶型。几乎无臭。在氯仿中易溶，在乙醇中略溶，在水或乙醚中几乎不溶。

本品在干燥状态及室温下较稳定。片剂在潮湿的环境中可生成二水合物，使片剂硬化，导致溶解和吸收变差，药效降为原来的 1/3。本品对光亦不稳定，长时间光照可能生成橙黄色聚合物，部分也可分解为二聚体和 10,11– 环氧化物，所以应避光密闭保存。

本品与硝酸共热，显橙红色。

本品为抗癫痫药，对精神运动性发作疗效较好，对大发作也有效，对局限性发作和小发作疗效差，对三叉神经痛及舌咽神经痛的治疗优于苯妥英钠。

丙戊酸钠 Sodium Valproate

$$H_3CH_2CH_2C$$
$$CH-COONa$$
$$H_3CH_2CH_2C$$

本品为 2– 丙戊酸钠，又名抗癫灵。

本品为白色结晶性粉末或颗粒，味微涩，有强吸湿性。本品在水中极易溶解，在甲醇或乙醇中易溶，在丙酮中几乎不溶。

本品显钠盐鉴别反应。

本品具有广谱抗癫痫作用，口服易吸收，对大发作效果不如苯巴比妥及苯妥英钠，但对上述两种药无效者，本品仍可有效。

丙戊酸钠
缓释片

第三节　抗精神失常药

精神失常是由多种原因引起的认识、情感、意志、行为等精神活动障碍的一类疾病。抗精神失常药（antipsychotic drug）是指用于治疗各种精神疾病的一类药物。抗精神失常药可分为抗精神病药、抗焦虑药、抗抑郁药和抗躁狂症药四类。本节主要介绍抗精神病药和抗抑郁药。

一、抗精神病药

抗精神病药又称为抗精神分裂症药，为强安定药，对其他精神失常也有一定的疗效。该类药物多为多巴胺（DA）受体阻断剂，通过对中枢神经系统的抑制，在不影响意识的条件下控制兴奋、躁动、焦虑不安,消除幻想,产生安定作用。抗精神病药根据化学结构分为吩噻嗪类、硫杂蒽类(噻吨类)、丁酰苯类、二苯氮䓬类和其他类(如二苯并环庚二烯类、苯酰胺类等)。

(一) 吩噻嗪类抗精神病药

1. 基本结构、构效关系与结构修饰

吩噻嗪类药物是一类重要的抗精神失常药,其基本结构为带有取代基的吩噻嗪环。早在 20 世纪 40 年代人类在研究吩噻嗪类抗组胺药异丙嗪(Promethazine)的构效关系时发现,吩噻嗪环与侧链氨基间的碳原子数增至 3 时,抗组胺作用减弱而安定作用增强;而在环上再引入氯原子,可能由于脂溶性增加,更易于透过血脑屏障,抗精神病作用增强,从而发现了氯丙嗪(Chlorpromazine),氯丙嗪的发现开辟了精神病化学治疗的新领域。但氯丙嗪的毒性和不良反应较多,为了寻找毒副作用小和疗效更好的新药,进行了构效关系研究和一系列结构修饰工作。

(1) 吩噻嗪环 2 位用其他吸电子基团取代。取代基一般按—CF_3>—Cl>—$COCH_3$>—H 顺序使药物抗精神病活性变化。如三氟丙嗪(Triflupromazine)活性为氯丙嗪的 4 倍,乙酰丙嗪(Acetylpromazine)的作用虽弱于氯丙嗪,但毒性较低。

	X	R
异丙嗪	—H	—$CH_2 CH(CH_3)N(CH_3)_2$
氯丙嗪	—Cl	—$CH_2 CH_2 CH_2 N(CH_3)_2$
乙酰丙嗪	—$COCH_3$	—$CH_2 CH_2 CH_2 N(CH_3)_2$
三氟丙嗪	—CF_3	—$CH_2 CH_2CH_2 N(CH_3)_2$

(2) 对吩噻嗪环 N^{10} 侧链的取代基进行改造。当 10 位 N 原子与侧链碱性氨基之间相隔 3 个直链碳原子时作用最强,即为吩噻嗪类的基本结构。侧链末端的碱性基团常为叔胺,可用其他碱性杂环代替二甲氨基,其中以哌嗪环的衍生物效果较好。如奋乃静(Perphenazine)、氟奋乃静(Fluphenazine)以及三氟拉嗪(Trifluoperazine)的生理活性是氯丙嗪的十几倍到几十倍,其中三氟拉嗪对精神分裂症紧张型和妄想型的疗效较好。

	X	R
奋乃静	—Cl	—CH_2CH_2OH
氟奋乃静	—CF_3	—CH_2CH_2OH
三氟拉嗪	—CF_3	—CH_3

(3) 运用前药原理,将侧链伯醇与长链脂肪酸成酯。因可延缓体内代谢,成为供肌内注射的长效药物。特别适用于服药不合作且需要长期治疗的患者,如氟奋乃静的庚酸酯(Fluphenazine Enanthate)可每隔 2~3 周注射一次,氟奋乃静的癸酸酯(Fluphenazine Decanoate)肌内注射 42~72 h 后起作用,一次注射可有效控制精神分裂症状达 4~6 周。

氟奋乃静庚酸酯　—COC$_6$H$_{13}$

氟奋乃静癸酸酯　—COC$_9$H$_{19}$

结构式：苯并噻嗪环，S，N，CF$_3$，CH$_2$CH$_2$CH$_2$—N（哌嗪）N—CH$_2$CH$_2$OR，R

2. 理化通性

（1）性状。白色或乳白色结晶性粉末，水中溶解度小。

（2）弱碱性。本类药物含有叔胺或含氮杂环，显弱碱性，可与盐酸等强酸成盐并溶于水。

课堂活动 ▶▶▶

吩噻嗪类药物的注射液，若与巴比妥类药物的钠盐注射液配伍使用会出现什么现象？如何避免？

（3）易氧化性。该类药物均具有吩噻嗪环，为良好的电子供体，易被氧化。水溶液在空气中即可氧化变质，渐变为红棕色，产物十分复杂，一般为醌型、亚砜化合物等有色物质，使其毒性增加。

相关链接

盐酸氯丙嗪注射液的氧化变质

盐酸氯丙嗪注射液易被氧化，在空气中放置，日光作用下短时间即可引起变质反应，渐变为红色或红棕色，且注射液 pH 降低。无论是口服或是注射给药，病人在日光强烈照射下会发生严重的光化毒反应，可能是吩噻嗪分解产生自由基所致。所以其注射液变色较深，酸度降低，则不能使用。

课堂活动 ▶▶▶

制备易氧化药物注射剂时，应注意哪些问题？

3. 典型药物

盐酸氯丙嗪 Chlorpromazine Hydrochloride

结构式：苯并噻嗪环，S，N，Cl，CH$_2$CH$_2$CH$_2$N(CH$_3$)$_2$ · HCl

化学名为 2- 氯 -N,N- 二甲基 -10H- 吩噻嗪 -10- 丙胺盐酸盐，又名冬眠灵、盐酸氯普马嗪。

本品为白色或乳白色结晶性粉末；有微臭，味极苦，有引湿性；极易溶于水，易溶于乙醇及氯仿,不溶于乙醚及苯。

　　本品水溶液显酸性,5% 水溶液的 pH 为 4~5,遇碱可生成游离氯丙嗪沉淀,故本品忌与碱性药物配伍使用。

　　本品结构中有吩噻嗪环,不稳定,易被氧化变色,使其毒性增加。其注射液中常加入对氢醌、连二亚硫酸钠、亚硫酸氢钠或维生素 C 等抗氧剂,安瓿中通氮气等惰性气体,遮光密封保存,均可阻止其变色。

　　本品用硝酸处理加热数分钟后,产生红色的颜色反应。另外,本品与三氯化铁或过氧化氢试液作用,显稳定的红色。

　　本品临床用于治疗精神分裂症和躁狂症,亦用于镇吐(对刺激前庭引起的呕吐无效),强化麻醉及人工冬眠等。

课堂活动 ▶▶▶

　　请分析病人使用氯丙嗪后的注意事项。

答案

奋乃静 Perphenazine

奋乃静又名过非那嗪。

本品几乎不溶于水,可溶于乙醇,易溶于氯仿和稀酸。

本品的稳定性同氯丙嗪。

本品溶于稀盐酸,加热到 80 ℃,再加过氧化氢数滴,显深红色,放置红色逐渐消失。

本品为中枢抑制药,用于治疗焦虑症、躁狂症、精神分裂症及恶心呕吐。

课堂活动 ▶▶▶

　　如何使用化学方法区别氯丙嗪与奋乃静?

答案

(二) 其他类型抗精神病药

　　其他类型抗精神病药见表 5-4。

表 5-4　其他类型抗精神病药

结构类型	药物名称	化学结构	主要作用特点与用途
丁酰苯类	氟哌啶醇 (Haloperidol)		长效,低毒,安全系数大,对各种类型精神分裂症均有效

续表

结构类型	药物名称	化学结构	主要作用特点与用途
硫杂蒽类 (噻吨类)	氯普噻吨(泰尔登, Chlorprothixene)		对精神分裂症和神经官能症均有效,毒性较小
二苯并氮䓬类	丙咪嗪(米帕明, Imipramine)		具有较强的抗抑郁作用,但显效较慢
二苯并环庚二烯类	阿米替林 (Amitriptyline)		适用于内因性精神抑郁症,不良反应较少
苯酰胺类	舒必利(Sulpiride)		没有明显镇静作用,适用于精神分裂症,也可用于镇吐,并有抗抑郁作用
苯氮䓬类 (第二代抗精神病药)	氯氮平(Clozapine)		非典型的抗精神病药,该药物的治疗不良反应明显少于经典抗精神病药,对多种类型精神分裂症均有效

二、抗抑郁药

　　抑郁症(depression)是以情绪异常低落为主要临床表现的精神疾病。患者言语动作减少、思维迟钝。与正常的情绪低落区别在于程度和性质上超过了正常变异的界限,常产生强烈的自责自罪,悲观厌世,甚至企图自杀,有自主神经或躯体性伴随症状。

　　(一) 抗抑郁药的类型

　　1. 三环类

　　它们与吩噻嗪类在化学结构上的主要区别是用—CH_2—CH_2—代替 S。该类药物阻断神经元对去甲肾上腺素和 5- 羟色胺(5-HT)的再摄取,从而延长这些神经递质的作用;也可减少某些神经递质受体的数量。常用药物有丙米嗪(Imipramine),氯米帕明(Clomipramine),阿米替林(Amitriptyline)等。

抑郁症——
一把隐形
的刀

| 丙米嗪 | 氯米帕明 | 阿米替林 |

2. 四环类

与三环类抗抑郁药不同,四环类抗抑郁药具有四环母核结构。其作用机制可能是通过增强去甲肾上腺素的释放而起效,也可抑制 5-HT 再摄取,并阻断 5-HT 的作用。常用药物有米安色林(Mianserin)。

米安色林

异丙烟肼

3. 单胺氧化酶抑制剂

20 世纪 50 年代初,研究抗结核病药物时偶然发现了单胺氧化酶抑制剂,为第一类抗抑郁药。经过进一步筛选研究,将其用于抗抑郁症的临床治疗。该类药物可避免神经递质,如去甲肾上腺素、多巴胺、5-HT 的破坏,并延长其作用。常用于对三环类药物耐药的病人。常用药物有异丙烟肼(Iproniazid)、托洛沙酮(Toloxatone)。

4. 5-HT 再摄取抑制剂

目前在发达国家对抑郁症的治疗该类药物为主。常用药物有氟西汀(Fluoxetine),氯伏沙明(Clovoxamine)。氟西汀为新一代的非三环类抗抑郁药,选择性强,安全性大,半衰期长达 70 h,是长效的口服抗抑郁药,能明显改善抑郁症状、焦虑和睡眠障碍。

托洛沙酮

氟西汀

氯伏沙明

(二) 典型药物

盐酸阿米替林 Amitriptyline Hydrochloride

化学名为 N,N- 二甲基 -3-(10,11- 二氢 -5H- 二苯[a,d]环庚三烯 -5- 亚基)-1- 丙胺盐酸盐。

本品为白色结晶或粉末,无臭,味苦而灼,随后有麻木感。熔点为 196~197 ℃,极易溶于水、乙醇、三氯甲烷,几乎不溶于乙醚。

本品的制备以二苯[a,d]环庚酮为原料,经 Grignard 反应,生成 5- 羟基 -5-(3- 二甲氨基丙基)二苯[a,d]环庚二烯,再经脱水反应即得。

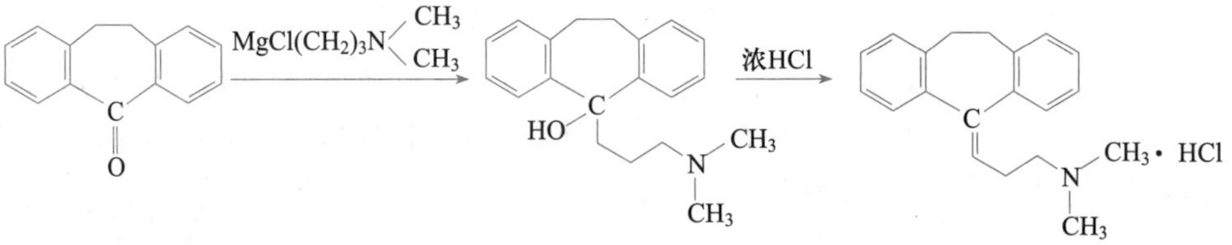

本品具有双苯并稠环共轭体系,同时侧链还有脂肪族叔氮结构。水溶液不稳定,对光线敏感,易被氧化分解,从而毒性增加。金属离子可催化该反应,常加入 0.1%EDTA–2Na,以增加溶液的稳定性。本品应避光密闭贮存。

本品为三环类抗抑郁药,其作用在于抑制 5– 羟色胺和去甲肾上腺素的再摄取,对 5– 羟色胺再摄取的抑制更强,镇静和抗胆碱作用亦较强;适用于内因性精神抑郁症,副作用较小。

本品主要在肝代谢,体内代谢的反应主要是去甲基、羟化及氮氧化,活性代谢产物为去甲替林(Nortriptyline),也可作为临床用药,治疗抑郁症。阿米替林代谢产物主要由肾排出,小部分由肠道排出,代谢很慢,停药后 3 周仍可从尿中检出。

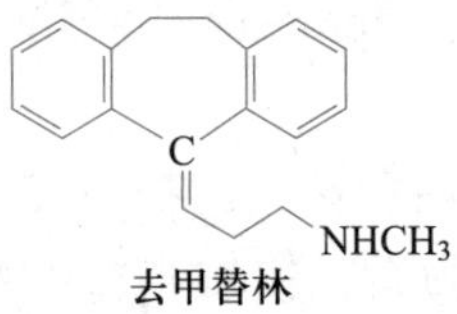

去甲替林

多塞平   Doxepin

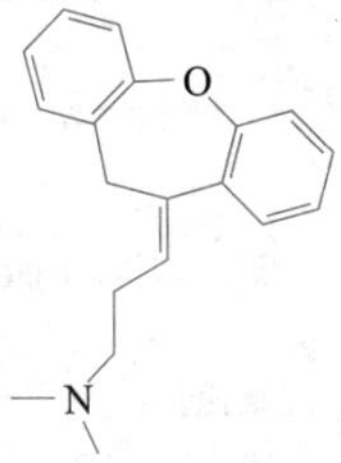

化学名为 N,N– 二甲基 –3– 二苯[b ,e]–噁 庚英 –11(6H)– 亚基丙胺,又名多虑平。

本品为白色粉末;味略甜,随后有麻痹感。与盐酸成盐后易溶于水,在乙醇或氯仿中溶解,在苯中不溶。

本品有紫外吸收,在酸性条件下于 $\lambda = 297$ nm 处有最大吸收。

本品盐酸盐显氯化物特性反应。

盐酸舍曲林 Sertraline Hydrochloride

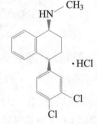

盐酸舍
曲林片

化学名为(1S,4S)–4–(3,4– 二氯苯基)–1,2,3,4– 四氢 –N– 甲基 –1– 萘胺盐酸盐。

本品为白色或类白色结晶性粉末；无臭。本品能溶于甲醇、乙醇，在水中几乎不溶。

本品为一线抗抑郁症药，属于选择性 5- 羟色胺重摄取抑制剂，主要通过抑制中枢神经系统神经元对 5- 羟色胺再摄取，使突触间隙中 5- 羟色胺浓度升高，增强中枢 5- 羟色胺能神经功能而达到抗抑郁的目的，对去甲肾上腺素和多巴胺仅有微弱影响，具有口服吸收好、抗抑郁作用强、作用时间长、不良反应少等优点，在临床上主要用于治疗抑郁症和强迫症，缓解临床相关症状，长期维持治疗可有效防止抑郁症和强迫症的复发。

🐟 拓展提高

抗焦虑药简介

焦虑症（Anxiety）又称为焦虑性神经症，是临床常见症之一，以广泛性焦虑症（慢性焦虑症）和发作性惊恐状态（急性焦虑症）为主要临床表现，常伴有头晕、胸闷、心悸、呼吸困难、口干、尿频、尿急、出汗、震颤和运动性不安等症状。

抗焦虑药是用来消除神经症的焦虑症状的一类药物，常以苯二氮䓬类为首选，如前面介绍过的氯氮䓬、地西泮、奥沙西泮、阿普唑仑等。由于疗效较好，使用安全，以及相对于其他药物来说不易发生相互作用等优点而被认为是优良的抗焦虑药。此外，氨甲酸酯类，如甲丙氨酯；二苯甲烷类，如定泰乐；以及其他药物如氯美扎酮、谷维素等也广泛用于焦虑症的治疗。除上述四类外，吩噻嗪类抗精神病药、三环类抗抑郁药、肾上腺素能 β 受体阻断剂、巴比妥类和其他镇静药等，有时临床也配伍使用。

重点提示

苯巴比妥（钠）的结构、理化性质，硫喷妥钠的显色反应、作用特点及巴比妥类的构效关系；苯二氮䓬类的基本结构、理化性质以及典型药物地西泮、奥沙西泮、艾司唑仑的结构、水解性、水解产物以及显色反应；抗癫痫药的类型，典型药物苯妥英钠、卡马西平的结构、理化性质；盐酸氯丙嗪的作用特点、奋乃静的稳定性；阿米替林、多塞平的结构、理化性质为本章的重点，也是近年来国家执业药师资格考试 / 全国卫生专业技术资格考试的重点。

本章电子
教案

本章小结 〉〉〉

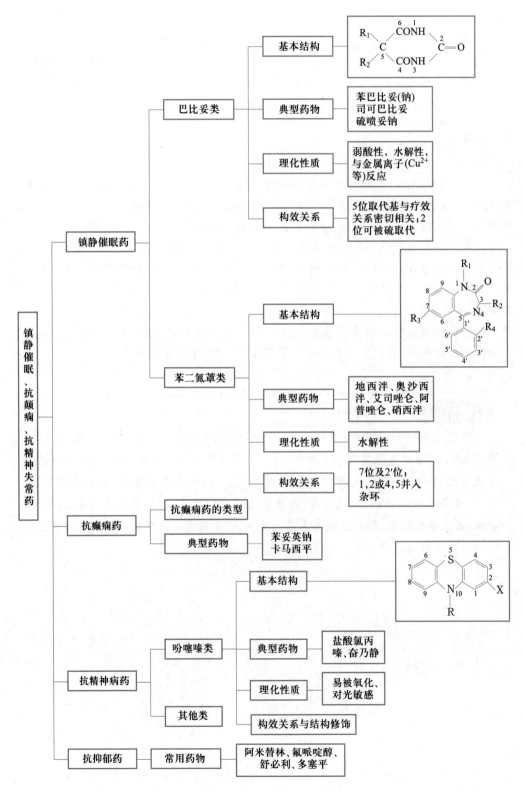

同步测试 ▶▶▶▶

在线测试

一、用化学方法区别下列各组药物

1. 苯巴比妥钠与苯妥英钠　　　　2. 地西泮与奥沙西泮

二、问答题

1. 根据苯二氮䓬类药物的结构,叙述其发生水解反应的主要方式和产物。

2. 常用镇静催眠药的结构类型有哪些?

3. 抗抑郁药的主要类型有哪些?

(龚　元)

实训项目四　苯妥英钠的合成

【实训目的】

- 了解二苯羟乙酸重排反应。
- 理解乙内酰脲类抗癫痫药物的合成方法。
- 掌握硝酸氧化、酰脲缩合反应、成盐反应、重结晶及抽滤等药物合成的简单操作。

【实训器材】

1. 仪器

搅拌器、电热套、升降台、温度计、球形冷凝管、三颈瓶、抽滤瓶及其他必要玻璃仪器。

2. 药品

安息香、硝酸、尿素、盐酸、氢氧化钠、乙醇、氯化钠。

【实训指导】

(一) 合成路线

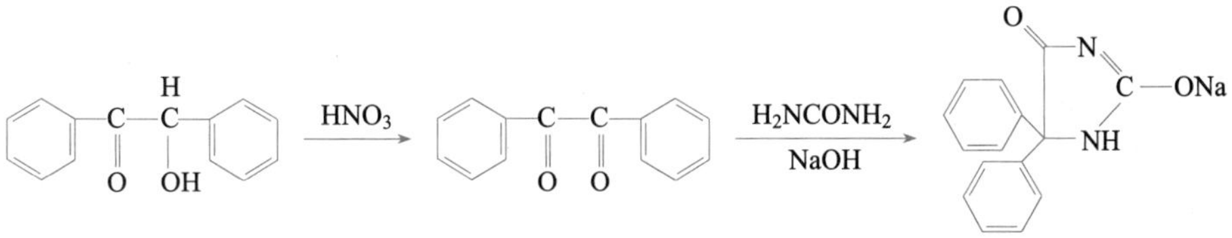

$$\underset{\substack{\text{OH}}}{\text{C}_6\text{H}_5\text{—CHOH—CO—C}_6\text{H}_5}\ \xrightarrow{\text{HNO}_3}\ \text{C}_6\text{H}_5\text{—CO—CO—C}_6\text{H}_5\ \xrightarrow[\text{NaOH}]{\text{H}_2\text{NCONH}_2}\ \text{苯妥英钠}$$

(二) 实训步骤

1. 联苯甲酰的制备

在装有搅拌器、温度计、球形冷凝管的 250 ml 三颈瓶中,加入沸石,投入安息香

6 g,稀硝酸[$V(HNO_3):V(H_2O) = 1.5:0.6$]15 ml,开动搅拌器,于油浴上加热逐渐升温至 110~120 ℃,反应 2 h(在冷凝管顶端装一导管,将反应中产生的氧化氮气体通入水中排出)。反应完毕,边搅拌边冷却,将反应液倾入 120 ml 水和 120 g 冰的混合物中,不断搅拌致使油状物变成黄色固体全部析出。抽滤,水洗至中性,压干,干燥得联苯甲酰粗品,测定熔点。

2. 苯妥英的制备

在装有搅拌器、温度计和球形冷凝管的三颈瓶中投入联苯甲酰 4 g,尿素 1.4 g,20% NaOH 12~15 ml,50% 乙醇 20 ml,开启搅拌器,油浴加热回流 0.5 h(内温 75~80 ℃)。反应完毕,将反应液倾入 120 ml 沸水中,加入活性炭,搅拌,煮沸 10 min,放冷抽滤,滤液用 10% 盐酸调 pH 至 6,放置析出结晶。抽滤,结晶用少量水洗,得苯妥英粗品,称量。

3. 苯妥英的成盐及精制

将上步制得的苯妥英粗品投入 150 ml 烧杯中,按粗品与水 1:4 的比例加入水。水浴温温至 40 ℃,加入 20% NaOH 至全溶,加活性炭少许,于搅拌下加热 5 min,趁热抽滤,滤液加氯化钠到饱和,放冷结晶析出。抽滤,少量冰水洗涤,抽干,干燥得苯妥英钠,测定熔点(299 ℃),计算收率。

4. 注意事项

(1) 硝酸为强氧化剂,使用时应避免与皮肤、衣服等接触,以防造成损伤。

(2) 在氧化过程中,硝酸被还原产生氧化氮气体,其具有一定的刺激性,需控制反应温度,以防反应激烈时,大量氧化氮气体溢出。

(3) 制备苯妥英的钠盐时,加入水量稍多则会使收率受到明显影响,要严格按比例加水。

(三) 思考题

1. 联苯甲酰制备过程中,反应温度为什么要逐渐升高?

2. 本实训过程中产品精制的原理是什么? 精制过程中加入氯化钠的目的是什么?

(龚　元)

实 训 报 告

专业_____ 班级_____ 学号_____ 姓名_____ 成绩_____

项目名称_____

实训目的_____

_____

_____

实训操作

操作图

操作流程（图示表示）

产率计算

产 物	投料量	产 量	产 率
联苯甲酰			
苯妥英			
苯妥英钠			

实训小结

_____

_____

_____

_____

_____

思考题

1.

2.

教师评语

_____

_____

_____

_____

_____

教师签字_____　　_____年_____月_____日

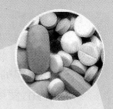

第六章

镇痛药

>>>> 学习目标

知识目标：

- 了解镇痛药的概念、分类，吗啡的来源，阿片受体及内源性镇痛物质。
- 理解吗啡的结构特点与结构修饰产生其半合成衍生物的关系，合成镇痛药的结构改造，镇痛药的构效关系。
- 掌握典型药物的化学结构、理化性质及作用特点，合成镇痛药的结构类型。

能力目标：

- 能写出盐酸哌替啶的结构式，能认识盐酸吗啡、盐酸纳洛酮、喷他佐辛、布托啡诺、盐酸美沙酮的结构式，写出其主要结构特点。
- 能应用典型药物的理化性质解决该类药物的制剂调配、鉴别、贮存保管及临床应用问题。

镇痛药（analgesic）是作用于中枢神经系统的阿片受体，对痛觉中枢产生选择性抑制作用，使疼痛减轻或消除的药物。在治疗剂量下，它不影响意识和其他感觉（如触觉、听觉、视觉等）。大部分该类药物若连续、反复使用有麻醉作用和成瘾性，故又称为麻醉性镇痛药（narcotic analgesic），并被联合国国际麻醉药品管理局列为管制药品，其镇痛效果和作用机制既不同于解热镇痛药，也有别于麻醉药。镇痛药按结构和来源分为吗啡及其半合成衍生物、合成镇痛药和内源性多肽类物质等三类，本章主要讨论前两类药物。

第一节　吗啡及其半合成衍生物

一、吗啡的来源、结构特点及结构修饰

（一）吗啡的来源

邹冈对吗啡研究的贡献

吗啡（Morphine）是存在于阿片（Opium）中的一种生物碱。1805 年德国药师 Sertürner 首次从阿片中提取得到吗啡，并仿希腊睡梦之神 Morpheus 而名之；1927 年 Gulland 等阐明吗啡的基本结构；1952 年 Gates 等全合成吗啡成功；1968 年其绝对构型被进一步证实。由于吗啡全合成成本太高，现一般仍从植物中提取获得。

不忘历史，轰开国门的不止有枪炮，还有鸦片

📖 **相关链接**

阿片简介

阿片的原生植物是罂粟。将罂粟未成熟带籽果实中白色浆汁干燥后，形成棕黑色膏状物即得阿片（俗称烟土），我国历史上称其为鸦片。阿片主要含吗啡、可待因、蒂巴因和罂粟碱等 20 多种生物碱，其中吗啡含量最高，一般占 9%~17%。阿片的生物活性大部分是由吗啡所致，阿片作为粉剂和酊剂（阿片酊、复方樟脑酊）已经被广泛使用了许多世纪。

（二）吗啡的结构特点

吗啡分子母核为部分氢化的菲核结构，是由 A、B、C、D、E 5 个环稠合组成的刚性分子。其中 B/C 环呈顺式、C/D 环呈反式、C/E 呈顺式；C_5、C_6、C_9、C_{13}、C_{14} 为手性碳原子，但只有 16 个光学异构体，天然提取的吗啡为左旋体；C_3 上有酚羟基、C_6 上连有醇羟基、C_7-C_8 之间是双键、C_4-C_5 之间有一个氧桥、N_{17} 上有一个甲基。吗啡的镇痛作用与其分子立体结构有密切关系，当构型或基团改变时将会导致镇痛活性和成瘾性变化，右旋吗啡无镇痛作用。

（三）吗啡的结构修饰

吗啡作为一种强效镇痛药，虽有优良的镇痛、镇咳、催眠等功效，但最大缺点是容易成瘾和抑制呼吸中枢等严重不良反应，加之结构复杂、全合成困难等，因此长期以来人

们一直在努力寻找结构简单、不成瘾和不良反应少的镇痛药,进行了大量的有关吗啡的结构修饰与改造工作,通过结构修饰,得到了吗啡的一些半合成衍生物。

1. 将吗啡 3 位酚羟基烷基化(形成醚键),镇痛活性和成瘾性均下降。产生了可待因(Codeine)、乙基吗啡等药物,其中可待因主要用作镇咳药(参见第十七章 呼吸系统药物)。

2. 将吗啡 6 位醇羟基烷基化或 3,6 位两个羟基分别进行乙酰化,则镇痛活性和成瘾性均增加。如此可得到异可待因、海洛因等,其中异可待因无药用价值,而海洛因则是早已被禁用的毒品。

3. 将吗啡 6 位羟基氧化成酮,7,8 位双键还原,14 位引入羟基得羟吗啡酮。镇痛活性和成瘾性均增加;将羟吗啡酮的 3 位酚羟基甲基化后得羟考酮,则镇痛活性下降,它们都曾用作镇痛药。

4. 将吗啡 17 位 *N*- 甲基变为 *N*- 烯丙基、*N*- 环丙甲基或 *N*- 环丁甲基时,镇痛活性和成瘾性均大大降低,并产生拮抗作用。如吗啡 17 位改为 *N*- 烯丙基得烯丙吗啡(又名纳洛啡,Nalorphine);将羟吗啡酮 17 位改为 *N*- 烯丙基或 *N*- 环丙甲基则得到药物纳洛酮或纳曲酮,它们的镇痛活性很弱,但拮抗作用较强,成为吗啡受体的拮抗剂,三者均为研究阿片受体的理想工具药,也是吗啡中毒的解救剂。

珍爱生命,
远离毒品

课堂活动 ▶▶▶

试归纳吗啡经过哪些结构修饰后可降低其成瘾性。

答案

🧠 拓展提高

蒂巴因的结构改造

将阿片中的另一种生物碱蒂巴因(Thebaine)C 环中引入桥乙烯基变为六环化合物得埃托啡(Etorphine),动物实验作用比吗啡强万倍,临床实验约为 200 倍,但不良反应多,仅作为研究阿片受体的工具药;将埃托啡的桥乙烯基还原得二氢埃托啡(Dihydroetorphine),其镇痛作用更强,但仍具有成瘾性。将二氢埃托啡氮上的甲基以烯丙基或环丙基取代时,可得到强效、成瘾性下降的镇痛药物。如丁丙诺啡(Buprenorphine,叔丁啡)镇痛作用为吗啡的 30 倍,成瘾性和不良反应都不明显,为吗啡受体的长效拮抗剂,是缓解晚期癌症痛或术后疼痛的理想药物,还能用作海洛因成瘾的戒毒药物。见表 6-1。

表 6-1 蒂巴因衍生物

结构通式	药物名称	取代基		
		R_1	R_2	X
(结构式)	埃托啡 Etorphine	—C_3H_7	—CH_3	----CH═CH----
	二氢埃托啡 Dihydroetorphine	—C_3H_7	—CH_3	----CH_2—CH_2----
	丁丙诺啡 Buprenorphine	—$C(CH_3)_3$	—CH_2◁	----CH_2—CH_2----

二、典型药物

盐酸吗啡 Morphine Hydrochloride

$\cdot HCl \cdot 3H_2O$

本品为白色、有丝光的针状结晶或结晶性粉末，无臭，味苦；在沸水中易溶，在水中能溶，在乙醇中略溶，在氯仿或乙醚中不溶。

吗啡具有酸碱两性，是因为其 3 位酚羟基显弱酸性，17 位叔氨基显弱碱性。其 17 位叔氮基团能与无机酸生成稳定的盐，临床常用其盐酸盐。

吗啡及其盐酸盐含有酚羟基，见光易氧化变色。其水溶液放置后，可自动氧化生成毒性较大的双吗啡（又称伪吗啡）、$N-$ 氧化吗啡和微量甲胺等。

实例分析　　盐酸吗啡注射液在配制、调剂和贮存时应采取哪些措施？

分析：盐酸吗啡分子中含有酚羟基，易氧化变色，其注射液在中性或碱性条件下、受日光（紫外线）照射或铁离子等金属离子因素的影响可加速氧化变质。故在配制其注射液时，应调 pH 至 3~5，安瓿中充氮气，加入焦亚硫酸钠或亚硫酸氢钠作为抗氧剂和EDTA-2Na 等作为稳定剂；贮存时应注意密闭、避光、阴凉处保存，并严格按照麻醉药品的保管原则进行保管；注射时不宜与碱性药物配伍使用。

本品在盐酸或磷酸等酸性溶液中加热可发生脱水及分子重排反应生成阿扑吗啡。

本品水溶液遇中性 $FeCl_3$ 试液呈蓝色，与甲醛、硫酸试液反应呈蓝紫色（Marquis反应）。

本品为阿片 μ 受体激动剂。具有镇痛、镇咳、镇静作用，但有便秘等不良反应。临床主要用于抑制剧烈疼痛或麻醉前给药。连续使用有成瘾性，并抑制呼吸，应严格按照国家有关法令进行管理。本品口服易吸收，存在肝脏的首过效应，生物利用度低，临床上常皮下注射给药。

相关链接

阿 扑 吗 啡

吗啡缓释片

阿扑吗啡（Apomorphine）具有邻二酚结构，可被稀硝酸氧化为邻二醌显红色；可被碱性碘溶液氧化，产物溶于乙醚显宝石红色，水层则显绿色。药典以此反应检查吗啡中的阿扑吗啡。阿扑吗啡为多巴胺受体激动剂，对呕吐中枢有较强兴奋作用，临床用作催吐剂，可用于误食毒物而不宜洗胃患者的催吐。

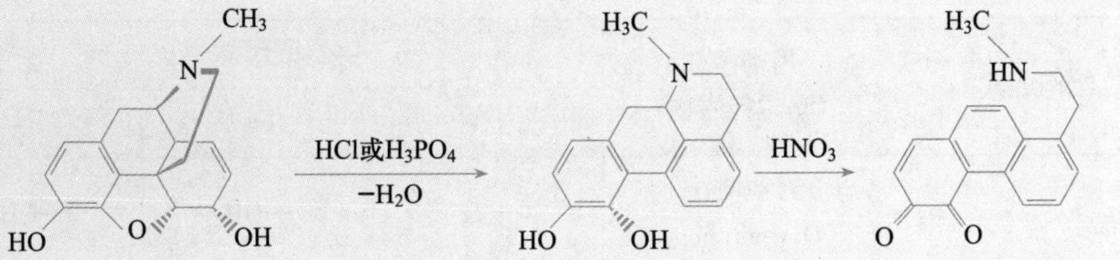

$$\xrightarrow[-H_2O]{HCl或H_3PO_4}$$

阿扑吗啡

$$\xrightarrow{HNO_3}$$

邻二醌化合物(红色)

盐酸纳洛酮 Naloxone Hydrochloride

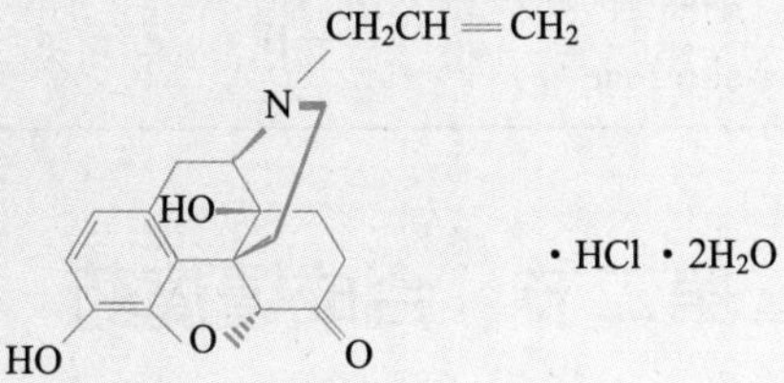

$$\cdot HCl \cdot 2H_2O$$

本品为白色结晶或类白色结晶性粉末,有吸湿性;在水、稀酸、强碱中溶解,在乙醇中微溶,在乙醚、氯仿中几乎不溶。其水溶液显酸性。因含酚羟基可与 $FeCl_3$ 试液反应显淡蓝紫色。

本品为阿片受体专一性拮抗剂,其拮抗阿片受体的作用强度顺序为 μ 受体 $>\kappa$ 受体 $>\delta$ 受体。是研究阿片受体的理想工具药,也是吗啡中毒的解毒剂。

课堂活动 ▶▶▶

纳洛酮是由吗啡经哪些结构改造后而表现出阿片受体拮抗作用的?除此之外,临床上还有哪些常用的阿片受体拮抗剂?吗啡中毒时可用哪些药物进行解毒?

答案

三、吗啡的其他半合成衍生物

吗啡的结构修饰比较复杂,产生的半合成衍生物也较多,除上述典型药物外,现择要介绍其他部分常用药物的结构特点(表6-2)。

表6-2 常用的吗啡其他半合成衍生物

结构通式	药物名称 (吗啡衍生物)	取代基		
		R_1	R_2	R_3
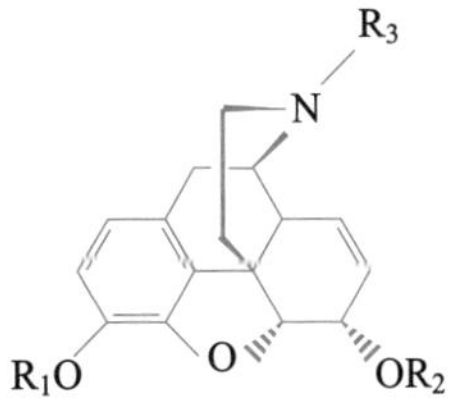	乙基吗啡 Ethylmorphine	$-C_2H_5$	$-H$	$-CH_3$
	烯丙吗啡 Nalorphine	$-H$	$-H$	$-CH_2CH=CH_2$

续表

结构通式	药物名称 (吗啡衍生物)	取代基		
		R₁	R₂	R₃
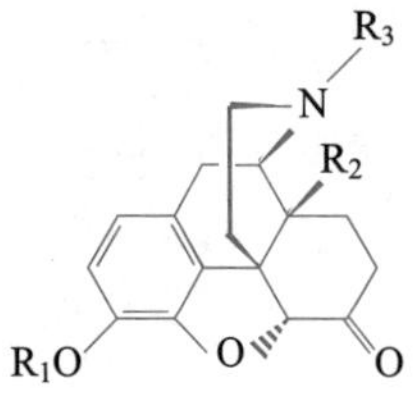	羟吗啡酮 Oxymorphone	—H	—OH	—CH₃
	羟考酮 Oxycodone	—CH₃	—OH	—CH₃
	纳曲酮 Naltrexone	—H	—OH	—CH₂—◁

第二节　合成镇痛药

一、合成镇痛药的结构类型及其典型药物

对吗啡骨架作适当改变,依次打开 E、C、B、D 环,简化其结构,产生了吗啡烃类、苯吗喃类、苯基哌啶类、氨基酮类及其他类等全合成镇痛药。

（一）吗啡烃类

将吗啡结构中的 E 环去除即得吗啡烃(又称吗啡喃)母核,其立体构型与吗啡相似,常用药物有布托啡诺(Butorphanol)等。

酒石酸布托啡诺 Butorphanol Tartrate

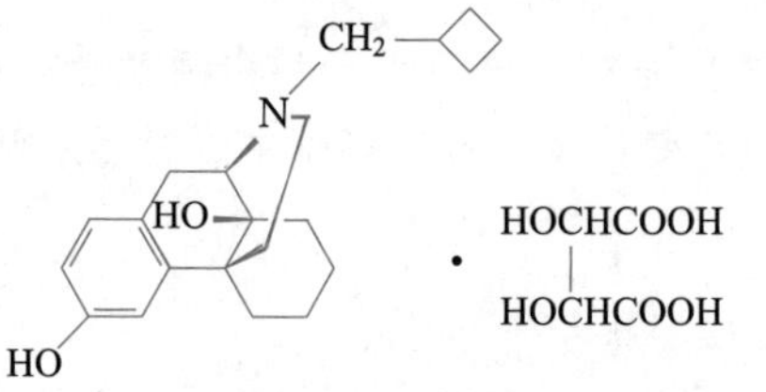

本品为白色粉末,易溶于水和稀酸;需密封、避光保存。

本品既是阿片 μ 受体拮抗剂,又是 κ 受体激动剂,有双重作用,称为部分激动剂或拮抗性镇痛药。主要用于中、重度疼痛止痛和辅助麻醉。成瘾性小,但长期使用也会产生依赖性。有首过效应,不能口服。

（二）苯吗喃类

将吗啡烃母核再去除 C 环(环己烯),并在断裂处残留小的烃基(甲基)得苯吗喃类衍生物,立体构型与吗啡相似,药理作用有一显著特点,即氮原子上甲基衍生物具有比吗啡更强镇痛作用的同时,大都具有拮抗性,属双重作用药。其典型药物喷他佐辛(Pentazocine)是用于临床的第一个非麻醉性镇痛药,成瘾性很小。

喷他佐辛 Pentazocine

又名镇痛新。

本品为白色或微褐色粉末，无臭，味微苦；在氯仿中易溶，乙醇和乙醚中可溶，苯和乙酸乙酯中微溶，水中不溶。分子中含有的叔氮原子可与酸成盐溶于水。

本品含有三个手性碳原子，具旋光性，左旋体的镇痛活性比右旋体强 20 倍，临床常用外消旋体。

本品含酚羟基，其稀硫酸液加 $FeCl_3$ 试液显黄色；含双键，其盐酸液能使高锰酸钾褪色。

本品为阿片 κ 受体强激动剂，但对 μ 受体有微弱拮抗作用，也称部分激动剂。镇痛作用为吗啡的 1/3；几乎无成瘾性，不良反应少，但应防止滥用。本品口服有首过效应，生物利用度为 20%~50%。口服制剂一般用其盐酸盐，皮下肌注或静脉滴注给药制剂常用其乳酸盐。

课堂活动　▶▶▶

喷他佐辛通常做成哪些剂型给药？口服给药效果好不好？为什么其皮下肌注和静脉滴注给药剂型常用乳酸盐而不是盐酸盐？

答案

（三）苯基哌啶类

此类药物可看作是吗啡分子只保留苯环和哌啶环（即 A 和 D 环）的类似物。常见典型药物有哌替啶（Pethidine）和芬太尼（Fentanyl）等。

盐酸哌替啶 Pethidine Hydrochloride

化学名为 1- 甲基 -4- 苯基 -4- 哌啶甲酸乙酯盐酸盐，又名度冷丁。

本品为白色细小的结晶性粉末，无臭；在水、乙醇中易溶，丙酮、乙酸乙酯中可溶，氯仿中略溶，在乙醚中几乎不溶。易吸潮，见光易变质，应密闭、避光保存。

本品虽含酯键，但因邻位苯基和哌啶基的空间位阻影响，使其不易水解。故其水溶液在 pH=4 时最稳定，短时间煮沸，不被破坏。

本品水溶液加碳酸钠试剂，即析出油滴状的哌替啶，干燥后凝成黄色或淡黄色固体。

本品遇甲醛、硫酸试液显橙红色;其乙醇溶液可与苦味酸试液产生黄色沉淀。

本品为阿片 μ 受体激动剂,镇痛作用为吗啡的 1/10,具有起效快、作用时间短、成瘾性较吗啡弱等特点,常用于创伤、术后及癌症晚期等各种剧痛的镇痛,并有解痉作用。本品口服有首过效应,应注射给药。

答案

课堂活动 ▶▶▶

　　根据盐酸哌替啶的化学结构分析其稳定性特点,并推测配制和贮存其注射剂时应分别采取哪些措施提高其稳定性?本品镇痛作用和不良反应与吗啡有什么不同?可否长期使用?

🔖 相关链接

苯基哌啶类镇痛药的发展

1. 哌替啶是 1939 年寻找阿托品类似物时开发的第一个合成镇痛药。这一开发对合成镇痛药的研究起了很大的促进作用。改变其氮原子上甲基得到匹米诺定(去痛定)等镇痛药。

2. 以生物电子等排体—OCO—代替哌替啶结构中的—COO—,再在哌啶环 3 位引入甲基,得到了 α- 安那度尔(阿法罗定)及其立体异构体 β- 安那度尔(倍他罗定),作用均强于吗啡,但两者都有神经毒性,现已被停用。

3. 对哌替啶进一步改造得到 4- 苯氨基哌啶类,如芬太尼、舒芬太尼等,为强效镇痛药,起效快、维持时间短,临床一般用于手术的麻醉或辅助麻醉。见表 6-3。

表 6-3　部分常见苯基哌啶类合成镇痛药

结构通式	药物名称 (苯基哌啶类)	取代基		
		R_1	R_2	R_3
	匹米诺定 Piminodine	—$COOC_2H_5$	—H	—$(CH_2)_3NHC_6H_5$
	α- 安那度尔 α-Annaduér	—$OCOC_2H_5$	----CH_3	—CH_3
	β- 安那度尔 β-Annaduér	—$OCOC_2H_5$	—CH_3	—CH_3
	舒芬太尼 Sufentanil	—CH_2OCH_3	—H	—CH_2CH_2

枸橼酸芬太尼 Fentanyl Citrate

本品为白色结晶性粉末,在热异丙醇中易溶,水和甲醇中可溶,氯仿和乙醚中微溶。

本品为强效阿片 μ 受体纯激动剂。具有高效、高亲脂性和持效时间短,镇痛剂量对呼吸抑制作用轻、成瘾性较弱等特点,常用于外科手术前后镇痛或辅助麻醉;也可做成经皮给药制剂用于癌症剧痛的止痛。

(四)氨基酮类

本类药物可看成是在苯基哌啶类的基础上,将哌啶环(D环)打开的类似物,也称双苯基丙胺类。临床使用的药物有美沙酮、右丙氧芬(Dextropropoxyphene)和右吗拉胺等。

右丙氧芬

盐酸美沙酮 Methadone Hydrochloride

本品为无色结晶或白色结晶性粉末,无臭,味苦;在水、乙醇和氯仿中易溶,不溶于乙醚。其 1% 的水溶液呈酸性,pH 为 4.5~6.5。本品旋光度会随 pH 改变而降低。

本品有一手性碳原子,具旋光性,左旋体的镇痛作用比右旋体强 20 倍。药用品为外消旋体。

本品水溶液见光分解,变成棕色,此时其水溶液 pH 也随之变化。

本品游离碱的有机溶液在 30 ℃贮存时,形成美沙酮的 $N-$ 氧化物。

本品水溶液遇常见生物碱试剂,能生成沉淀,如与苦味酸产生沉淀;与甲基橙试液作用,生成黄色复盐沉淀;加入氢氧化钠试液呈碱性,析出游离碱,熔点为 76 ℃。

本品为阿片 μ 受体激动剂。镇痛作用较强,并有显著镇咳作用;临床常用于创伤、癌症剧痛和手术后止痛。还可用于戒毒治疗(脱瘾疗法),但长期使用也有成瘾性。

拓展提高

美沙酮的药效构象

美沙酮属高度柔性开链化合物,因羰基易极化使碳原子带部分正电荷,与氨基氮原子上孤对电子有一定亲和力,可相互吸引并通过非共价键结合形成环状,故与苯基哌啶类有相似构象,呈现较强的镇痛作用。

课堂活动 ▶▶▶

试归纳镇痛药的上述典型药物分别属于哪类阿片受体激动剂或拮抗剂?

二、其他合成镇痛药

合成镇痛药除上面讨论的 4 种结构类型的典型药物以外,临床上还有许多常用的其他结构的药物,如曲马多(Tramadol)、布桂嗪(Bucinperazine)等。

曲马多　　　　　　　　　布桂嗪(又名强痛定)

实例分析　　　　　　　　　选择哪一种镇痛药最好?

有一严重车祸患者已连续应用吗啡镇痛数日,因担心继续使用会导致药物的依赖性,医生拟更换镇痛药。若向你咨询,请你在哌替啶、美沙酮和喷他佐辛中选一个最佳的药物,并加以分析。

分析:哌替啶和美沙酮与吗啡相同,都是 μ 受体激动剂,有一定的成瘾性;其中美沙酮主要用于戒毒治疗。喷他佐辛是阿片 κ 受体强激动剂,是非麻醉性镇痛药,几乎无成瘾性,不良反应少,所以建议更换为喷他佐辛最好。

第三节　镇痛药的构效关系

总结天然镇痛药及合成镇痛药的结构特点,并进行镇痛药的构效关系研究表明,吗啡及其半合成衍生物和各类全合成镇痛药虽然结构复杂多样,却具有类似的药理作用。主要原因是吗啡及其衍生物具有共同的药效构象,通过与体内有三维立体结构的阿片受体的结合与相互作用产生镇痛活性;并依此出现了所谓"三点论"的阿片受体学说。该学说提出了镇痛药的共同药效模型(构效关系)及阿片受体模型(图 6-1),具体概括为以下 3 点。

1. 分子中具有一个平坦的芳环结构,与受体的平坦区通过范德华力相互作用。

2. 都有一个碱性中心，并能在生理 pH 下部分电离成阳离子，以便与受体表面的阴离子部位相结合。

3. 分子中的苯环以直立键与哌啶环连接，使得碱性中心和苯环几乎处于同一平面上，以便与受体结合；哌啶环的亚乙基突出于平面之前，与受体上一个方向适合的凹槽相适应。

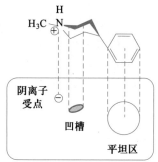

图 6-1　镇痛药与阿片受体作用的三点模型

上述三点结合的阿片受体学说在一定程度上促进了镇痛药的研究与发展，但不能解释高效镇痛药如埃托啡的作用机制，也不能反映激动剂和拮抗剂的本质区别。随着阿片多重受体理论的提出以及内源性镇痛物质的发现，人们对镇痛药的构效关系研究也在不断深入和完善，又提出了"四点论"，即认为在阿片 μ 受体上还存在另一个被芳基识别的平坦部位。这种学说初步解释了埃托啡比吗啡作用强的原因。另外研究表明，吗啡类镇痛药的活性还与药物分子立体构型有关，大部分药物都是左旋体镇痛活性高于右旋体。

相关链接

阿片受体的类型与相应激动剂的作用特点

经研究证实，阿片受体至少存在 μ、κ、δ 三种不同类型。其中 μ 受体激动剂镇痛活性最强，成瘾性也最强；δ 受体激动剂成瘾性最小，镇痛作用也不明显；κ 受体激动剂镇痛活性介于前两者之间，激活 κ 受体后有一定的致焦虑作用。在构效关系研究中，人们对 μ 受体作用机制研究最多，对 κ 受体模型的研究尚有待进一步检验，而对 δ 受体的研究还很少。

拓展提高

内源性镇痛物质

现已发现人体内 20 余种具有多肽结构的内源性镇痛物质，统称为阿片肽。研究显示所有阿片肽的空间构型与吗啡相似，且第一个氨基酸都是酪氨酸，它是阿片肽活性的必需结构，也是与受体结合的重要组成部分。其中含有的脑啡肽包括亮氨酸脑啡肽（LE）和甲硫氨酸脑啡肽（ME）两种天然的 5 肽，是 δ 受体的内源性配体；β- 内啡肽为 31 肽，对 μ 和 κ 受体均有较强的结合力；强啡肽为 17 肽，是 κ 受体的内源性配体；内吗啡肽为 4 肽，是 μ 受体的内源性配体。

阿片肽的发现和研究对了解脑功能和镇痛神经系统有重大意义，推动了阿片受体分型的研究，也为镇痛药的构效关系研究奠定了物质基础，进而为开发新型、高效、非成瘾性的多肽类镇痛药提供了理论基础和研究方向。

本章电子
教案

重点提示

　　吗啡、哌替啶、美沙酮的结构特点、理化性质、作用特点，芬太尼、纳洛酮、喷他佐辛、布托啡诺的结构、作用特点等为本章的学习重点，也是近年来国家执业药师资格考试/全国卫生专业技术资格考试的重点。

本章小结 ⟫⟫⟫

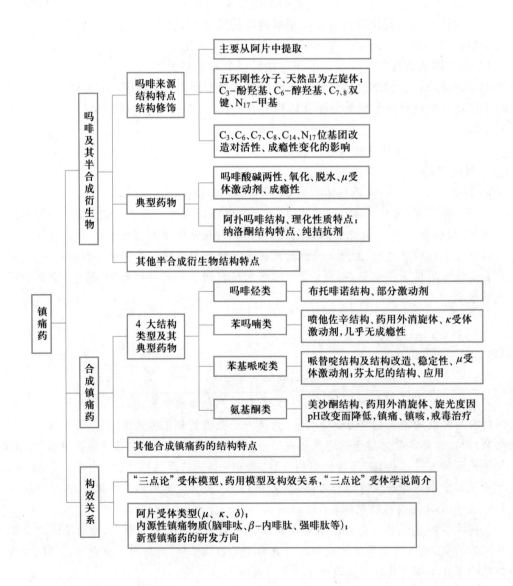

同步测试 〉〉〉〉

在线测试

一、用化学方法区别下列各组药物

1. 吗啡和可待因　　　2. 吗啡和阿扑吗啡　　　3. 哌替啶和喷他佐辛

二、问答题

1. 如何对盐酸吗啡注射液进行合理的配制和保管？为什么？

2. 对吗啡进行哪些方面的结构修饰或结构改造，可以得到成瘾性较低的镇痛药？

3. 请用"三点论"受体学说阐述镇痛药的构效关系。

（陈小林）

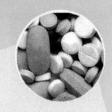

第七章
中枢兴奋药

>>>> 学习目标

知识目标：

- 了解治疗老年性痴呆的药物及抗帕金森病药。
- 理解中枢兴奋药的类型。
- 掌握中枢兴奋药典型药物的结构特点与理化性质的关系。

能力目标：

- 能认识咖啡因、尼可刹米、洛贝林、盐酸甲氯芬酯、吡拉西坦的结构式，能写出其主要结构特点。
- 能应用典型药物的理化性质解决该类药物的制剂调配、鉴别、贮存保管及临床应用问题。

中枢兴奋药(central stimulants)是能够提高中枢神经系统功能活动的药物,它们对呼吸中枢有较明显的选择性作用,临床多用于呼吸衰竭的抢救。促进大脑功能恢复的药物,又称为促智药(nootropics drug),连同老年性痴呆治疗药物(seniledementia drug),直接作用于大脑皮层,具有激活、保护和修复神经细胞的作用。

第一节　中枢兴奋药的类型

中枢兴奋药按化学结构可分为黄嘌呤类、酰胺类和其他类。

一、黄嘌呤类及常用药物

该类药物主要有咖啡因(Caffeine)、茶碱(Theophylline)、可可碱(Theobromine)等,均为黄嘌呤的 $N-$ 甲基衍生物,有着相似的药理作用;可兴奋中枢神经系统,兴奋心脏,松弛平滑肌和利尿,但作用强度不同。其中中枢兴奋作用强度顺序为咖啡因 > 茶碱 > 可可碱;而兴奋心脏、松弛平滑肌及利尿作用强度顺序为茶碱 > 可可碱 > 咖啡因。临床常用茶碱与乙二胺形成的盐,称为氨茶碱(Aminophylline)。

	R_1	R_2	R_3	
	—CH_3	—CH_3	—CH_3	咖啡因
	—CH_3	—CH_3	—H	茶碱
	—H	—CH_3	—CH_3	可可碱

黄嘌呤类化合物的化学结构和酸碱性的关系

实例分析

分析:黄嘌呤母核上的氮原子由于受到羰基及其他氮原子吸电子效应的影响,电子云密度降低,如有氢原子则易解离而显酸性。氮原子上的氢原子分别被甲基取代而导致产生的衍生物之间的酸碱性不同。茶碱和可可碱均为 2 个甲基的取代物,仍可与氢氧化钠或硝酸银分别生成钠盐或银盐,而咖啡因为 3 个甲基取代,不显酸性,无上述反应。

二、酰胺类及其衍生物

(一) 酰胺类

苯环或杂环上有 $N-$ 二乙酰胺的化合物往往具有中枢兴奋作用。如尼可刹米是吡啶酰胺的衍生物,为中枢兴奋药。匹莫林(Pemoline)为一种新型较温和的中枢兴奋药,药效维持时间长,每天给药一次,可用于治疗儿童多动症。

(二) 吡乙酰胺类

吡乙酰胺类是一类新型的促智药,为脑代谢激活剂;连同乙酰胆碱酯酶抑制剂,均可用于治疗老年性痴呆,目前发展很快。主要有吡拉西坦、奥拉西坦、茴拉西坦和普拉西坦等,见表7-1。

三、其他类

主要有美解眠类、苯氧乙酸酯类、生物碱类、哌啶类和色酮类等。常用的药物见表7-2。

表 7-1　吡乙酰胺类药物

结构通式	取代基			药物名称	主要作用特点和用途
	R_1	R_2	R_3		
	—H	—H	—CH$_2$CONH$_2$	吡拉西坦（脑复康）Piracetam	一种新型促思维记忆药，用于治疗记忆和思维减退、阿尔茨海默病、儿童智力低下
	—OH	—H	—CH$_2$CONH$_2$	奥拉西坦（脑复智）Oxiracetam	促进脑代谢，改善记忆，加强思维效果比吡拉西坦好，毒性小
	—H	—H	—OC—⟨苯环⟩—OCH$_3$	茴拉西坦 Aniracetam	对健忘症、记忆减退、老年性痴呆有效，作用强，起效快，毒性小
	—H	—H	—CH$_2$CO（CH$_2$）$_2$N（C$_3$H$_7$）$_2$	普拉西坦 Pramiracetam	改善记忆，提高大脑机敏度

表 7-2　其他常用的中枢兴奋药

类型	常用药物名称	主要作用特点及用途
美解眠类	贝美格（Bemegride）	兴奋延髓呼吸中枢，作用迅速，毒性较低，用于安眠药中毒解救
美解眠类	多沙普仑（Doxapram）	对呼吸中枢有特异性兴奋作用，毒副作用较小，安全范围大
生物碱类	山梗菜碱（洛贝林，Lobeline）	兴奋呼吸中枢但作用短暂，仅几分钟，常用于治疗新生儿窒息
生物碱类	一叶萩碱（Securinine）	对脊髓有高度的选择性兴奋作用，毒性较低，用于治疗面神经麻痹、小儿麻痹后遗症等
哌啶类	二甲弗林（回苏灵，Dimefline）	对呼吸中枢兴奋作用较其他药强，用于治疗呼吸抑制
色酮类	哌甲酯（利他林，Methylphenidate）	较温和中枢兴奋药，用于治疗轻微脑功能失调

📦 相关链接

使用中枢兴奋药的注意事项

　　使用中枢兴奋药时，必须细心观察病人用药后的反应，注意控制用药量。因为中枢兴奋药作用部位的选择性和作用强度与用药量有关，用药量过大时，会使中枢神经系统过度兴奋而引起惊厥，甚至由惊厥转为抑制，这种抑制不能再被中枢兴奋药所解除，可危及生命。为防止用药过量引起中毒，一般应交替使用几种中枢兴奋药，严格控制剂量及用药间隔时间。

拓展提高

抗帕金森病药

　　帕金森病（parkinson disease,PD），又称为震颤麻痹，是中枢神经椎体外系功能障碍的慢性进行性疾病，表现为患者身体失去柔软性，变得僵硬，运动迟缓。它是一种渐进性的不可逆转的神经系统变性脑疾，常见于中老年，易出现沮丧、情绪低落等精神症状。该病目前临床上无法彻底治愈，需要长期用药控制。临床应用的抗胆碱药物曾是最有效的治疗帕金森病药物，由于外周抗胆碱药物引起的不良反应大，因此研究开发了中枢性抗胆碱药物，如苯海索（Benzhexol）。金刚烷胺（Amantadine）原为抗病毒药，由于其笼式结构增加了脂溶性，容易透过血脑屏障，进入中枢神经系统而发挥治疗帕金森病的作用。目前常用的药物还有普拉克索，恩他卡朋，多巴丝肼等。

拓展提高

治疗老年性痴呆症药

　　老年性痴呆症是发生在老年 50 岁以后的原发性退行性脑病，是一种在没有意识障碍的状态下，记忆、思维、分析判断、视空间辨认、情绪等方面发生的障碍，以智力及记忆功能衰退为特征。临床可分为 3 种类型：阿氏痴呆症（阿尔茨海默病，Alzheimer's disease,AD）、血管性痴呆症及其他类型的痴呆症。

　　目前还没有根治老年性痴呆症的方法，主要通过药物控制病情的发展和改善脑功能。常用药物有① 脑代谢激活剂：可以促进大脑功能恢复，如茴拉西坦（Aniracetam）、甲氯芬酯（Meclofenoxate）；② 胆碱酯酶抑制剂：目前在治疗和减轻阿尔茨海默病某些症状的不同方法中，抑制胆碱酯酶是最成功的，如盐酸多奈哌齐（Donepezil Hydrochloride）、他克林（Tacrine）；③ 淀粉样 β 蛋白药物：作用于神经传递系统的细胞保护剂，如 β 分泌酶、γ 分泌酶抑制剂等。

第二节　中枢兴奋药典型药物

关爱老年人，
防治痴呆症

咖啡因 Caffeine

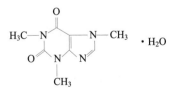

化学名为 1,3,7- 三甲基 -3,7- 二氢 -1H- 嘌呤 -2,6- 二酮一水合物。

　　本品为白色或带极微黄绿色、有丝光的针状结晶，无臭，味苦，置干燥空气中有风化性。受热时易升华而不分解，可作为精制的依据。易溶于 80℃ 以上的热水，略溶于冷水和乙醇，极微溶于乙醚。

本品的碱性极弱,与强酸如盐酸、氢溴酸不能形成稳定的盐,极易水解。

本品在水中的溶解度可因加入有机酸或其碱金属盐而增加,可能是由于在分子间形成氢键,使在水中溶解度增大,常用其制成注射剂。如临床常用的咖啡因复盐注射剂——安钠咖,即苯甲酸钠咖啡因,是咖啡因与苯甲酸钠所生成的复盐。

本品分子中具有酰脲结构,碱性下遇热易水解而失活。

本品具有黄嘌呤生物碱共有的反应——紫脲酸铵反应。即本品与盐酸、氯酸钾在水浴上加热蒸干,残渣遇氨气生成紫色的四甲基紫脲酸铵。本品的饱和水溶液遇碘试液不发生沉淀,加稀盐酸则产生红棕色沉淀,加过量氢氧化钠试液时,沉淀又复溶解。

本品可兴奋大脑皮层,临床用于中枢性呼吸衰竭、循环衰竭以及麻醉药、催眠药等中毒引起的中枢抑制;此外还有较弱的兴奋心脏和利尿作用。

📔 相关链接

麦角胺咖啡因

为酒石酸麦角胺与咖啡因配伍的片剂,或内层含酒石酸麦角胺、外层含咖啡因的双层片。主要用于偏头痛急性发作时的治疗,也可用于血管扩张性头痛及组胺引起的头痛。本品列为国家第二类精神药品管理的药品。

尼可刹米 Nikethamide

本品为无色或淡黄色澄明油状液体。有引湿性,可与水、乙醇、乙醚、氯仿以任意比例混合。

本品分子中的酰胺结构虽可被水解,但在一般条件下稳定,其水溶液经高压消毒或存放一年,均无明显变化。与碱共热可水解,有二乙胺臭气;与钠石灰共热可脱羧,有吡啶臭。

本品与生物碱不同,即遇碘、碘化汞钾或三硝基苯酚试液均不产生沉淀;而与碱性碘化汞钾作用生成沉淀。

本品可兴奋延髓呼吸中枢,用于中枢性呼吸及循环衰竭、麻醉药及其他中枢抑制药中毒的解救。安全范围大,不良反应较少,作用短暂。

实例分析 下列处方是否合理?

有位患者系支气管哮喘,伴轻度呼吸循环衰竭,医生开具了下列处方。

0.25% 氨茶碱注射液	10 ml	
尼可刹米注射液	0.75 g	静脉滴注
5% 葡萄糖注射液	250 ml	

分析:不合理,氨茶碱注射液呈碱性,尼可刹米结构中含有酰胺键,两者混合,尼

可刹米可水解为烟酸及乙二胺，使注射液呈现混浊，两药不宜置于同一容器中作静脉滴注。

盐酸洛贝林 LobeLine hydrochloride

O
OH
N
CH3
· HCl

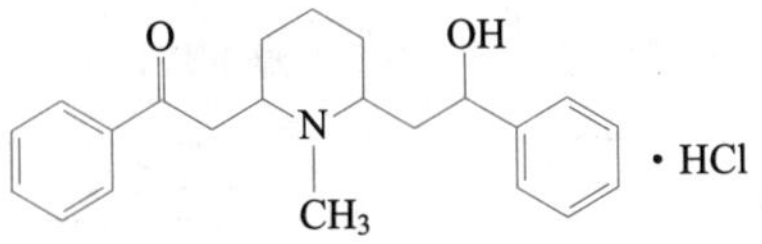

洛贝林又名山梗菜碱，是由北美的山梗菜科植物山梗菜中提取的一种左旋生物碱，临床用其盐酸盐。

盐酸洛贝林适用于各种原因引起的呼吸抑制和呼吸衰竭，主要用于新生儿窒息、一氧化碳中毒及中枢抑制药中毒的解救。

吡拉西坦 Piracetam

N
O
CH2CONH2

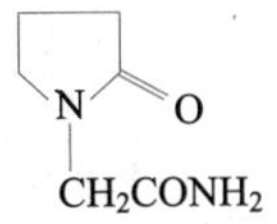

吡拉西坦又名脑复康，吡乙酰胺。

本品口服吸收迅速，可透过血脑屏障及胎盘；具有能够激活、保护神经细胞及改善大脑功能的作用，用于治疗脑外伤、一氧化碳和中枢抑制药中毒、阿尔茨海默病和儿童智力低下等。

实例分析

根据盐酸甲氯芬酯的结构，分析该药的稳定性和鉴别方法。

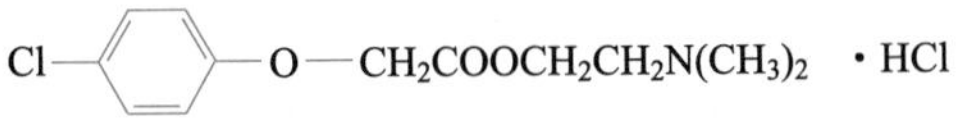

Cl
O — CH2COOCH2CH2N(CH3)2
· HCl

分析：盐酸甲氯芬酯（Meclofenoxate Hydrochloride）又名盐酸氯酯醒、遗尿丁。因结构中含有酯键，水溶液不稳定，易水解；随 pH 增高，水解速率加快。由于本品为酯类化合物，可应用与盐酸羟胺反应生成异羟肟酸，再加入三氯化铁试液呈紫堇色的方法进行鉴别。

重点提示

咖啡因、尼可刹米、盐酸洛贝林、盐酸甲氯芬酯的结构、稳定性及作用特点，为本章的学习重点。

本章电子教案

本章小结 》》》

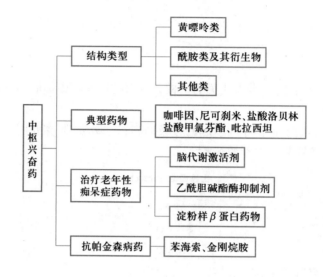

同步测试 》》》

在线测试

一、用化学方法区别下组药物

尼可刹米和咖啡因

二、问答题

如何将咖啡因做成注射剂?

（殷 红）

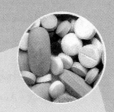

第八章
拟胆碱药和抗胆碱药

>>>> 学习目标

知识目标：

- 了解胆碱受体的类型，拟胆碱药的分类和作用，N_2胆碱受体拮抗剂的作用。
- 理解拟胆碱药典型药物的结构特点与理化性质的关系，颠茄生物碱类抗胆碱药的构效关系。
- 掌握抗胆碱药的类型，典型药物的化学结构、理化性质及作用特点。

能力目标：

- 能认识拟胆碱药和抗胆碱药典型药物的化学结构，能写出硫酸阿托品、氢溴酸山莨菪碱、氢溴酸东莨菪碱、溴丙胺太林、盐酸苯海索的主要结构特点。
- 能应用抗胆碱药典型药物的理化性质解决该类药物的制剂调配、鉴别、贮存保管及临床应用问题。

胆碱能神经属于传出神经的一部分,胆碱能神经兴奋时,其末梢释放神经递质乙酰胆碱(Acetylcholine,Ach),它与胆碱受体结合,产生一系列生理效应。因此作用于胆碱能神经系统的药物,包括拟胆碱药和抗胆碱药,都是作用于胆碱受体或乙酰胆碱酯酶两个环节之一,具有增强或减弱乙酰胆碱的作用。

第一节　拟胆碱药

拟胆碱药(cholinergic drugs)是一类作用与乙酰胆碱相似的药物,根据作用机制可分为直接作用于胆碱受体的胆碱受体激动剂和作用于乙酰胆碱酯酶的抗胆碱酯酶药及胆碱酯酶复活剂。

📘 相关链接

胆碱能受体的类型与生理效应

胆碱能受体分为毒蕈碱(Muscarine)型受体(简称 M 受体)和烟碱(Nicotine)型受体(简称 N 受体)两大类。M 受体兴奋时,出现心脏抑制、血管扩张、(胃肠道、支气管)平滑肌收缩、瞳孔缩小和汗腺分泌等。N 受体又分为 N_1 和 N_2 受体,N_1 受体兴奋时,自主神经节兴奋,肾上腺释放肾上腺素;N_2 受体兴奋时,骨骼肌收缩。当中枢神经系统的 M 受体和 N 受体与乙酰胆碱结合而兴奋时,则出现兴奋、不安、震颤,甚至惊厥。

一、胆碱受体激动剂
(一)简介及类型

胆碱受体激动剂分为 M 胆碱受体激动剂和 N 胆碱受体激动剂,是模拟乙酰胆碱与胆碱能受体结合而产生生理活性,是基于对乙酰胆碱的结构改造发现的。因为乙酰胆碱对所有的胆碱能受体部位无选择性,导致产生广泛的不良反应,且性质不稳定,在体内极易水解而失活,无临床实用价值,不能成为治疗药物。

$$H_3C-\overset{CH_3}{\underset{CH_3}{N^+}}-CH_2-CH_2-O-\overset{O}{\overset{\|}{C}}-CH_3$$

乙酰胆碱

📘 相关链接

乙酰胆碱的结构修饰

通过对乙酰胆碱分子结构中季铵基部分、乙酰基部分及连接季铵和酯基的中间亚乙基键进行结构修饰,发展了用于临床的 M 胆碱受体激动剂。

乙酰胆碱分子结构中的季铵基上的 3 个甲基用较大的烃基取代后均无激动活性,而被3个乙基取代后具有拮抗作用。对连接季铵基和酯基的中间亚乙基键的修饰表明,季铵氮原子与末端氢原子间不多于5个原子时具有最大的毒蕈碱样活性。乙酰基部分如果被高级同系物如丙酰基、丁酰基等取代,活性低于乙酰胆碱;如果芳香酸与胆碱成酯,则显示拮抗活性。乙酰基部分如果被修饰为氨基甲酸酯,称为卡巴胆碱,为强的胆碱受体激动剂,具有毒蕈碱样和烟碱样作用,对乙酰胆碱酯酶较乙酰胆碱稳定,可以口服,但由于它的吸收不稳定和显著的烟碱样作用,临床仅用于治疗青光眼。

(二) 典型药物

硝酸毛果芸香碱 Pilocarpine Nitrate

$$C_2H_5 —\!\!\!— CH_2 —\!\!\!— N\!-\!CH_3 \quad \cdot HNO_3$$

又名匹鲁卡品,是从芸香科植物毛果芸香的叶子中提取的一种咪唑类生物碱,本品也可用合成法制得。

本品为无色结晶或白色结晶性粉末。易溶于水,微溶于乙醇,不溶于氯仿或乙醚。药用品为硝酸盐,显酸性(强酸弱碱盐)。有手性碳原子,具旋光性。

本品因含咪唑环,对光较敏感,应避光保存。

本品分子中含有一个羧酸内酯环,在碱性条件下,可以水解生成毛果芸香酸而失活,pH 为 4 时水解速率最慢。本品为顺式构型,受热或遇碱可发生差向异构化而使药效降低。

$$C_2H_5 —\!\!\!— CH_2 —\!\!\!— N\!-\!CH_3 \xrightarrow{OH^-} C_2H_5\!-\!\overset{H}{\underset{\ }{C}}\!-\!\overset{H}{\underset{CH_2OH}{C}}\!-\!CH_2 —\!\!\!— N\!-\!CH_3$$

本品显硝酸盐的特征反应。

🗒 相关链接

NO_3^- 的鉴别

1. 取供试品溶液,置试管中,加等量硫酸混合,冷后,沿管壁加硫酸亚铁试液,使成两液层,交界面显棕色。

2. 取供试品溶液,加硫酸与铜丝,加热即产生红棕色的气体。

本品为 M 胆碱受体激动剂,有缩瞳、降低眼内压、兴奋汗腺和唾腺分泌的作用。临床主要用于眼科,一般使用 0.5%~2% 的硝酸毛果芸香碱溶液滴眼,降低眼内压以治疗青光眼。

课堂活动　▶▶▶

易水解或易氧化的药物往往都有一个相对稳定的 pH,但制备制剂时,还需考虑其与生理 pH 的差别而对机体产生的影响,如产生刺激性。综合化学稳定性、生理条件和药效等各方面因素,配制硝酸毛果芸香碱滴眼剂时,其 pH 应调节为多少?为什么?

答案

二、抗胆碱酯酶药及胆碱酯酶复活剂

本类药物能与水解乙酰胆碱的胆碱酯酶结合,阻碍其水解作用。根据与胆碱酯酶结合程度不同,可分为可逆性抗胆碱酯酶药与不可逆性抗胆碱酯酶药。可逆性抗胆碱酯酶药有毒扁豆碱(Physostigmine)、溴新斯的明、溴吡斯的明和氢溴酸加兰他敏等;因不可逆性抗胆碱酯酶药(如有机磷农药)使乙酰胆碱在体内大量堆积,产生一系列中毒症状,故无临床价值。而胆碱酯酶复活剂能水解磷酸酯键,使已经中毒的胆碱酯酶重新恢复活性,可用于解救有机磷农药中毒;胆碱酯酶复活剂有碘解磷定(Pralidoxime Iodide)和氯解磷定(Rralidoxime Chlonide)等。

毒扁豆碱   碘解磷定

抗胆碱酯酶药即乙酰胆碱酯酶抑制剂作用机制

胆碱能神经兴奋时,释放出乙酰胆碱,与突触后膜上的胆碱受体结合,并使效应器产生生理效应,之后立即被乙酰胆碱酯酶(AChE)水解失活。乙酰胆碱酯酶抑制剂能抑制 AChE,使乙酰胆碱在突触处的浓度增高,其结果产生毒蕈碱样和烟碱样的反应,增强并延长了乙酰胆碱的作用。乙酰胆碱酯酶抑制剂是一类间接的拟胆碱药。临床上用于治疗重症肌无力和青光眼,现在正研究用于治疗阿尔茨默氏病(老年性痴呆),还广泛用于农业杀虫剂。

溴新斯的明 Neostigmine Bromide

$(H_3C)_2$ NCOO —⟨⟩— N^+ $(CH_3)_3$ Br^-

本品为白色结晶性粉末,味苦。易溶于水,可溶于乙醇,几乎不溶于乙醚。

本品一般条件下较稳定,但与强碱共热,酯键水解成二甲氨基甲酸和间二甲氨基酚。前者可进一步水解成具氨臭的二甲胺,且使湿润的红色石蕊试纸变蓝,后者可作为偶合试剂与重氮苯磺酸试液作用生成红色偶氮化合物。

答案

课堂活动 ▶▶▶

溴新斯的明水解断键处为什么在酯键而不在酰胺键?

本品与硝酸银试液反应生成淡黄色沉淀,微溶于氨水,不溶于硝酸,为溴化物特征反应。

本品为抗胆碱酯酶药,由于为季铵类化合物,胃肠道难以吸收,非胃肠道给药后,迅速以原药和水解代谢产物由尿道排出。临床用于重症肌无力及手术后腹部胀气、尿潴留等症。

第二节 抗 胆 碱 药

抗胆碱药(anticholinergic drug)是一类能与胆碱受体结合,但不兴奋受体,即阻断乙酰胆碱与受体的结合,而产生抗胆碱作用的胆碱受体阻断剂。按阻断受体种类分为 3 类:M 受体阻断剂、N_1 受体阻断剂和 N_2 受体阻断剂。

一、M 受体阻断剂

能可逆性阻断 M 受体,产生松弛(胃肠道、支气管)平滑肌,抑制腺体(唾液腺、汗腺等)分泌,加快心率,扩大瞳孔等作用。临床主要用于解痉镇痛和散瞳,故也称为解痉药。按化学结构可分为颠茄生物碱类和全合成类。

(一)颠茄生物碱类

1. 简介

颠茄生物碱是一类从茄科植物颠茄、莨菪、东莨菪、唐古特莨菪和曼陀罗等植物中提取的生物碱。在临床上常用的药物有阿托品、东莨菪碱(Scopolamine)、山莨菪碱和樟柳碱(Anisodine)等。由于阿托品的不良反应较多,应用不便。对阿托品化学结构进行改造,合成了许多作用比较单一的药物。如后马托品,扩瞳时间较短,不良反应少,不抑制腺体分泌。

东莨菪碱   樟柳碱   后马托品

2. 典型药物

硫酸阿托品 Atropine Sulfate

化学名为 α-(羟甲基)苯乙酸-8-甲基-8-氮杂双环[3.2.1]-3-辛酯硫酸盐一水合物。

茄科植物曼陀罗、颠茄及莨菪等所含的生物碱——莨菪碱(左旋体)在提取过程中遇酸或碱发生消旋化转变为外消旋体即为阿托品。阿托品的活性为左旋莨菪碱的 50%,但毒性也减小一半,使用较安全,临床上使用其硫酸盐,阿托品已可用全合成方法制备。

本品为无色结晶或白色结晶性粉末,味苦。极易溶于水,易溶于乙醇,几乎不溶于乙醚和氯仿。本品分子具有叔胺结构,碱性较强,能与强酸生成稳定的盐。

本品含有酯键,易被水解,在弱酸性、近中性条件下较稳定,pH=3.5~4.0 时最稳定,但酸碱都能催化水解，产物为莨菪醇和消旋莨菪酸。

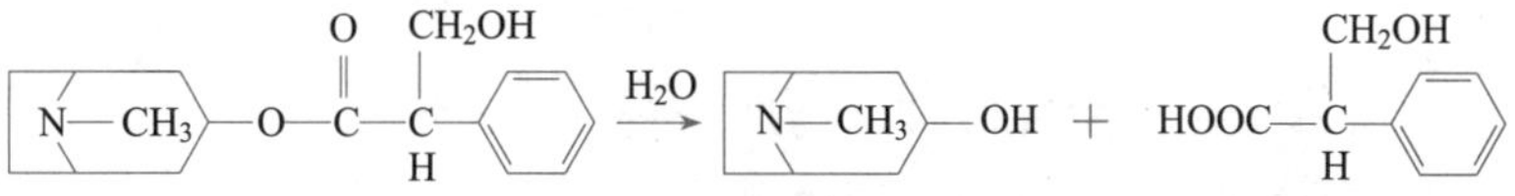

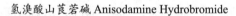

莨菪醇　　　　消旋莨菪酸

答案

课堂活动

根据阿托品的稳定性，分析在制备硫酸阿托品注射液时应采取哪些防水解的措施？

本品含有莨菪酸成分，具有其特殊反应——Vitali（维他立）反应：阿托品经与发烟硝酸加热处理后，再加入氢氧化钾醇溶液和一小粒固体氢氧化钾，初显紫堇色，继变为暗红色，最后颜色消失。

本品具较强碱性，与氯化汞反应，生成黄色氧化汞沉淀，加热后转变为红色。另本品能与多种生物碱显色试剂及沉淀试剂反应。

本品具有外周及中枢M胆碱受体阻断作用，临床常用于治疗胃肠绞痛，抗心律失常、抗休克，也用于有机磷中毒的解救、眼科诊疗（如散瞳）及手术前麻醉给药等。

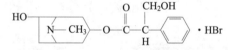

中国原创化药——氢溴酸山莨菪碱诞生记

氢溴酸山莨菪碱 Anisodamine Hydrobromide

本品是我国研究者从唐古特山莨菪根中分离出的一种莨菪烷类的生物碱，国内已进行了全合成。天然品为左旋体，称为654-1，合成品为外消旋体，称为654-2，不良反应略多。为M胆碱受体阻断剂，作用与阿托品相似，临床用于抢救感染中毒性休克，治疗血栓及各种神经痛等。

氢溴酸东莨菪碱 Scopolamine Hydrobromide

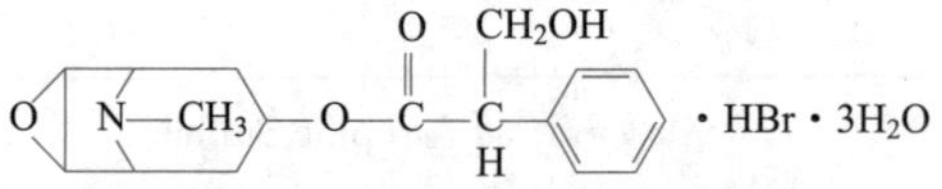

本品口服易从胃肠道吸收，可以透过血脑屏障和胎盘，为M胆碱受体阻断剂，作用与阿托品相似。与阿托品不同处为对中枢神经系统有明显的抑制作用。临床用于全身麻醉前给药，预防和控制晕动症，还用于内脏痉挛、睫状肌麻痹和有机磷农药中毒解救等。

答案

课堂活动

对比硫酸阿托品与氢溴酸山莨菪碱、氢溴酸东莨菪碱的结构，讨论前者与后两者理化性质的异同点。

（提示：从酸碱性、溶解性、水解性和Vitali反应等方面分析讨论其相同点，从旋光性、鉴别反应及极性等方面分析讨论其不同点。）

3. 其他常用药物

由于阿托品的不良反应较多,应用不便。对阿托品化学结构进行改造,合成了许多选择性高、作用比较单一的药物,如后马托品、甲溴东莨菪碱等(表8-1)。

表8-1　其他常用 M 受体阻断剂

药物	R	作用特点
后马托品 （Homatropine）		扩瞳时间短,不良反应少,不抑制腺体分泌,常用于眼科检查
甲溴东莨菪碱 （Scopolamine Methobromide）		用于治疗溃疡和胃肠道痉挛
丁溴东莨菪碱 （Scopolamine Butylbromide）		兼有神经肌肉接头和神经节阻断作用,用于治疗内脏绞痛或各种内镜检查
氧托溴铵 （Oxitropium Bromide）		用于治疗慢性支气管炎和支气管哮喘
噻托溴铵 （Tiotropium Bromide）		选择性拮抗 M_1、M_3 受体,是第一个长效吸入型支气管扩张药,用于慢性阻塞性肺疾病的维持治疗

🐾 拓展提高

颠茄生物碱类解痉药的构效关系

阿托品、山莨菪碱、东莨菪碱和樟柳碱的结构表明,颠茄生物碱类解痉药的化学结构类似,均为氨基醇的酯类化合物,分子结构中三元氧桥和羟基的存在对构效关系有重要影响,三元氧桥的存在增强亲油亲脂性,使中枢作用增强;而羟基的存在使中枢作用减弱。因此,东莨菪碱中枢作用最强,为中药麻醉的主要成分。樟柳碱结构中具有氧桥和羟基,中枢作用弱于东莨菪碱和阿托品,山莨菪碱中枢作用相对最弱。

(二) 全合成类

1. 类型

本类药物按化学结构分为叔胺类和季铵类两类。

🔲 拓展提高

全合成类M受体阻断剂的开发

颠茄生物碱类抗胆碱药不良反应较多,剖析该类生物碱的结构发现,结构中有与乙酰胆碱相似的部分,氨基醇酯,不同的是阿托品中的酰基部分取代基较大。根据酰基部分是影响抗胆碱活性的主要因素而设计了对阿托品进行结构改造的方法,合成了一批选择性较高、毒性较小的全合成类抗胆碱药。其中具有季铵结构的为平滑肌解痉药,主要有溴丙胺太林(又名普鲁本辛)等。季铵类药物因不易透过血脑屏障,中枢作用弱,对胃肠道解痉作用较强。具有叔胺结构的药物可进入到中枢,具中枢抗胆碱作用,此类药物有贝那替嗪(又名胃复康)、哌仑西平、苯海索、丙环定等。苯海索、丙环定等因疏水性大,易进入中枢,为中枢性抗胆碱药,用于治疗帕金森氏症。

2. 典型药物

溴丙胺太林 Propantheline Bromide

$$COOCH_2CH_2N^+[CH(CH_3)_2]_2 \cdot Br^-$$
$$\quad\quad\quad\quad CH_3$$

又名普鲁本辛。

本品为无色结晶,季铵盐,极易溶于水。

本品含有酯键可发生水解,产生呫吨酸。后者遇硫酸显亮黄色或橙黄色,有微绿色荧光。

本品为季铵化合物,不易透过血脑屏障,中枢不良反应少,外周 M 胆碱受体阻断作用与阿托品类似。临床上主要用于胃肠道痉挛和胃及十二指肠溃疡的治疗。

盐酸苯海索 Benzhexol Hydrochloride

$$C-CH_2CH_2-N \quad \cdot HCl$$
$$\quad OH$$

又名安坦。

本品为白色轻质结晶性粉末,味微苦,有刺痛麻痹感,微溶于水,易溶于甲醇、乙醇。

本品溶于乙醇后,滴加过量氢氧化钠试液,则析出白色苯海索沉淀。

本品遇苦味酸试液,即生成黄色沉淀;遇碘化铋钾试液,生成橙红色沉淀。

本品为中枢性 M 受体阻断剂,外周作用较弱,临床上主要用于治疗帕金森氏症。

课堂活动 ▶▶▶

答案

顺口溜记忆盐酸苯海索的结构。

拓展提高

M受体阻断剂的结构特点

　　M 受体阻断剂的结构具有以下共同特点:分子的一端为正离子基团,与受体的负离子部位结合;分子的另一端为较大的环状基团,该基团可通过范德华力或疏水键和受体结合;这两端由一定长度的结构单元(如酯键)相连;分子中存在羟基,可以增强药物和受体的结合力。

二、N_1 受体阻断药(神经节阻断药)

　　本类药物(如美卡拉明)早期用于降压,但因作用过于广泛,不良反应多,现已少用。

三、N_2 受体阻断药(肌松药)

　　因 N_2 受体存在于骨骼肌细胞上,故 N_2 受体阻断药可使骨骼肌松弛,临床用作肌松药,用于辅助麻醉。该类药物按作用机制可分为去极化型和非去极化型两类。去极化型主要药物有氯化琥珀胆碱、溴己氨胆碱等。非去极化型包括生物碱类和合成类两大类。合成类又包括甾类神经节阻断剂和 1- 苄基四氢异喹啉类。主要药物有氯化筒箭毒碱、泮库溴铵等。

$Cl^- \cdot HCl \cdot 5H_2O$

氯化筒箭毒碱

$\cdot 2Br^-$

泮库溴铵

拓展提高

氯化琥珀胆碱(Succinylcholine Chloride)的理化性质与作用特点

$$\begin{array}{l} CH_2COOCH_2CH_2N^+(CH_3)_3 \\ | \\ CH_2COOCH_2CH_2N^+(CH_3)_3 \end{array} \quad 2Cl^- \cdot 2H_2O$$

　　本品为白色结晶性粉末,味咸。有引湿性,极易溶于水。含酯键,易发生水解反应。pH 和温度是主要影响因素。pH=3~5 时较稳定;温度升高,水解也加快。制备注射剂时应调 pH 为 5,并于 4 ℃冷藏,用丙二醇作溶剂可以延缓水解。另本品为季铵类化合物,与氢氧化钠溶液一起加热时,发生霍夫曼消除反应,产生三甲胺臭味。本品在酸性溶液中与硫氰酸铬铵反应,产生淡红色的复盐沉淀。

本品为去极化型肌松药,特点为肌肉松弛作用起效快,持续时间短,易于控制,临床用作全身麻醉的辅助药,还用于需肌肉松弛的外科小手术和气管插管。

> **重点提示**
>
> 硫酸阿托品、氢溴酸山莨菪碱、氢溴酸东莨菪碱、溴丙胺太林的结构、光学异构体、理化性质,硝酸毛果芸香碱、溴新斯的明、盐酸苯海索的结构、作用特点为本章的学习重点,也是近年来国家执业药师资格考试/全国卫生专业技术资格考试的重点。

本章电子
教案

本章小结 〉〉〉〉

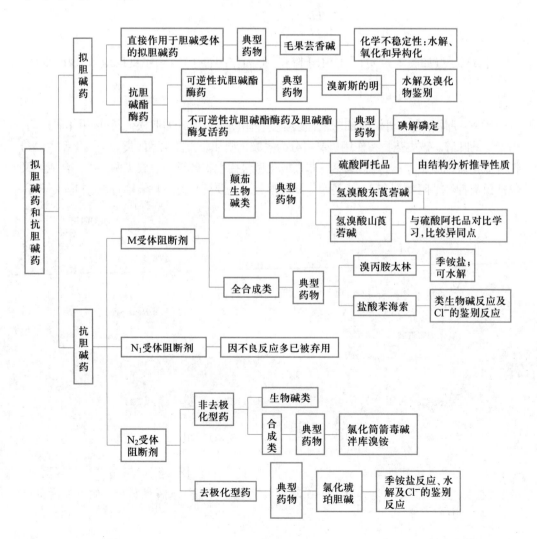

同步测试 〉〉〉〉

在线测试

一、用化学方法区别下列各组药物

1. 阿托品与阿司匹林　　　　2. 溴新斯的明与山莨菪碱

二、问答题

1. Vitali 反应的试剂与现象各是什么？

2. 硫酸阿托品具有哪些鉴别反应？与鉴别反应相关的结构特点有哪些？

（罗宝平）

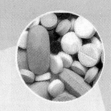

第九章

肾上腺素能药物

>>>> 学习目标

知识目标：

- 了解肾上腺素能受体的分类及其生理功能，肾上腺素能受体激动剂和拮抗剂的作用机制。
- 理解肾上腺素能受体拮抗剂的分类，肾上腺素能受体激动剂和 $\beta-$ 受体阻断剂的构效关系。
- 掌握各类型典型药物的化学结构、理化性质及作用特点，肾上腺素能受体激动剂的结构类型和苯乙胺类、苯异丙胺类药物的基本结构、理化通性。

能力目标：

- 能写出苯乙胺类、苯异丙胺类肾上腺素能受体激动剂和肾上腺素能 β 受体阻断剂的结构特征。
- 能认识盐酸肾上腺素、重酒石酸去甲肾上腺素、盐酸异丙基肾上腺素、盐酸多巴胺、盐酸克仑特罗、盐酸麻黄碱、盐酸普萘洛尔的结构式。
- 能应用典型药物的理化性质解决该类药物的制剂调配、鉴别、贮存保管及临床应用问题。

肾上腺素能药物作用于人体内的肾上腺素能受体,包括肾上腺素能受体激动剂和肾上腺素能受体拮抗剂两大类。激动剂是指当药物与相应的受体结合时,产生与去甲肾上腺素相似的作用,也称为拟肾上腺素药;而拮抗剂是指当药物与受体结合时不产生或较少产生与去甲肾上腺素相似的作用,或产生与去甲肾上腺素作用相反的活性,故也称为抗肾上腺素药。

第一节　肾上腺素能受体激动剂

肾上腺素能受体激动剂是通过直接与肾上腺素能受体结合或促进肾上腺素能神经释放介质,产生与交感神经兴奋时相似的效应,又称为拟交感作用药。临床上广泛用于升高血压、抗休克、平喘和止血。

肾上腺素能受体激动剂按化学结构可分为苯乙胺类和苯异丙胺类。

相关链接

肾上腺素能受体的类型、生理效应和激动剂的作用机制

肾上腺素能受体分为两大类:① α 型肾上腺素能受体(α 受体):又可分为 α_1 和 α_2 亚型。② β 型肾上腺素能受体(β 受体):又可分为 β_1 和 β_2 亚型。 α_1 受体分布在交感神经的节后纤维所支配的效应器细胞膜上,如血管平滑肌、瞳孔开大肌、心脏和肝。 α_2 受体分布在突触前膜,主要存在于血管平滑肌、血小板和脂肪细胞。 α 受体的激动(兴奋)作用表现为皮肤、黏膜、内脏血管收缩,使外周阻力增加,血压上升。 β_1 受体主要分布在心脏、胃肠平滑肌和脂肪组织等。 β_2 受体主要分布于支气管、血管平滑肌。 β 受体的激动(兴奋)作用表现为心脏兴奋,心肌收缩力加强,心率加快,从而增加心排血量,使血压上升;支气管、胃肠平滑肌松弛,脂肪组织水解和肝糖原分解等。肾上腺素能受体激动剂的作用即是上述肾上腺素能受体激动(兴奋)时所表现出的生理作用。

一、苯乙胺类肾上腺素能受体激动剂

(一) 基本结构与结构特点、合成方法、理化通性

1. 基本结构与结构特点

苯乙胺类肾上腺素能受体激动剂的基本结构为 β-苯乙胺,多数药物在侧链上含有一个手性碳原子,苯环上含有羟基,其中苯环的 3,4 位上有羟基的,称为儿茶酚胺。因此本类还可分为儿茶酚胺类和非儿茶酚胺类。主要药物有肾上腺素、异丙基肾上腺素、去甲肾上腺素、克仑特罗、多巴胺、沙丁胺醇等。

$R_1=R_2=OH$,且在3,4位时,为儿茶酚胺类
R_3多为OH, R_4多为烷烃基取代

苯乙胺类基本结构

2. 合成方法

采用儿茶酚为原料,在三氯化铝催化下与氯乙酰氯进行 Friedel–Crafts 酰化反

应,得到 α- 氯代 -3,4- 二羟基苯乙酮,然后与胺反应、催化氢化还原为儿茶酚胺类药物。

$$HO-\bigcirc-OH + ClH_2C-\overset{O}{\underset{}{C}}-Cl \xrightarrow{AlCl_3} HO-\bigcirc(HO)-\overset{O}{\underset{}{C}}-CH_2Cl \xrightarrow{NH_2R} HO-\bigcirc(HO)-\overset{O}{\underset{}{C}}-CH_2-NH-R$$

$$\xrightarrow{H_2,Pd-C} HO-\bigcirc(HO)-\overset{OH}{\underset{}{CH}}-CH_2-NH-R$$

3. 理化通性

(1) 酸碱性。儿茶酚胺类药物结构中有酚二羟基和氨基,具有酸碱两性,可以与酸或碱成盐。由于儿茶酚胺类药物与碱成盐后不稳定,易氧化;非儿茶酚胺类药物多数显弱碱性,所以药用的注射剂均是与酸成盐,临床上不能与碱性注射剂配伍使用。

(2) 稳定性。① 易氧化性。具有酚羟基的本类药物,特别是具有儿茶酚结构的药物在水溶液中易发生自动氧化而显色,pH 升高、光照、加热、微量金属离子、暴露空气中及遇氧化剂等均能促进该类药物的氧化变色。氧化起初为红色,可进一步聚合成棕色的多聚物。以 pH=3~4 时较稳定,因此在配制该类药物注射液时要调节其 pH、加抗氧剂和金属离子螯合剂,并在灌封安瓿时充惰性气体。本类药物要在避光、密闭、阴凉处保存。② 手性碳原子构型的转化。含有手性碳原子的本类药物,如去甲肾上腺素、肾上腺素的水溶液室温放置或加热时,会发生一部分左旋体转变成右旋体的消旋化现象,使效价降低。在 pH<4 时,消旋化速率较快。

答案

课堂活动 ▶▶▶

　　结合儿茶酚胺类药物易被氧化的性质,归纳影响所有易被氧化药物氧化速率的因素有哪些,如何影响,怎样采取防止措施。

答案

课堂活动 ▶▶▶

　　根据苯乙胺类肾上腺素能受体激动剂的理化性质,在制备注射剂时,应采取哪些增加稳定性的措施?

(3) 显色反应。① 儿茶酚胺类药物与 $FeCl_3$ 试液作用呈不同的绿色(遇碱变为紫色或紫红色),如肾上腺素显翠绿色,异丙基肾上腺素显深绿色,去甲肾上腺素显翠绿色。含有一个酚羟基的非儿茶酚胺类药物与 $FeCl_3$ 试液作用呈紫堇色。② 儿茶酚胺类药物可与 H_2O_2 试液显色。肾上腺素显酒红色,异丙基肾上腺素显橙黄色,去甲肾上腺素显黄色,以此可将三者加以区别。

相关链接

关于肾上腺素能受体激动剂口服问题和注射剂的应用问题

（1）儿茶酚胺类药物口服吸收不好。该类药物具有酸碱两性，易在胃肠道解离，不易吸收；又因在肠道中能迅速被碱性肠液所破坏，故口服无效。

（2）苯乙胺类肾上腺素能受体激动剂一般制备成注射剂。注射剂应用时需注意：因为其具有强烈收缩血管的作用，能使肌肉或皮下血管收缩，一方面不利于吸收，另一方面会使局部组织缺血坏死，故应静脉注射；且注射时不能将药液漏出血管外，要随时观察皮肤变化，皮肤变白应更换注射部位，并对用药部位进行热敷或应用 α 受体拮抗剂做局部浸润注射，以对抗收缩血管作用。

（二）典型药物

盐酸肾上腺素 Adrenaline Hydrochloride

$$HO\text{—}\overset{\displaystyle}{\underset{HO}{\bigcirc}}\text{—}\overset{H}{\underset{OH}{C}}\text{—}CH_2\text{—}NHCH_3 \cdot HCl$$

化学名为 (R)-4-［2-(甲氨基)-1-羟基乙基]-1,2-苯二酚盐酸盐，又名副肾碱。

本品为白色结晶性粉末，易溶于水，游离体极微溶于水，药用其盐酸盐。

本品含有一个手性碳原子，有旋光性，药用品为 R 构型，具左旋性。

本品分子中具有儿茶酚胺结构，酸碱性、稳定性等均参考本类药物的理化通性。

课堂活动 ▶▶▶

医院里盐酸肾上腺素注射剂放置一段时间后颜色变为淡粉色是什么原因？影响肾上腺素稳定性的因素有哪些？制备其注射剂时，应采取哪些增加稳定性的措施？

答案

本品水溶液与 $FeCl_3$ 试液反应显翠绿色，加氨试液变紫红色；本品遇 H_2O_2 试液显酒红色。

本品对 α 和 β 受体均有较强的激动作用，临床上主要用于治疗过敏性休克、支气管哮喘及心脏骤停的急救等。肾上腺素口服无效，常用剂型为盐酸肾上腺素注射液。

拓展提高

盐酸肾上腺素注射液不能用亚硫酸氢钠作抗氧剂

盐酸肾上腺素水溶液同其他苯乙胺类肾上腺素能受体激动剂一样，在室温放置或加热后，易发生消旋化反应，使活性降低，pH<4 时消旋化反应速率较快。当盐酸肾上腺素注射液中加亚硫酸氢钠作抗氧剂时，HSO_3^- 可以同样方式进行亲核进攻，而使效价降低，故不可以用亚硫酸氢钠作抗氧剂。

重酒石酸去甲肾上腺素 Noradrenaline Bitartrate

$$HO\text{—}\underset{HO}{\bigcirc}\text{—}\underset{\underset{OH}{|}}{\overset{\overset{H}{|}}{C}}\text{—}CH_2\text{—}NH_2 \cdot \underset{COOH}{\overset{COOH}{\underset{|}{\overset{|}{\underset{CHOH}{\overset{CHOH}{|}}}}}}$$

重酒石酸去甲肾上腺素又名重酒石酸正肾上腺素。

本品的基本性状同肾上腺素。因分子中具有儿茶酚胺结构,酸碱性、稳定性、鉴别反应等均参考本类药物的理化通性。

本品主要兴奋 α 受体,具有很强的血管收缩作用。临床上主要利用它的升高血压作用,静滴用于治疗各种休克,口服用于治疗消化道出血。

盐酸异丙基肾上腺素 Isoprenaline Hydrochloride

$$HO\text{—}\underset{HO}{\bigcirc}\text{—}\underset{\underset{OH}{|}}{\overset{\overset{H}{|}}{C}}\text{—}CH_2\text{—}\underset{\underset{H}{|}}{N}\text{—}CH\underset{CH_3}{\overset{CH_3}{<}} \cdot HCl$$

盐酸异丙基肾上腺素又名喘息定。

本品的基本性状同肾上腺素。因分子中具有儿茶酚胺结构,酸碱性、稳定性、鉴别反应等均参考本类药物的理化通性。

本品为 β 受体激动药,有舒张支气管的作用。临床上用于支气管哮喘、过敏性哮喘、慢性肺气肿、低血压及中毒性休克等的治疗。

盐酸多巴胺 Dopamine Hydrochloride

$$HO\text{—}\underset{HO}{\bigcirc}\text{—}CH_2\text{—}CH_2\text{—}NH_2 \cdot HCl$$

本品分子结构中具有儿茶酚胺结构,基本性状、稳定性等与肾上腺素类似。

本品为多巴胺受体激动剂,能增强心肌收缩力,升高血压。临床上用于治疗各种类型的休克。

课堂活动 ▶▶▶

答案

　　对比肾上腺素与去甲肾上腺素、异丙基肾上腺素及多巴胺的结构,讨论前者与后三者的异同点。(提示:从酸碱性、溶解性、旋光性、稳定性等方面分析讨论其相同点,从鉴别反应、作用特点等方面分析讨论其不同点。)

实例分析　　　　　　　　**下列处方是否合理?**

有位患者系阿－斯综合征(心脑综合征)伴有轻度酸中毒,医生开具了下列处方:用盐酸异丙基肾上腺素静脉滴注以提升心率,同时用碳酸氢钠纠正酸中毒。

盐酸异丙基肾上腺素注射液　　　　　1 ml
5% 碳酸氢钠注射液　　　　　　　　250 ml ⎱静脉滴注
5% 葡萄糖注射液　　　　　　　　　500 ml ⎰
上述药物混合后静脉滴注。

分析:不合理,两药合用可能析出沉淀或变色,使盐酸异丙基肾上腺素药效下降。因为盐酸异丙基肾上腺素水溶液显酸性,且易被氧化变色,在碱性中变色更快,两者混合液呈碱性,pH=8,导致出现配伍禁忌。所以两药不能在同一容器中混合,可分别置于不同容器内间隔静脉滴注。

盐酸克仑特罗 Clenbuterol Hydrochloride

本品易溶于水,游离体显弱碱性,可溶于酸。

本品含有手性碳原子,但在化学合成中未进行光学异构体的拆分,故临床上使用其外消旋体。

本品具有芳伯氨基,可发生重氮化 – 偶合反应。

本品为 β_2 受体激动剂,用于预防和治疗支气管哮喘、慢性支气管炎和肺气肿所致的支气管痉挛。

食品安全无小事——你听过"瘦肉精"吗?

拓展提高

苯乙胺类肾上腺素能受体激动剂其他常用药物(见表 9-1)。

表 9-1　其他常用苯乙胺类肾上腺素能受体激动剂

结构通式	取代基				药物名称	主要作用特点及用途
	Ar	R	R_1	R_2		
Ar—C—C—NHR₂（带 R、R₁ 取代基）	HO—，HOH₂C— 取代苯环	—OH	—H	—C(CH₃)₃	沙丁胺醇 Salbutamol	β_2 受体激动剂,主要用于治疗支气管哮喘
	Cl 取代苯环	—OH	—H	—CH(CH₃)₂	氯丙那林 Clorprenaline	β_2 受体激动剂,主要用于治疗支气管哮喘
	HO—，HO— 取代苯环	—OH	—H	—C(CH₃)₃	特布他林 Terbutaline	β_2 受体激动剂,主要用于治疗支气管哮喘
	HO— 取代苯环	—OH	—H	—CH₃	去氧肾上腺素 Phenylephrine	α 受体激动剂,用于治疗休克

续表

结构通式	取代基				药物名称	主要作用特点及用途
	Ar	R	R_1	R_2		
	HO—⬡—OH	—H	—H	CH_2CH_2 苯环 CH_3	多巴酚丁胺 Dobutamine	β_1 受体激动剂,主要用于治疗器质性心脏病所致的心力衰竭、心肌梗死所致的心源性休克和术后低血压

相关链接

瘦肉精及其危害

瘦肉精是指能够促进瘦肉生长的饲料添加剂。目前,具有这种功能的物质是 β 受体兴奋剂,如克仑特罗,它是一种 β_2 受体兴奋剂,用于预防和治疗支气管哮喘、慢性支气管炎和肺气肿所致的支气管痉挛。20 世纪 80 年代初,美国一家公司开始将其添加到饲料中,肥肉明显减少,增加瘦肉率,但如果作为饲料添加剂,使用剂量是人用药剂量的 10 倍以上,才能达到提高瘦肉率的效果。"瘦肉精"(克仑特罗)进入猪体内后具有分布快、消除慢的特点,其化学性质稳定,加热到 172℃ 才能分解,一般的加热方法不能将其破坏。加之其用量大、使用时间长,所以从屠宰前到上市,在猪体内的残留量都很大。这个残留量通过食物进入人体,就使人体渐渐地积蓄中毒。如果一次摄入量过大,就会产生异常生理反应的中毒现象。医学研究表明人或动物服后 15~20 min 即起作用,2~3 h 血浆浓度达峰值,作用维持时间持久,一般 20 μg 就可以出现症状。人食用过量后会出现两手发抖、心慌、心动过速、头晕、头痛、呕吐、腹泻等不良反应,严重的会危及生命,尤其对高血压、心脏病、甲亢、前列腺肥大等患者,其危害性更为严重。长期食用,还有可能导致染色体畸变,会诱发恶性肿瘤。它是一种严重危害畜牧业健康发展和畜产品安全的"毒品"。其他类似药物还有沙丁胺醇(Salbutamol)、莱克多巴胺(Ractopamine)和特布他林(Terbutaline)等,同样能起到"瘦肉"作用,因而被禁用于动物的饲料中。

二、苯异丙胺类肾上腺素能受体激动剂

(一) 基本结构与结构特点

苯异丙胺类肾上腺素能受体激动剂的基本结构为 β- 苯异丙胺,苯环上无取代基或有一个酚羟基,在丙胺侧链上有两个手性碳原子,存在两对光学异构体。主要药物有麻黄碱、伪麻黄碱、间羟胺等。

R_1=H 或 OH

R_2多为烷烃基取代

苯异丙胺类基本结构

（二）典型药物

盐酸麻黄碱 Ephedrine Hydrochloride

化学名为(1R,2S)–2–甲氨基–1–苯丙烷–1–醇盐酸盐。

麻黄碱是从草麻黄等植物中分离出的一种生物碱。结构中有 2 个手性碳原子，有 4 个光学异构体。其中只有(−)–麻黄碱(1R,2S)有显著活性。(+)–伪麻黄碱(1S,2S) 的作用比麻黄碱弱，常于复方感冒药中用于减轻鼻充血等。

(−)−麻黄碱 (1R,2S)	(+)−麻黄碱 (1S,2R)	(−)−伪麻黄碱 (1R,2R)	(+)−伪麻黄碱 (1S,2S)

本品分子中不含儿茶酚胺结构，性质较稳定。因侧链具有 α– 羟基 –β– 氨基结构，可被高锰酸钾、铁氰化钾等氧化，产生苯甲醛和甲胺，后者可使红色的石蕊试纸变蓝。

本品属芳烃胺类，氮原子在侧链上，所以与一般生物碱的性质不完全相同，如遇碘化汞钾等多种生物碱沉淀剂不生成沉淀。本品水溶液与碱性硫酸铜试液作用，产生紫色络合物。

本品对 α 和 β 受体都有激动作用，作用与肾上腺素相似，但药效比后者持久。临床上主要用于支气管哮喘、过敏性反应、低血压等的治疗。

麻黄碱是国家管制的二类精神药品，同时也是一些麻醉药品(N–甲基苯丙胺，俗称冰毒、摇头丸)的合成中间体，因此本品和由本品制成的单方制剂是国家严格限制的药品。

盐酸伪麻黄碱 Pseudoephedrine Hydrochloride

本品为白色结晶性粉末，无臭，味苦；极易溶于水，溶于乙醇。化学性质与麻黄碱相似，与大多数生物碱试剂不反应；水溶液加硫酸铜试液及氢氧化钠试液，生成蓝紫色络合物。

本品作用比麻黄碱弱，临床上常用于减轻鼻及支气管充血、过敏性反应等。

课堂活动 ▶▶▶

根据结构，比较肾上腺素与麻黄碱的稳定性。

答案

重酒石酸间羟胺 Metaraminol Bitartrate

本品为白色结晶性粉末,易溶于水。本品有酚羟基,可将钼酸铵硫酸溶液中的钼还原为低价态而产生蓝色。

本品为 α 受体激动剂。临床上用于防治低血压和各种原因引起的休克。

拓展提高

肾上腺素能受体激动剂的体内代谢

属于苯乙胺类肾上腺素能受体激动剂的儿茶酚胺类药物的代谢,主要由单胺氧化酶(MAO)和儿茶酚 –O– 甲基转移酶(COMT)所催化。COMT 催化 3 位酚羟基的甲基化,MAO 催化氧化脱氨反应。而属于苯异丙胺类肾上腺素能受体激动剂的麻黄碱不具备儿茶酚结构,不被 COMT 所催化代谢,其结构中氨基 α 位引入甲基,增加空间位阻,亦不受 MAO 催化,所以麻黄碱较稳定,不易代谢转化。

拓展提高

苯异丙胺类肾上腺素能受体激动剂其他常用药物

甲氧明(Methoxamine):为 α_1 受体激动剂,具有收缩周围血管的作用,作用较去甲肾上腺素弱而持久,常用于外科手术,以维持或恢复动脉压,尤其适用于治疗脊椎麻醉而致的血压降低及外科手术所致的低血压。

甲基多巴(Methyldopa):为 α_2 受体激动剂,适用于治疗肾功能不良的高血压。用于中度、重度和恶性高血压,尤其用于肾型高血压的治疗。

甲氧明　　　　　　　　　　　　甲基多巴

三、肾上腺素能受体激动剂的构效关系

1. 苯环和氨基相隔 2 个碳原子,作用最强,碳链增长为 3 个碳原子,活性下降。

2. 氨基上的取代基显著影响 α 和 β 受体效应,无取代基的去甲肾上腺素主要为 α 受体效应;甲基取代的肾上腺素,兼有 α 和 β 受体效应;异丙基取代的异丙基肾上腺素则主要为 β 受体效应。随取代基的体积增大,α 受体效应减弱,β 受体效应增强。使 β 效应增强最有效的取代基为异丙基、叔丁基等。

3. 环上酚羟基存在一般使作用增强,但可被儿茶酚 –O– 甲基转移酶甲基化而失活。

苯环上无酚羟基,时效延长,但作用减弱(如肾上腺素作用强度为麻黄碱的 100~300 倍)。

4. 多数该类药物在氨基的 β 位有羟基,产生光学异构体,活性有显著差别,一般 $R-$ 构型光学异构体具有较大活性。

5. 在氨基的 α 位引入甲基,可使 β_2 受体效应增强。也使该药物因空间位阻而增加对单胺氧化酶的稳定性,使时效延长。

课堂活动 ▶▶▶

　　根据构效关系,分析去甲肾上腺素与异丙基肾上腺素对受体的选择性。

答案

相关链接

肾上腺素能受体激动剂的发展

　　肾上腺素能受体激动剂中最早被发现的是肾上腺素,它是肾上腺髓质分泌的主要激素。进一步研究发现,肾上腺髓质还可分泌去甲肾上腺素,后来又发现了多巴胺,这三者在体内广泛分布,对神经活动起着重要的介导作用。三者在体内均易受酶作用而失活。20 世纪 30 年代麻黄碱又被应用于临床,它能兴奋 α 和 β 受体,可兴奋中枢、心血管和松弛支气管平滑肌。前三者均属于儿茶酚胺类,儿茶酚胺类和麻黄碱的发现,促使人们开始合成苯乙胺类和苯异丙胺类化合物,并对其构效关系进行研究,从中发现了不少性质稳定、口服有效、对 α 受体和 β 受体具较高选择性,特别是对支气管平滑肌 β_2 受体具有较高选择性的药物。

第二节　肾上腺素能受体拮抗剂

　　肾上腺素能受体拮抗剂可以通过阻断肾上腺素能神经递质或外源性肾上腺素能受体激动剂与肾上腺素能受体的相互作用,产生与肾上腺素能神经递质作用相反的生物活性。根据肾上腺素能受体拮抗剂对 α 和 β 受体选择性的不同,可分为 α 肾上腺素能受体拮抗剂(α 受体阻断剂)和 β 肾上腺素能受体拮抗剂(β 受体阻断剂)。

一、α 受体阻断剂

　　α 受体阻断剂按其对受体的选择性又可分为两类:选择性阻断剂和非选择性阻断剂。

　　(1) 选择性阻断剂能选择性地与 α_1 受体结合,对 α_2 受体无影响,通过降低外周阻力,使血压下降,具有良好的降压效果。主要药物有哌唑嗪(Prazosin)、特拉唑嗪(Terazosin)和多沙唑嗪(Doxazosin)等。

哌唑嗪

（2）非选择性阻断剂可同时阻断 α_1 和 α_2 受体,与激动剂产生竞争性作用,主要药物有酚妥拉明（Phentolamine）和妥拉唑林（Tolazoline）等。在临床上这类药物主要用于改善微循环,治疗外周血管痉挛性疾病及血栓闭塞性脉管炎等。

二、β 受体阻断剂

（一）分类

1. 根据 β 受体阻断剂对不同亚型受体的亲和力不同,可分为非特异性 β 受体阻断剂、特异性 β_1 受体阻断剂和具有 α_1 受体拮抗活性的 β 受体阻断剂。

2. 按化学结构可分为芳基乙醇胺类和芳氧丙醇胺类。

（二）结构特征

1. 分子中都有芳香环结构。

2. 芳香环侧链为乙醇胺或丙醇胺。

3. N 原子上有较大体积的取代基,多数为异丙基或叔丁基。

（三）典型药物

盐酸普萘洛尔 Propranolol Hydrochloride

化学名为 1- 异丙氨基 -3-（1- 萘氧基）-2- 丙醇盐酸盐,又名心得安、萘心安。

本品为白色结晶性粉末,溶于水。分子结构中有一个手性碳原子,$S(-)$ 异构体活性强,目前药用品为其外消旋体。

本品在稀酸中易分解,在碱性条件下较稳定,遇光易变质。

本品与硅钨酸试液作用生成淡红色沉淀。

本品为非选择性 β 受体阻断剂,对 β_1 和 β_2 受体均有拮抗作用。临床上常用于治疗多种原因引起的心律失常,也可用于心绞痛、高血压的治疗。由于拮抗 β_2 受体可引起支气管痉挛和哮喘,故本品禁用于支气管哮喘的病人。

阿替洛尔 Atenolol

本品为白色粉末,微溶于水,溶于乙醇。

本品为 β_1 受体选择性阻断剂,对心脏的 β_1 受体有较强的选择性,适用于支气管哮喘的病人。临床上用于治疗高血压、心绞痛和心律失常。

🔖 拓展提高

β 受体阻断剂的构效关系

（1）β 受体阻断剂对芳环部分的要求不甚严格,苯、萘、芳杂环和稠环等均可。在芳氧丙醇胺类中,苯环对位取代的化合物,对 β_1 受体具较好的选择性,如阿替洛尔。

（2）β 受体阻断剂的侧链部分在受体的结合部位与 β 受体激动剂相同，其立体选择性是一致的。在芳基乙醇胺类中，与醇羟基相连的 β 位碳原子以 R 构型活性较强，而在芳氧丙醇胺类中，S 构型在立体结构上与芳基乙醇胺类的 R 构型相当。

（3）侧链氨基以异丙基或叔丁基取代的仲醇结构活性较好。

相关链接

β 受体阻断剂的应用

β 受体阻断剂是 20 世纪 60 年代发展起来的一类治疗心血管疾病的药物。它具有对抗肾上腺素兴奋心脏的作用，能降低自动性、延长有效不应期、降低传导性与兴奋性，故可减慢心率，减弱心肌收缩力，降低心肌耗氧量。临床上主要用于治疗心律失常、心绞痛、高血压、心肌梗死等心血管疾病；也可用于治疗甲状腺功能亢进、肥厚型心肌病、偏头痛和青光眼等，应用较广泛。能同时阻断 β_1 和 β_2 受体的药物有引起支气管痉挛和哮喘的不良反应。而对 β_1 受体具有较高选择性的药物，在治疗心血管疾病方面有其优越性。

拓展提高

其他常用 β 受体阻断剂

其他常用 β 受体阻断剂见表 9-2。

表 9-2　其他常用 β 受体阻断剂

结构通式	取代基		药物名称	对心脏的选择性作用
	R_1	R_2		
$R_1-CH-CH_2NHR_2$ 　　| 　　OH	OCH$_2$— （吲哚环）	—CH(CH$_3$)$_2$	吲哚洛尔 Pindolol	－
	O、N、N、S、N—OCH$_2$— （噻二唑吗啉环）	—C(CH$_3$)$_3$	噻吗洛尔 Timolol	－
	▷—CH$_2$OCH$_2$CH$_2$—〈苯环〉—OCH$_2$—	—CH(CH$_3$)$_2$	倍他洛尔 Betaxolol	＋
	H$_3$COOCCH$_2$CH$_2$—〈苯环〉—OCH$_2$—	—CH(CH$_3$)$_2$	艾司洛尔 Esmolol	＋

重点提示

　　盐酸肾上腺素、盐酸异丙基肾上腺素、重酒石酸去甲肾上腺素、盐酸麻黄碱及盐酸普萘洛尔(结构、旋光异构体、理化性质、作用特点),盐酸克仑特罗、盐酸多巴胺、盐酸伪麻黄碱、阿替洛尔(结构、作用特点),β受体阻断剂的结构特征和构效关系为本章的学习重点,也是近年来国家执业药师资格考试/全国卫生专业技术资格考试的重点。

本章小结 》》》》

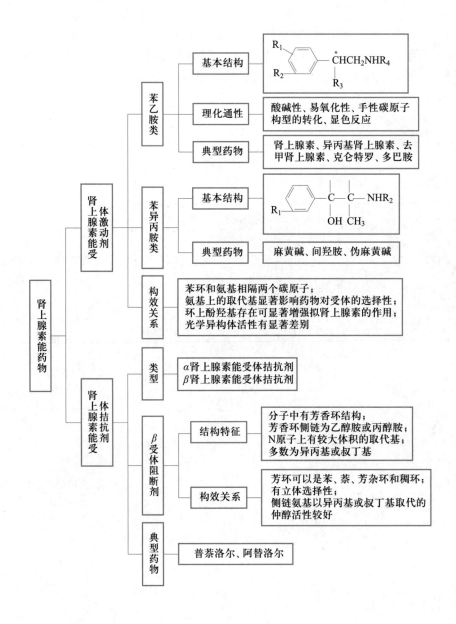

同步测试 〉〉〉〉

一、用化学方法区别下列各组药物

1. 盐酸肾上腺素与盐酸麻黄碱　2. 普萘洛尔与多巴胺　3. 克仑特罗与肾上腺素

二、问答题

在线测试

1. 为什么苯异丙胺类肾上腺素能受体激动剂作用时间较长?
2. 简述 β 受体阻断剂的结构特征。

(冯淑华)

实训项目五　药物的定性鉴别实训(一)

【实训目的】

● 理解几种常用典型药物的理化性质对药物鉴别的作用。
● 掌握应用几种典型药物的理化性质从事药物鉴别的方法与基本操作。

【实训器材】

1. 仪器

试管、白瓷板、乳钵、恒温水浴锅、酒精灯、胶头滴管、漏斗、烧杯、量杯等。

2. 药品

盐酸普鲁卡因、盐酸利多卡因、苯巴比妥(钠)、阿司匹林、对乙酰氨基酚。

3. 试剂

稀盐酸、盐酸、稀硝酸、稀硫酸、硫酸、0.1 mol/L 亚硝酸钠试液、碱性 $\beta-$ 萘酚试液、10% 氢氧化钠试液、氨水、三硝基苯酚试液、碳酸钠试液、硫酸铜试液、硝酸银试液、三氯化铁试液、氯仿、甲醛、亚硝酸钠固体。

【实训指导】

(一) 实训内容与操作步骤

1. 盐酸普鲁卡因

(1) 取本品约 20 mg,加稀盐酸 1 ml,振摇使其溶解,再加 0.1 mol/L 亚硝酸钠试液 2 滴,摇匀,加碱性 $\beta-$ 萘酚试液 2~3 滴,即析出红色或猩红色沉淀。

(2) 取本品约 0.1 g,加蒸馏水 2 ml 使之溶解,加 10% 氢氧化钠试液 1 ml,即生成白色沉淀;加热出现油状物;继续加热,产生蒸气(二乙氨基乙醇),可使润湿的红色石蕊试纸变蓝;热至油状物消失后,放冷,小心缓慢滴加盐酸试液,即析出白色沉淀,再加盐酸试液,沉淀又溶解。

(3) 取本品约 10 mg,加蒸馏水 1 ml 使之溶解,加稀硝酸 1 ml,摇匀,滴加硝酸银试液,即析出白色凝胶状沉淀。分离沉淀,加入适量氨水试液,沉淀溶解,再加硝酸试液,沉淀复现。

供试品若为盐酸普鲁卡因注射液,(1)、(3)法可直接取注射液进行;(2)法须将注射液浓缩后再进行。

2. 盐酸利多卡因

供试液配制:取本品约 0.2 g,加蒸馏水 20 ml 溶解后,分别进行下列操作:

(1) 取供试液 10 ml,加三硝基苯酚(苦味酸)试液 10 ml,即生成利多卡因苦味酸沉淀。

(2) 取供试液 2 ml,加碳酸钠试液 1 ml,硫酸铜试液 4~5 滴,即显蓝紫色;加氯仿 2 ml,振摇静置分层,氯仿层显黄色。

(3) 取供试液 5 ml,加稀硝酸 1 ml,摇匀,滴加硝酸银试液,即析出白色凝胶状沉淀。分离沉淀,加入适量氨水试液,沉淀溶解,再加硝酸试液,沉淀复现。

3. 苯巴比妥(钠)

(1) 取本品约 50 mg,加 10% 氢氧化钠试液 2 ml,煮沸约半分钟,即产生氨气,可使润湿的红色石蕊试纸变蓝。

(2) 取本品约 50 mg,加碳酸钠试液约 10 滴,加蒸馏水 2 ml,振摇片刻,过滤。取滤液(或上清液)滴加硝酸银试液,即发生白色沉淀,振摇,沉淀溶解;继续滴加硝酸银试液,边加边振摇,至沉淀不再溶解,再滴加氨水试液数滴,沉淀又溶解。

(3) 取本品约 50 mg 置试管中,加甲醛试液 1 ml,煮沸放冷,沿管壁缓缓加入硫酸约 10 滴,使成二液层(切勿振摇),置水浴中加热,接界面即显玫瑰红色。

(4) 取本品约 10 mg,置白瓷板或干燥试管中,加硫酸 2 滴,加亚硝酸钠约 5 mg,混合,即显橙黄色,继为橙红色。

供试品若为苯巴比妥片,乳钵研磨后取片粉适量(约相当于苯巴比妥 0.2 g),加无水乙醇 15 ml 充分振摇,过滤,将滤液置水浴上蒸干后,取残渣进行上述试验。

4. 阿司匹林

(1) 取本品约 50 mg,加蒸馏水 2 ml,煮沸放冷,加入三氯化铁试液 1 滴,即显紫堇色。另取本品 50 mg,加蒸馏水 2 ml,不经加热,加入三氯化铁试液 1 滴,观察现象,以作对照。

(2) 取本品约 0.2 g,加碳酸钠试液 2~3 ml,煮沸 2 min,放冷,滴加过量的稀硫酸,即析出白色沉淀,并产生乙酸,有特臭。

供试品若为阿司匹林片,乳钵研磨后取片粉少许(约相当于 0.1 g 阿司匹林),加蒸馏水 5 ml,分为两份再照上述(1)中方法进行试验;另取片粉适量(相当于 0.3 g 阿司匹林),加碳酸钠试液 5 ml,振摇后放置 5 min,过滤,取滤液再照上述(2)中"煮沸 2 min⋯⋯"方法进行试验。

5. 对乙酰氨基酚

(1) 取本品约 10 mg,加蒸馏水 1 ml,振摇使溶解,加三氯化铁试液 1~2 滴,即显蓝紫色。

(2) 取本品约 0.1 g,加稀盐酸 5 ml,置水浴中加热 40 min,放冷;取出 0.5 ml,滴加 0.1 mol/L 亚硝酸钠试液 5 滴,摇匀,加蒸馏水 3 ml,加碱性 β- 萘酚试液 2 ml,振摇,即显红色。

供试品若为对乙酰氨基酚片,乳钵研磨后取片粉(约相当于 0.5 g 对乙酰氨基酚),用 15 ml 乙醇分三次研磨使对乙酰氨基酚溶出,过滤,合并滤液,经水浴蒸干,取残渣依法进行上述试验。

6. 注意事项

(1) 做盐酸普鲁卡因试验(2)时,在加盐酸酸化过程中,应小心缓慢加入,如果滴加过快,会因为盐酸过量直接生成对氨基苯甲酸的盐酸盐,而观察不到沉淀现象。

(2) 苯巴比妥与 10% 氢氧化钠溶液共热时,易发生爆沸,操作中应特别注意加热部位及振摇,禁止将试管口朝向操作人员进行加热。

(3) 三氯化铁的显色反应很灵敏,但反应适宜 pH 为 4~6,在强酸性溶液中所得配位化合物易分解。

(4) 进行对乙酰氨基酚的重氮化 – 偶合反应,必须先将本品在沸水浴中水解完全。水解时不可直火加热,以防因局部温度过高,而促使本品被氧化或局部炭化,影响反应的结果。

(5) 在重氮化 – 偶合反应中,为了避免亚硝酸和重氮盐分解,须在低温下进行。实验过程中必须保持酸性,盐酸的量要多于药物的 3 倍,主要目的是促使亚硝酸钠转为亚硝酸以进行重氮化反应;还可加快重氮化反应速度;增加重氮盐稳定性并防止副反应的发生。

(二) 思考题

1. 苯巴比妥与硝酸银的反应中,加碳酸钠试液的作用是什么? 若加量过多有什么影响? 为什么滴加硝酸银试液时,开始生成的白色沉淀经振摇后又消失? 若再多加入硝酸银试液后,沉淀却不消失?

2. 进行阿司匹林鉴别试验(1)时,煮沸的目的是什么?

3. 可否利用重氮化 – 偶合反应区别阿司匹林和对乙酰氨基酚? 为什么?

(陈小林)

实 训 报 告

专业_____ 班级_____ 学号_____ 姓名_____ 成绩_____

项目名称_____

实训目的_____

_____

_____

实训操作

药物名称	基本操作(可以图示)	现象观察与结果记录
盐酸普鲁卡因		
盐酸利多卡因		
苯巴比妥(钠)		
阿司匹林		
对乙酰氨基酚		

实训小结

_____

_____

_____

_____

思考题

1.

2.

3.

教师评语

_____

_____

_____

_____

教师签字_____　　_____年_____月_____日

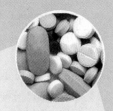

第十章
抗过敏药

>>>> 学习目标

知识目标：

- 了解抗过敏药的分类，无镇静作用的 H_1 受体拮抗剂的结构特征及其相应药物。
- 理解 H_1 受体拮抗剂的结构类型及其构效关系。
- 掌握 H_1 受体拮抗剂典型药物的化学结构、理化性质及作用特点。

能力目标：

- 能写出 H_1 受体拮抗剂典型药物的结构特点和临床用途。
- 能认识盐酸苯海拉明、马来酸氯苯那敏、盐酸西替利嗪、富马酸酮替芬、异丙嗪的结构式。
- 能应用典型药物的理化性质解决该类药物的制剂调配、鉴别、贮存保管问题。
- 能应用 H_1 受体拮抗剂的构效关系说明该类药物的作用特点和临床应用问题。

过敏性疾病亦称为变态反应性疾病,它是由于致敏原进入机体后引起异常反应所致的一种疾病。过敏原主要是某些外源性物质,如异种血清(破伤风抗毒素)、某些动物蛋白(如鱼、虾、蟹等)、细菌、病毒、寄生虫、空气中飘浮的花粉、尘螨及某些化学物质和药物。当这些过敏原进入体内刺激人体 B 细胞产生免疫球蛋白 E(IgE),IgE 与人体自身的肥大细胞和血清中的嗜碱性粒细胞结合而成为致敏细胞,当人们再一次接触这种过敏原时该过敏原会与致敏细胞上的抗体结合,损伤细胞膜脱颗粒,并释放出颗粒内的组胺、白三烯、缓激肽等活性物质。从细胞中释放的组胺与各种靶细胞中组胺受体结合,产生一系列生理反应,即过敏反应。

第一节　抗过敏药概述

过敏性疾病的致病因素及其机理很复杂,一般除了与体内的过敏介质——组胺有关外,还与白三烯、缓激肽等有直接关系。因此抗过敏药物分为组胺 H_1 受体拮抗剂、过敏介质释放抑制剂、白三烯拮抗剂、缓激肽拮抗剂。由于组胺在过敏性疾病的病理生理学机制中起重要作用,因此拮抗组胺的生理学作用是治疗过敏性疾病的主要途径之一。目前组胺 H_1 受体拮抗剂是临床上用来治疗过敏性疾病的主要药物,本章重点介绍组胺 H_1 受体拮抗剂。

🔖 相关链接

组胺受体与组胺的生理作用

组胺(Histamine)是广泛存在于动物体内(包括人体)的一种活性物质,由组氨酸在脱羧酶的催化下脱羧而成。组胺通常与肝素和蛋白质结合,其无活性的复合物贮存在肥大细胞和嗜碱性粒细胞的颗粒中。当毒素、水解酶、食物及一些化学物品等变态原或其他理化刺激损伤这些细胞时,引发抗原 - 抗体反应,肥大细胞脱颗粒,使组胺释放进入细胞间液,与受体结合产生复杂的生理作用。

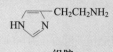

组胺

研究发现组胺受体有多种亚型,机制明确的有两个亚型:H_1 和 H_2 受体。组胺作用于 H_1 受体,引起毛细血管舒张,导致血管壁渗透性增加,出现水肿和痒感,产生过敏反应的症状;还引起肠道、子宫、支气管等器官的平滑肌收缩,严重时导致支气管哮喘。组胺作用于 H_2 受体,引起胃酸和胃蛋白酶分泌增加,导致消化道溃疡。因此,组胺受体拮抗剂分为 H_1 受体拮抗剂和 H_2 受体拮抗剂,前者用作抗过敏药,后者用作抗溃疡药。

H_1 受体拮抗剂包括经典的 H_1 受体拮抗剂和无嗜睡作用的 H_1 受体拮抗剂。经典的 H_1 受体拮抗剂存在一定的中枢镇静不良反应。H_1 受体拮抗剂按化学结构可分为乙二胺类、氨基醚类、丙胺类、三环类、哌嗪类和哌啶类。除乙二胺类外,其他 5 种结构类型的 H_1 受体拮抗剂均开发出了无嗜睡作用的药物。

1. 乙二胺类

主要药物有曲吡那敏（Tripelennamine）和将乙二胺的氮原子构成杂环的安他唑啉（Antazoline）等。前者用于治疗过敏性皮炎、湿疹、过敏性鼻炎、哮喘等，后者兼有抗过敏和抗心律失常的作用。

曲吡那敏　　　　　　　　　　　　　安他唑啉

2. 氨基醚类

将乙二胺类药物结构中的 N 原子置换成—CHO 得氨基醚类药物，主要药物有苯海拉明，除用作抗过敏药外，也用于抗晕动病。类似药物还有作用更强大、起效更快的司他斯汀（Setastine）、氯马斯汀（Clemastine）等。氯马斯汀为无嗜睡作用的 H_1 受体拮抗剂，临床用于过敏性鼻炎、荨麻疹、湿疹及其他过敏性皮炎，也可用于治疗支气管哮喘。

司他斯汀　　　　　　　　　　　　　氯马斯汀

3. 丙胺类

运用生物电子等排原理，将乙二胺和氨基醚类结构中 N、O 原子用—CH_2—替代，获得一系列芳丙胺结构的化合物。主要药物有氯苯那敏和阿伐斯汀（Acrivastine），后者具有选择性阻断组胺 H_1 受体的作用，因不易通过血脑屏障，故无镇静作用，临床上用于治疗过敏性鼻炎及荨麻疹等。

阿伐斯汀

4. 三环类

将上述的乙二胺类、氨基醚类、丙胺类药物的两个芳（杂）环通过一个或两个原子连接成三环系列的化合物，会获得很多新的抗过敏药。如异丙嗪（Promethazine）和赛庚啶（Cyproheptadine）等。不过这类药物往往还有其他药理作用，如赛庚啶抗组胺作用较强，同时还有抗 5– 羟色胺及抗胆碱作用。氯雷他定（Loratadine）、酮替芬是赛庚啶的结构类似物。氯雷他定对外周 H_1 受体有很高的亲和力，而对中枢内 H_1 受体的作用很低，为三环类无嗜睡作用的抗组胺药物，临床上用于治疗过敏性鼻炎、慢性荨麻疹及其他过敏性皮肤病。酮替芬具有 H_1 受体拮抗作用，也是过敏介质释放抑制剂，多用于哮喘的预防和治疗。

赛庚啶　　　　　　　氯雷他定　　　　　　　异丙嗪

5. 哌嗪类

此类药物可视为乙二胺类的特殊形式,即将乙二胺的两个 N 原子相连接,组成哌嗪环,仍有 H_1 受体拮抗活性,且作用时间长,主要药物有西替利嗪、布克力嗪(Buclizine)。后者具有镇吐、镇静、抗组胺作用,用于治疗晕动症和其他原因引起的恶心、呕吐。

布克力嗪

6. 哌啶类

哌啶类是无嗜睡作用 H_1 受体拮抗剂的主要类型,是将乙二胺类、氨基醚类、丙胺类的结构中的一个 N 形成哌啶结构,如左卡巴斯汀(Levocabastine)、依巴斯汀(Ebastine)等。前者为高活性异构体,临床上用于治疗变态反应性结膜炎和鼻炎;后者为作用持续时间长、非镇静抗过敏药,临床上用于治疗各种过敏性疾病。

左卡巴斯汀

📋 相关链接

经典 H_1 受体拮抗剂和无嗜睡 H_1 受体拮抗剂

经典的 H_1 受体拮抗剂具有较大的脂溶性基团,能够透过血脑屏障进入中枢,对中枢的受体有亲和力,产生抑制作用,而使其具有嗜睡和镇静的副作用,同时作用时间短暂。由于该类药物结构与其他类型药物具有相似的部分,因此表现出活性专属性不强,常常出现不同程度的拟交感、抗胆碱、抗 5-羟色胺、解痉、局部麻醉、镇静等作用。通过研究发现了无嗜睡的 H_1 受体拮抗剂,这类药物与经典的 H_1 受体拮抗剂在结构上具有不同点,含有极性较大的基团,不易进入中枢,有的几乎无嗜睡作用,如特非那定(Terfenadine)无嗜睡作用,具有抗组胺作用强,作用时间长的特点;阿司咪唑(Astemizole)不易透过血脑屏障,是一种无嗜睡,长效的药物。

第二节 抗过敏药典型药物

盐酸苯海拉明 Diphenhydramine Hydrochloride

$$CHOCH_2CH_2N(CH_3)_2 \cdot HCl$$

化学名为 $N,N-$ 二甲基 $-2-$（二苯基甲氧基）乙胺盐酸盐。

本品白色结晶性粉末，极易溶于水，水溶液近中性。

本品为醚类化合物，受共轭效应的影响，在碱性溶液中稳定，酸性条件下易被水解生成二苯甲醇和 $\beta-$ 二甲氨基乙醇。本品纯品对光稳定，当含有二苯甲醇等杂质时遇光不稳定，可被氧化变色。杂质二苯甲醇可从合成过程带入，也可能因贮存时分解产生，由于二苯甲醇的水溶性小，冷却凝固为白色蜡状，使本品水溶液的澄明度也会受到影响。

酸催化水解反应如下：

$$CHOCH_2CH_2N(CH_3)_2 \xrightarrow{H^+} \overset{+}{C}HOCH_2CH_2N(CH_3)_2$$

$$\xrightarrow{} \overset{+}{CH} \xrightarrow{H_2O} CHOH$$

答案

课堂活动 ▶▶▶

苯海拉明虽为醚类化合物，但在酸性条件下易被水解破坏的原因是什么？另盐酸苯海拉明注射剂放置一段时间后，发生浑浊，是什么原因？

本品水溶液与硫酸作用，初显黄色，后变橙红色，加水稀释生成白色乳浊液。另本品具有叔胺结构，有类似生物碱的颜色反应和沉淀反应，可用于鉴别。

本品能竞争性阻断组胺 H_1 受体而产生抗组胺作用，中枢抑制作用亦显著。有镇静、防晕动、止吐作用，可缓解支气管平滑肌痉挛。临床主要用于治疗荨麻疹、花粉症、过敏性鼻炎和皮肤瘙痒等。

马来酸氯苯那敏 Chlorphenamine Maleate

$$CHCH_2CH_2N(CH_3)_2 \cdot \begin{matrix} CHCOOH \\ \parallel \\ CHCOOH \end{matrix}$$

又名扑尔敏。

本品为白色结晶性粉末,极易溶于水,游离碱为油状物,马来酸酸性较强,使本品水溶液呈酸性。本品分子结构中有一个手性碳原子,有旋光异构体,S 构型右旋体的活性强于 R 构型左旋体,药用品为其外消旋体。

本品分子中具有的双键结构、吡啶环,对光不稳定。

本品分子中有一个叔氨基,故有叔胺的特征性反应,与枸橼酸 – 乙酸酐试液在水浴上加热,即能产生红紫色;与苦味酸生成黄色沉淀。

本品结构中的马来酸有不饱和双键,加稀硫酸及高锰酸钾试液,红色褪去,可用于鉴别。

本品为常用抗过敏药物,临床主要用于治疗过敏性鼻炎、皮肤黏膜的过敏和药物或食物引起的过敏性疾病等。

相关链接

感冒药引发的交通事故——驾驶员的服药禁忌

服用抗过敏药苯海拉明和扑尔敏的司机为什么暂时不能驾驶车辆?如果司机要驾驶车辆,应选用哪种药物比较合适?

因为苯海拉明和扑尔敏除了拮抗组胺 H_1 受体产生抗过敏作用外,同时具有较强的镇静作用。其结构含有具较大脂溶性的基团,易于通过血脑屏障进入中枢,产生中枢抑制作用,所以服药后易产生困倦,影响车辆驾驶。如果要驾驶车辆,可选择非镇静的 H_1 受体拮抗剂,如西替利嗪和氯雷他定等。这些药物在化学结构上已与经典的 H_1 受体拮抗剂有所不同,通过引入亲水性基团,使药物难以通过血脑屏障,克服了中枢镇静的不良反应。

盐酸西替利嗪 Cetirizine Hydrochloride

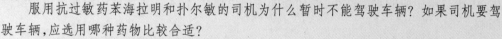

化学名为 2– [4– [(4– 氯苯基) 苯基甲基]–1 哌嗪基]乙氧基乙酸二盐酸盐

本品为白色或几乎白色粉末,溶于水,几乎不溶于丙酮和二氯甲烷,应避光保存。

本品选择性作用于 H_1 受体,作用强而持久。由于结构中的羧基易于离子化,而不易通过血脑屏障进入中枢,属于非镇静性抗组胺药。临床上用于治疗过敏性鼻炎、过敏性结膜炎、荨麻疹及各种瘙痒性皮肤疾患。

异丙嗪 Promethazine

化学名为 N,N,α– 三甲基 –10H– 吩噻嗪 –10– 乙胺

本品为白色或几乎白色粉末或颗粒。几乎无臭;味苦;在水中易溶解,在乙醇或氯仿中溶解,在丙酮和乙醚中几乎不溶。稳定性与氯丙嗪类似。

本品可以用于治疗各种过敏症(如哮喘、荨麻疹等)、孕期呕吐、乘船等引起的眩晕。可与氨茶碱等合用治疗哮喘。

氯雷他定 Loratadine

化学名为4-(8-氯-5,6-二氢-11H-苯并[5,6]-环庚烷[1,2b]吡啶-11-亚基-1-羧基乙酯。

本品为白色或微黄色粉末,不溶于水,易溶于丙酮、乙醇和氯仿。

本品吸收良好,起效快,达峰时间约 1.5 h。本品是一个选择性 H_1 受体拮抗剂,无抗胆碱活性和中枢抑制作用,临床用于治疗过敏性鼻炎和荨麻疹。

富马酸酮替芬 Ketotifen Fumarate

本品游离体为黄色结晶性粉末,溶于甲醇、乙醇,不溶于水。

酮替芬通常与富马酸成盐供药用,该盐稳定,在温度为 60 ℃,相对湿度为 50% 的条件下,放置一周仅有少许颜色变化。

本品分子中的富马酸为不饱和酸,双键可被高锰酸钾氧化,使高锰酸钾溶液褪色并生成二氧化锰棕色沉淀。分子结构中含有酮基,加 2,4- 二硝基苯肼试液后,即生成相应的腙,呈红棕色絮状沉淀。

本品既有 H_1 受体拮抗作用,又可抑制支气管黏膜下肥大细胞释放过敏介质和嗜碱性细胞释放组胺及慢反应物质,是一种可口服的过敏介质释放抑制剂,具有很强的抗过敏作用。对过敏性哮喘尤为适用,作用强而持久。但本品有较强的中枢抑制(嗜睡)不良反应。

盐酸赛庚啶 Cyproheptadine Hydrochloride

化学名为 1- 甲基 -4-(5H- 二苯并 [a,d] 环庚三烯 -5- 亚基) 哌啶盐酸盐倍半水合物。

本品为白色或微黄色结晶性粉末,微溶于水,略溶于乙醇,易溶于甲醇。

本品结构中含有不饱和键,对光敏感,应避光贮存。

本品临床主要用于治疗荨麻疹、湿疹、过敏性和接触性皮炎、皮肤瘙痒、过敏性鼻炎和支气管哮喘等疾病。

拓展提高

经典 H₁ 受体拮抗剂的构效关系

H_1 受体拮抗剂属竞争性拮抗剂,具有以下基本结构:

$$\begin{array}{c} Ar_1 \\ \quad X{-}(CH_2)_n{-}N \\ Ar_2 \end{array} \begin{array}{c} R_1 \\ \\ R_2 \end{array}$$

(1) Ar_1 和 Ar_2 为苯环或芳杂环,X 分别为 N(乙二胺类)、CHO(氨基醚类)或 CH(丙胺类)等,n 通常为 2,即芳环与叔氮原子距离为 0.5~0.6 nm,呈现较好活性。芳杂环上可以有甲基或卤原子取代,两个芳(杂)环也可以再次通过一个硫原子或两个碳原子键合后,成为三环类抗过敏药物。

(2) 只有当两个芳(杂)环 Ar_1 和 Ar_2 不共平面时,药物才具较大的抗组胺活性,否则活性很低。

(3) H_1 受体拮抗剂的光学异构体之间抗组胺活性有很大的差别。几何异构体之间的抗组胺活性和作用时间差异都很大。

相关链接

过敏介质释放抑制剂

通常贮藏在肥大细胞、嗜碱性粒细胞中的组胺分子是与肝素蛋白络合成颗粒形式存在的。组胺分子的释放受抗原与细胞膜上抗体反应、负反馈机制、环磷酸腺苷(cAMP)浓度调节的影响。过敏介质释放的抑制剂具有抑制细胞释放组胺分子的作用。其中典型药物是色甘酸钠,它能稳定肥大细胞的细胞膜,阻止组胺游离、释放。作用机制可能是色甘酸钠抑制细胞内腺苷磷酸二酯酶,使 cAMP 的浓度增加,阻止钙离子进入肥大细胞,稳定细胞膜,从而阻止过敏介质的释放。酮替芬与色甘酸钠作用相似。

重点提示

盐酸苯海拉明的结构、化学名、理化性质,马来酸氯苯那敏、盐酸西替利嗪、富马酸酮替芬、盐酸赛庚啶、异丙嗪、氯雷他定的结构、作用特点等为本章的学习重点,也是近年来国家执业药师资格考试/全国卫生专业技术资格考试的重点。

本章电子教案

本章小结　　>>>>>

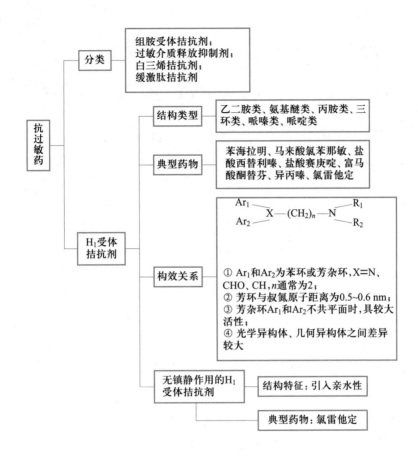

同步测试　　>>>>

一、用化学方法区别下列各组药物

1. 马来酸氯苯那敏与苯海拉明　　2. 奥美拉唑与富马酸酮替芬

二、问答题

1. 拮抗组胺分子与 H_1 受体结合的药物，可用于治疗哪些疾病？

2. 经典的 H_1 受体拮抗剂为什么有镇静作用？怎样克服？

（冯淑华）

在线测试

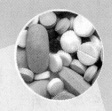

第十一章
心血管系统药物

>>>> 学习目标

知识目标：

● 了解心血管系统药物的类型，硝酸酯和亚硝酸酯类、钙拮抗剂的作用机制，非特异性抗心律失常药物的构效关系，强心药的类型及作用原理。

● 理解降血脂药、抗心绞痛药、抗心律失常药的分类，苯氧乙酸类降血脂药、二氢吡啶（DHP）类钙拮抗剂的构效关系，抗高血压药物的分类和作用原理。

● 掌握降血脂药、抗心律失常药、抗心绞痛药、抗高血压药典型药物的化学结构、理化性质及作用特点。

能力目标：

● 能写出降血脂药、钙拮抗剂、抗心律失常药、抗高血压药典型药物的结构特点和临床用途。

● 能认识氯贝丁酯、硝酸甘油、硝酸异山梨酯、硝苯地平、普鲁卡因胺、卡托普利、可乐定的结构式。

● 能应用典型药物的理化性质解决该类药物的制剂调配、鉴别、贮存保管问题。

● 能应用各类药物的构效关系说明临床常用药物的作用特点和临床应用问题。

　　心血管系统药物（cardiovascular system drugs）主要作用于心脏或血管系统，改进心脏功能，调节心脏血液的总输出量或调整循环系统各部分的血液分配或改善血液成分。根据用于治疗的疾病类型，分为降血脂药、抗心绞痛药、抗心律失常药、抗高血压药及强心药5类。

第一节　调 血 脂 药

　　调血脂药又称为抗动脉粥样硬化药。应用调血脂药物可调节血脂的构成，降低低密度脂蛋白，提高高密度脂蛋白，预防和缓解动脉粥样硬化病症状。

　　调血脂药主要是针对胆固醇和甘油三酯的合成与分解代谢发挥作用，可分为四类：苯氧乙酸类、烟酸类、羟甲戊二酰辅酶A（HMG-CoA）还原酶抑制剂及其他类。

相关链接

血浆脂质代谢紊乱与动脉粥样硬化

　　血浆中的脂质组成复杂，包括甘油三酯、磷脂、胆固醇和胆固醇酯及游离脂肪酸等，它们在血液中与载脂蛋白结合形成极低密度脂蛋白（VLDL）、低密度脂蛋白（LDL）、高密度脂蛋白（HDL）而溶解于血浆中，使血浆清澈透明。动脉粥样硬化是缺血性心脑血管病的病理基础，为发达国家人口死亡的主要原因。动脉粥样硬化及冠心病与血脂过高、脂质代谢紊乱有密切关系。动脉粥样硬化即当血脂长期升高后，血脂及其分解产物将逐渐沉积于血管壁上，并伴有纤维组织生成，使血管通道变窄，弹性减小，最后可导致血管被堵塞。大量临床试验证明，降低血浆中总胆固醇量和LDL水平或升高HDL水平，可延缓动脉粥样病变的进展，降低冠心病的危险。所以，调整和控制血脂水平是降低动脉粥样硬化发病率和死亡率的重要手段。

缺血性脑卒中诊疗与合理用药

一、苯氧乙酸类

（一）简介

　　胆固醇在体内的生物合成是以乙酸为起始原料，因而人类合成大量的乙酸衍生物，以寻找阻滞胆固醇合成的降胆固醇药物，并开发出了一类苯氧乙酸衍生物。这些药物有降低甘油三酯及胆固醇的作用，又被称为氯贝丁酯及其类似物。在研究氯贝丁酯的构效关系的过程中发现增加苯基数目，活性将增加，继而开发了非诺贝特等药物。

（二）典型药物

氯贝丁酯 Clofibrate

$$Cl-\!\!\!\!\bigcirc\!\!\!\!-O-\!\!\overset{\overset{\displaystyle CH_3}{|}}{\underset{\underset{\displaystyle CH_3}{|}}{C}}\!\!-COOC_2H_5$$

化学名为2-（4-氯苯氧基）-2-甲基丙酸乙酯，又名氯苯丁酯、冠心平、安妥明。本品为无色或黄色澄明油状液体，几乎不溶于水。遇光色渐变深，需避光保存。

本品结构中含有酯键,可水解,水解后生成对氯苯氧异丁酸和乙醇。

本品有酯的性质,可发生异羟肟酸铁反应,即在碱性条件下与盐酸羟胺反应,生成异羟肟酸,经酸化,加 $FeCl_3$ 试液生成异羟肟酸铁,显紫红色,可用于鉴别。

本品具有明显降低甘油三酯的作用,主要降低 VLDL,用于治疗高脂血症、尿崩症,还能改善糖尿病性视网膜患者的视力和眼底病变。

本品口服吸收良好,在体内迅速水解为活性产物氯贝酸。约 60% 的氯贝酸在肝中与葡萄糖醛酸结合,随尿排出;但尚有部分氯贝酸与葡萄糖醛酸的结合物可被酶水解再生成氯贝酸,重吸收后产生作用,形成一种代谢循环现象。另本品有特异臭味,对胃肠道有刺激性,故制成胶丸服用。

吉非贝齐 Gemfibrozil

又名甲苯丙妥明。

本品是近年来出现的最引人注目的降血脂药物之一,是一种非卤代的苯氧戊酸衍生物。特点是显著降低甘油三酯和总胆固醇,主要降低 VLDL,而对 LDL 则影响较小,但可提高 HDL。

非诺贝特 Fenofibrate

又名普鲁脂芬。

本品为白色或类白色结晶,几乎不溶于水。经氧瓶燃烧法破坏后,溶液显氯化物鉴别反应。

本品主要用于治疗高脂血症,具有明显的降低胆固醇、甘油三酯和升高 HDL 的作用。

课堂活动 ▶▶▶

请归纳氯贝丁酯、吉非贝齐和非诺贝特的结构异同点。

拓展提高

苯氧乙酸类降血脂药的构效关系

基本结构:由芳基和脂肪酸两部分组成。

(1) 羧基或易水解的烷氧羰基的存在是降血脂活性的必要条件。

(2) 脂肪酸部分的季碳原子并非必需,一个烷基取代基也有降血脂活性。

（3）分子中芳基部分保证了亲脂性，并能与蛋白质链某些部分互补；增加苯基数目，活性增强。

（4）有效降血脂药结构中，苯环对位的氯并不重要，可能是为了防止和减慢苯环羟基化。

（5）芳环对位的其他取代基，特别是环烷基，能增强对乙酰辅酶 A 羧化酶的抑制作用，降低或完全控制游离脂肪酸的合成。

（6）以硫取代芳基与羧基之间的氧可以增强降血脂作用。

二、羟甲戊二酰辅酶 A（HMG-CoA）还原酶抑制剂

HMG-CoA 还原酶抑制剂，可竞争性抑制胆固醇合成过程中的限速酶（即 HMG-CoA 还原酶），而降低体内内源性胆固醇合成的水平。该类药物选择性强，疗效确切，能显著降低 LDL 中的胆固醇水平，并能提高 HDL 中的胆固醇水平，使胆固醇形式从有害变为无害，是目前治疗高胆固醇血症中疗效良好的药物，主要药物有洛伐他汀（Lovastatin）、辛伐他汀（Simvastatin）等。

相关链接

胆固醇的生物合成与HMG-CoA还原酶抑制剂

胆固醇的生物合成主要在肝中进行，其合成量几乎占全身合成量的 3/4 以上。合成从两分子乙酰辅酶 A 缩合开始，HMG-CoA 还原酶是合成胆固醇的限速酶，抑制其活性则阻断肝的胆固醇合成，并可耗竭胆固醇贮存。这一作用可诱导 LDL 受体 mRNA 在肝合成 LDL 受体。LDL 受体数量的增加促进血清中 LDL 进入肝细胞，这使得血清胆固醇、LDL 粒子和 LDL 胆固醇的水平下降。HMG-CoA 还原酶抑制剂类药物的开发成功，是降血脂研究的一个突破性进展。

1987 年投放市场的洛伐他汀是第一个 HMG-CoA 还原酶抑制剂，是从土曲霉菌培养基中分离出来的化合物，对原发性高胆固醇血症具显著疗效，可明显降低冠心病发病率和死亡率。

洛伐他汀　　　　　　　　辛伐他汀

洛伐他汀和辛伐他汀均是前体药物，分子中具有内酯环，口服后可被水解（主要在肝），内酯环打开，转化为 β- 羟基酸显效。体外酸碱条件下也可迅速水解产生 β- 羟基酸，放置过程中内酯环上的羟基还可发生氧化反应。辛伐他汀的结构与洛伐他汀相似，仅侧链酰基 α- 碳原子相差一个甲基。

　　构效关系研究表明他汀类药物 C_8 位 α- 甲基丁酰氧基侧链中，α- 碳原子是手性碳原子，但 R 和 S 两种构型的活性相同。

　　辛伐他汀具有降低总胆固醇、LDL 和 VLDL 的血清浓度，中度提高 HDL 的水平，同时降低甘油三酯血浆浓度的作用。本品还具有长效的特点，可每日一次，副作用小。

🌀 拓展提高

烟酸及其他类降血脂药

　　烟酸是水溶性维生素，可降低血浆中甘油三酯的浓度，也可降低 LDL，因此有抗动脉粥样硬化及抗冠心病的作用。但烟酸有较大的刺激性，通常将其制成酯的前药使用。临床常用药物有烟酸肌醇酯和烟酸戊四醇酯等。烟酸类似物阿昔莫司，能增加 HDL，降甘油三酯和胆固醇的作用与烟酸相当，但无烟酸的不良反应。

　　临床还有一些其他类型的降血脂药，如黏多糖及多糖类，该类药物的作用以降低血中甘油三酯为主，主要有藻酸双酯钠（多糖硫酸酯）、硫酸软骨素 A 等。胆酸螯合剂（阴离子交换树脂）如考来烯胺和考来替泊，在肠道内通过离子交换作用，与胆汁酸形成螯合物，经粪便排出，促进肝内胆固醇转化为胆酸，加速了胆固醇的代谢，降低了血中胆固醇的含量。此外，亚油酸、月见草油（主要成分为 γ- 亚麻酸和亚油酸）等 ω-6 型不饱和脂肪酸类，临床上可用于治疗高胆固醇和高甘油三酯血症及减肥。

第二节　抗心绞痛药

　　心绞痛是冠状动脉粥样硬化性心脏病（冠心病）的常见症状，由心肌急剧的暂时性缺血和缺氧引起。治疗心绞痛的合理途径是增加供氧（放支架）或降低耗氧。目前临床上使用的抗心绞痛药主要是通过减弱心室壁肌张力，降低心肌收缩强度及减慢心率而减少心肌耗氧量。也可以通过解除冠脉痉挛或促进形成侧支循环而增加冠脉供血，达到缓解和治疗的目的。

　　抗心绞痛药按化学结构和作用机制可分为 4 类：硝酸酯和亚硝酸酯类、钙拮抗剂、β 受体阻断剂及其他类。

一、硝酸酯和亚硝酸酯类

　　硝酸酯和亚硝酸酯类是最早应用于临床的抗心绞痛药，已有 100 多年的历史，目前仍然是治疗心绞痛的可靠药物。常用的药物有硝酸甘油、硝酸异山梨酯、丁四硝酯（Erythrityl Tetranitrate）等。

硝酸异山梨酯 Isosorbide Dinitrate

　　化学名为 1,4:3,6- 二脱水 -D- 山梨醇 -2,5- 二硝酸酯，又名硝异梨醇、消心痛。

本品为白色结晶性粉末,微溶于水,易溶于乙醇、氯仿、丙酮。

本品的干燥品较稳定,但在酸、碱溶液中容易水解。在受到撞击和高热时有爆炸的危险,贮存和运输时须加以注意;为增加安全性,可将其溶解在乙醇中贮存和运输。

本品加水和硫酸可水解成硝酸,缓缓加入硫酸亚铁试液,液层接界面显棕色。

本品有扩张冠状动脉的作用,是长效抗心绞痛药。临床上用于心绞痛、冠状循环功能不全、心肌梗死等的缓解和预防。

硝酸甘油 Nitroglycerin

CH₂ONO₂
|
CHONO₂
|
CH₂ONO₂

本品为淡黄色、无臭、带甜味的油状液体,略溶于水,溶于乙醇、氯仿、丙酮。

本品为硝酸酯类,在受到撞击和高热时也有爆炸的危险,故贮存和运输时须加以注意。

本品在中性和弱酸性条件下较稳定,但在碱溶液中容易水解生成有恶臭味的丙烯醛;水解还能游离出硝酸负离子,与二苯胺作用生成蓝色醌类化合物。

本品具有吸收快、起效快的特点,临床上主要用于治疗心绞痛。

硝酸甘油片

课堂活动 ▶▶▶

运输和使用硝酸甘油、硝酸异山梨酯等硝酸酯类药物时,应注意什么问题?

答案

拓展提高

硝酸酯类药物的体内代谢

硝酸酯类易经黏膜或皮肤吸收,口服吸收较好,但经肝首过效应后大部分已被代谢,因此血药浓度极低。本类药物在肝内被谷胱甘肽、有机硝酸酯还原酶降解,脱去硝基成为硝酸盐而失效,并与葡萄糖醛酸结合,经肾排泄。值得注意的是单硝酸异山梨酯无肝首过效应,生物利用度可达100%;主要经肾排泄,其次经胆汁排泄。

相关链接

硝酸酯类和亚硝酸酯类药物的作用机制

研究证明,血管内皮细胞能释放扩血管物质——血管内皮舒张因子,即一氧化氮(NO),激活鸟苷酸环化酶,增加细胞内 cGMP 的含量,从而激活依赖于 cGMP 的蛋白激酶,促使肌球蛋白去磷酸化,松弛血管平滑肌。硝酸酯类扩血管药能与平滑肌细胞的"硝酸酯受体"结合,并被"硝酸酯受体"的巯基还原成 NO 或 SNO(亚硝巯基)而舒张血管,改变心肌血流分布,增加缺血区血流灌注。但硝酸酯类药物连续用药后可出现耐受性,耐受性的发生可能与"硝酸酯受体"中的巯基被耗竭有关,给予硫化物还原剂能迅速翻转这一耐受现象。如应用硝酸酯类药物的同时,给予保护体内硫醇类化合物的 1,4- 二巯基 -3,3- 丁二醇,就不易产生耐药性。

二、钙拮抗剂

相关链接

钙离子、钙通道和钙通道阻滞剂的主要生理意义

钙离子是心肌和血管平滑肌兴奋收缩偶联中的关键物质。钙通道是细胞膜中的蛋白质小孔,主要为 Ca^{2+} 进入细胞内的通道。钙通道阻滞剂(Calcium Channel Blocker)也称为钙拮抗剂,能选择性地阻滞 Ca^{2+} 经细胞膜上的钙通道进入细胞内,减少细胞内的 Ca^{2+} 浓度。导致心肌收缩力减弱、心率减慢、心输出量减少,从而减少心肌做功和耗氧量;同时冠状血管和外周动脉血管松弛,外周阻力降低,血压下降。因此,临床上除了用于抗心绞痛,还用于抗心律失常和抗高血压,是治疗心血管疾病的重要药物。

(一)钙拮抗剂的结构类型和主要药物

钙拮抗剂(Calcium Antagonist,Ca-A)按化学结构可分为二氢吡啶类(Dihydropyridines,DHP)、芳烷基胺类、苯并硫氮杂䓬类和二苯基哌嗪类。

1. 二氢吡啶类

二氢吡啶类药物主要有硝苯地平、尼索地平、尼莫地平、尼群地平、氨氯地平等。用于治疗心绞痛、高血压和心律失常。

尼索地平

氨氯地平

2. 芳烷基胺类

芳烷基胺类药物主要有维拉帕米(Verapamil),其分子中有手性碳原子,左旋体是室上性心动过速病人首选药,右旋体用于治疗心绞痛。

3. 苯并硫氮杂䓬类

苯并硫氮杂䓬类药物主要有地尔硫䓬(Diltiazem),是一种具有高度特异性的钙拮抗剂,分子中有 2 个手性碳原子,在 4 个立体异构体中,$2S,3S$ 异构体具有最大的扩张血管作用。临床上用于抗心绞痛、抗心律失常和治疗老年人高血压等。

维拉帕米

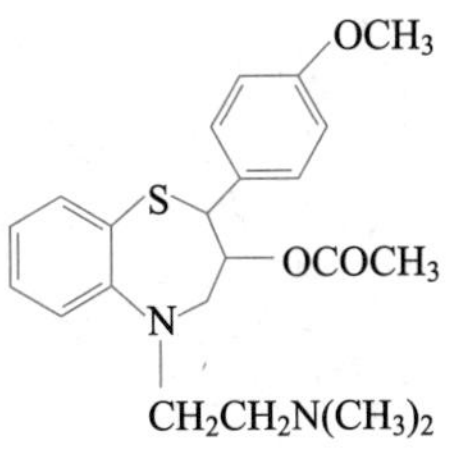

地尔硫草

4. 二苯基哌嗪类

二苯基哌嗪类药物主要有氟桂利嗪、桂利嗪等,对血管平滑肌有直接扩张作用,能显著改善脑循环和冠状循环。

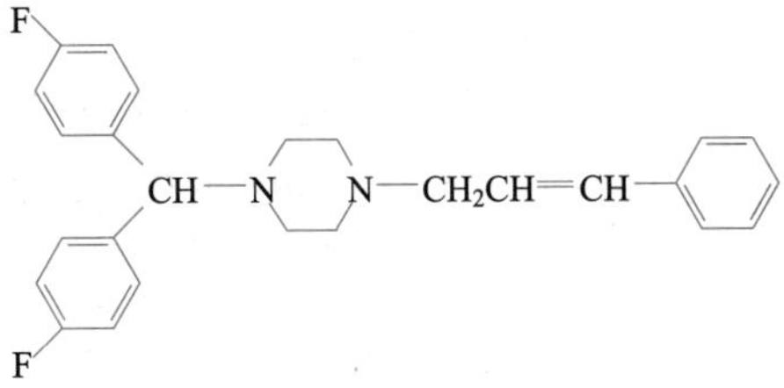

氟桂利嗪

(二) 典型药物

硝苯地平 Nifedipine

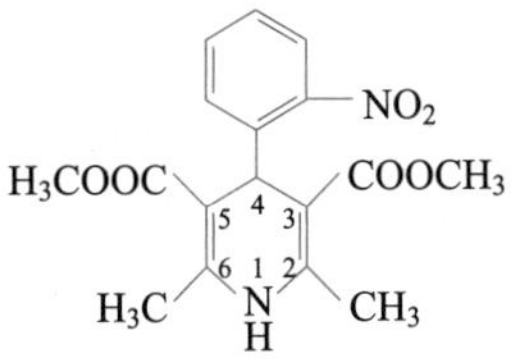

化学名为 1,4- 二氢 -2,6- 二甲基 -4-(2- 硝基苯基)-3,5- 吡啶二甲酸二甲酯,又名心痛定、硝苯吡啶、硝苯啶。

本品为黄色结晶性粉末,几乎不溶于水,易溶于氯仿、丙酮。

本品遇光极不稳定,分子内发生光化学歧化作用,降解为硝基苯吡啶衍生物,对人体有害,故在生产、贮存及使用中均应避光。

本品以丙酮溶解,加 20% 氢氧化钠溶液 3~5 滴,振摇,溶液显橙红色。

本品有较低的首过效应,口服吸收好,作用强度为硝酸甘油的 20 倍。临床用于预防和治疗冠心病、心绞痛,对顽固性、重度高血压也有疗效。

硝苯地平
控释片

课堂活动 ▶▶▶

请结合硝苯地平、尼索地平(Nisoldipine)、氨氯地平(Amlodipine)的结构,归纳二氢吡啶类药物共同的结构特点和稳定性。并说明临床上使用二氢吡啶类药物进行输液治疗时,为了使药物不发生分解,应采取什么措施。

答案

相关链接

常用的钙拮抗剂药物名称、结构、特点和用途见表 11-1。

表 11-1　常用钙拮抗剂药物

药物名称	药物结构	特点与用途
氨氯地平		选择性作用于血管,生物利用度高,作用时间长,每天只需给药 1 次,不良反应轻,耐受性好。临床上用于治疗各种类型的高血压(单独或与其他药物合并使用)和心绞痛,尤其是自发性心绞痛,本品对肾有一定的保护作用
尼群地平		抑制血管平滑肌及心肌的跨膜钙离子内流,主要作用于血管,以降低舒张压为主。临床上用于各种类型的高血压的治疗,为一线降血压药物
尼莫地平		选择性扩张脑血管。临床用于治疗老年性脑功能障碍,预防和治疗蛛网膜下腔出血后脑血管痉挛引起的缺血性神经损伤以及老年性脑功能损伤、偏头痛、突发性耳聋等
地尔硫䓬		扩张冠脉血管及外周血管,使冠脉血流量增加和血压下降。主要用于心绞痛的预防和治疗,对轻中度高血压有疗效,作用缓和、平稳,适合于老年高血压患者。由于对心脏有抑制作用,故不能与 β 受体阻断剂联用
维拉帕米		药用为外消旋体,增加冠脉血流,对外周血管有明显扩张作用,用于治疗心绞痛、心律失常、肥厚性心肌病、原发性高血压。由于对心脏有抑制作用,故不能与 β 受体阻断剂联用

拓展提高

二氢吡啶(DHP)类的构效关系

二氢吡啶类是目前临床上特异性最高、作用最强的一类 Ca-A,对二氢吡啶类的构效关系研究认为:

(1) 1,4-二氢吡啶环是必需的,改为吡啶则活性消失。环上氮原子不被取代时活性最佳。

(2) 2,6 位取代基应为低级烷烃。

(3) 3,5 位取代基为酯基是必要的,如换为乙酸基或氰基则活性大为降低。

（4）C$_4$为手性碳原子时，有立体选择性，其 S 构型活性较强，临床用外消旋体。

（5）4 位的取代苯基以邻、间位取代为宜。

三、β 受体阻断剂

β 受体阻断剂是目前唯一确定的急性心肌梗死后次级预防药。通过减慢心率、减弱心肌收缩力而减少心肌耗氧，缓解心绞痛。主要药物有普萘洛尔、阿替洛尔等。

拓展提高

其他类型抗心绞痛药——双嘧达莫

双嘧达莫（Dipridamole）又名潘生丁、哌啶醇。本品为黄色结晶性粉末，对光不稳定，对热稳定。本品在溶液中有强烈的绿色荧光，加酸后荧光消失，为本品特有的现象。

本品具有扩张冠状动脉、促进侧支循环形成，抑制血小板聚集、防止血栓形成的作用。临床上用于治疗慢性冠状动脉功能不全、心绞痛和心肌梗死等。

第三节　抗心律失常药

心律失常是严重的心脏疾病，临床表现有心动过速和心动过缓两种，心动过缓可用阿托品或异丙基肾上腺素治疗。本节主要介绍用于治疗心动过速型疾病的抗心律失常药。

一、抗心律失常药的分类方法与常用药物

抗心律失常药的经典分类方法是按 Vaugha Williams 分类法分为四类，详细内容见表 11-2。必须注意，这种分类只是相对的，不少抗心律失常药的电生理效应具有跨类特性，表现为复合机制。如奎尼丁具有 Ⅰ／Ⅲ 类特性，普萘洛尔具有 Ⅰ／Ⅱ 类特性。

其次，抗心律失常药还可以按作用机制分为离子通道阻滞剂和 β 受体阻断剂两大类。前者包括钠通道阻滞剂、钙桔抗剂和钾通道阻滞剂。两种分类方法的关系见表 11-2。

表 11-2　抗心律失常药的分类、常用药物和作用机制

类型		药物名称	作用机制
Ⅰ 钠通道阻滞剂	Ⅰ$_A$	奎尼丁,普鲁卡因胺,丙吡胺	适度阻滞钠通道,与心肌细胞膜上的钠通道蛋白相结合,阻止钠内流,又称为膜稳定剂
	Ⅰ$_B$	妥卡尼,美西律,利多卡因	轻度阻滞钠通道,缩短复极化,提高颤动阈值
	Ⅰ$_C$	氟卡尼,普罗帕酮	明显阻滞钠通道,明显减慢传导
Ⅱ β受体阻断剂		普萘洛尔	拮抗β受体,抑制交感神经活性
Ⅲ 钾通道阻滞剂		胺碘酮,托西溴苄胺	延长有效不应期和动作电位时程,抑制钾外流
Ⅳ 钙拮抗剂		维拉帕米,地尔硫䓬	抑制钙离子缓慢内流,降低心脏舒张期自动去极化速率,使窦房结冲动减慢

二、钠通道阻滞剂

(一) 简介

钠通道阻滞剂为Ⅰ类抗心律失常药,根据对钠通道选择性和阻滞性差异,可细分为Ⅰ$_A$类、Ⅰ$_B$类、Ⅰ$_C$类 3 种。

1. Ⅰ$_A$类抗心律失常药

本类药物主要有奎尼丁(Quinidine)、普鲁卡因胺(Procainamide)等。奎尼丁是从金鸡纳树皮中提取分离出的一种生物碱,具有右旋光性,与抗疟药(−)− 奎宁为非对映异构体。奎尼丁抑制钠通道开放,延长通道失活恢复时间,降低细胞膜钠离子通透性,用于治疗阵发性心动过速等。

奎尼丁

2. Ⅰ$_B$类抗心律失常药

本类药物主要有利多卡因(Lidocaine)、妥卡尼(Tocainide)、美西律(Mexiletine)等。利多卡因是一种常用的麻醉药,但可用于治疗各种室性心律失常,是一种安全有效的药物。

利多卡因

妥卡尼

3. I_C 类抗心律失常药

本类药物主要有氟卡尼（Flecainide）、盐酸普罗帕酮（Propafenone Hydrochloride）。氟卡尼可治疗期前收缩和室上性心动过速，有良好的疗效和耐受性，还用于治疗危及生命的室性心动过速。盐酸普罗帕酮具有抗心律失常作用，它的结构与普萘洛尔类似，所以有 β 受体阻断作用和微弱的钙拮抗作用。

氟卡尼

（二）典型药物

普鲁卡因胺 Procainamide

$$H_2N \longrightarrow CONHCH_2CH_2N(C_2H_5)_2$$

化学名为 4- 氨基 -N- ［2-（二乙氨基）乙基］苯甲酰胺，又名奴佛卡因胺。

本品为白色结晶性粉末，难溶于水，溶于乙醇。

本品结构中的酰胺键在强酸、强碱性溶液中或长期放置后会水解，但较普鲁卡因稳定。

本品含有芳伯氨基，贮存期间易氧化变色，在配制注射剂时可加入亚硫酸氢钠作为抗氧剂。

本品可发生重氮化 - 偶合反应。

本品属于 I_A 类抗心律失常药，抑制 Na^+ 内流，减慢传导。适用于治疗阵发性心动过速、期前收缩、房颤和心房扑动。

答案

> **课堂活动** ▶▶▶
>
> 　　普鲁卡因胺是麻醉药普鲁卡因结构改造的衍生物，以电子等排体酰胺代替酯结构而得，根据两者结构比较哪一个稳定性更高？为什么？

盐酸美西律 Mexiletine Hydrochloride

又名慢心律、脉律定。

本品为白色或类白色结晶性粉末。在水或乙醇中易溶，几乎不溶于乙醚。

本品具伯胺结构，水溶液加碘试液生成红棕色复盐沉淀。

本品具有抑制心肌传导作用，还有抗惊厥和局部麻醉作用，临床主要用于急、慢性室性心律失常。

盐酸普罗帕酮 Propafenone Hydrochloride

$$OCH_2CH(OH)CH_2NHCH_2CH_2CH_3$$
$$COCH_2CH_2$$ · HCl

化学名为 1-[2-[2-羟基-3-(丙氨基)丙氧基]苯基]-3-苯基-1-丙酮盐酸盐。

本品为白色结晶性粉末,溶于四氯化碳、乙醇和热水,微溶于冷水。

本品用于室性和室上性心律失常,不良反应较少。

三、钾通道阻滞剂

(一) 简介

钾通道是复杂的一大类离子通道,广泛分布于各类组织细胞中。作用于心肌细胞的电压敏感性钾通道阻滞剂,使 K^+ 外流速率减慢,心律失常消失,恢复窦性心律。目前认为Ⅲ类抗心律失常药的延长动作电位时程作用是通过对各种钾外流通道阻滞产生的。主要药物有胺碘酮(Amiodarone)、乙酰卡尼(Acecainide)和托西溴苄铵(Bretylium Tosylate)等,其中胺碘酮为苯并二氢呋喃类化合物。

$$H_3COCHN—CONHCH_2CH_2N(C_2H_5)_2$$
乙酰卡尼

$$CH_2—\overset{\oplus}{N}—CH_2CH_3$$ · $H_3C—SO_3^-$
托西溴苄铵

乙酰卡尼是普鲁卡因胺的代谢产物,不良反应少。托西溴苄胺是较新的钾通道阻滞剂。对室性心动过速和室颤有疗效,对有顽固性室性心律失常兼心衰的患者更为适用。

(二) 典型药物

盐酸胺碘酮 Amiodarone Hydrochloride

$$CO—OCH_2CH_2N(C_2H_5)_2 · HCl$$
$$(CH_2)_3CH_3$$

又名乙胺碘呋酮、胺碘达隆。

本品为白色或类白色结晶粉末,易溶于氯仿、甲醇,微溶于丙酮,不溶于水。

本品分子结构中的酮基可和 2,4-二硝基苯肼反应生成黄色的苯腙衍生物沉淀。

本品是广谱的抗心律失常药,是Ⅲ类抗心律失常药中的典型药物,选择性阻滞钾通道,延长房室结、心房肌和心室肌的动作电位时程和有效不应期,还有抗颤作用及扩张冠状血管的作用。适用于治疗成年人或儿童因各种原因引起的室上性和室性心律失常。长期口服能防止室性心动过速和心室颤动的复发,疗效持久。

盐酸胺碘酮片

四、β受体阻断剂

β受体阻断剂通过与β受体结合,阻断内源性神经递质或β受体激动剂的效应,减弱心肌收缩力,使心率减慢,心输出量减少,心肌耗氧量下降,延缓传导。临床上用于治疗心律失常、心绞痛和降血压。可参考第九章内容。

五、钙通道阻滞剂

多数钙通道阻滞剂都是抗心律失常的良药,临床常用药物有维拉帕米、地尔硫䓬等。维拉帕米是治疗阵发性室上性心动过速的首选药物,地尔硫䓬可用于阵发性室上性心动过速和心房颤动的治疗。

🌀 **拓展提高**

为祖国建设而工作——彭司勋院士的报国箴言

抗心律失常药的构效关系

抗心律失常药按作用方式可分为两种类型,一种类型药物结构差别较大,称为非特异性作用药物。另一种类型药物作用于肾上腺素能 β 受体,属受体阻断剂,是特异性作用药物。此处只讨论非特异性抗心律失常药的构效关系。

非特异性抗心律失常药大多具有 3 个结构特征,分别与膜的 3 个部分作用:

(1) 芳香环或环系统,这一部分插入膜磷脂的烷基链中。

(2) 氨基(形成阳离子)与膜多肽的阴离子基结合。

(3) 具有极性的取代基与膜磷脂的极性端形成氢键,在下式中 X、Y 为可形成氢键的极性取代基。

$$\text{Ph}-X-CH-CH_2-\overset{\oplus}{N}H(R)_2$$
$$\overset{|}{Y}$$

在同一系列化合物中非特异性抗心律失常药的活性大小与脂水分配系数有关。脂溶性越大,活性越强。

第四节　抗高血压药

高血压病是一种以体循环动脉血压持续高于正常水平为主要表现的疾病。世界卫生组织公布的高血压诊断标准为成年人安静状态下收缩压 ≥ 140 mmHg(18.6 kPa)和(或)舒张压 ≥ 90 mmHg(12.0 kPa)。高血压又分为原发性高血压和继发性高血压,前者约占 90%。原发性高血压是在各种因素影响下,血压调节功能失调所致;继发性高血压是某些疾病的一种表现。抗高血压药能降低血压,并能有效地减轻高血压引起的多种病症和预防并发症。

📋 **相关链接**

高血压的生理机制

高血压是严重危害人类健康的最常见疾病之一,它能引起动脉粥样硬化,是引发冠心病、脑血管病和肾衰竭的主要危险因素,在全世界每年约导致 1 200 万人死亡。由高血压发病的生理机制(图 11-1)可知:当精神紧张等刺激产生时,脑部传出神经冲动到神经节,引起神经递质(如去甲肾上腺素等)的释放,这些神经递质与相应的受体结合后,使心跳加快,血管收缩,血压升高,同时使肾素分泌增加,激活肾素－血管紧张素－醛固酮系统(Renin-Angiotensin-Aldosterone System,RAS),使血压升高。

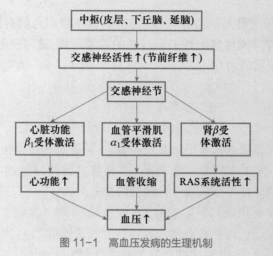

图 11-1　高血压发病的生理机制

一、抗高血压药的类型

血压的生理调节极为复杂,在众多的神经体液调节机制中,自主神经系统、肾素－血管紧张素－醛固酮系统及内皮素系统起着重要作用。抗高血压药物可通过影响上述系统中的一个或几个生理环节而发挥降压效应。另外抗高血压药不仅以降压为目的,而且要保护靶器官(心、脑和肾)不受损伤。因此,可根据其作用机制分为 4 种类型:作用于自主神经系统的药物、影响肾素－血管紧张素－醛固酮系统的药物、作用于离子通道的药物和影响血容量的药物。

二、各类型药物简介

(一) 作用于自主神经系统的药物

1. 作用于神经末梢的药物

这类药物一方面能使交感神经末梢囊泡内的交感神经递质释放增加,另一方面又阻止交感神经递质进入囊泡。因此,囊泡内的递质逐渐减少或耗竭,使交感神经冲动的传导受阻,表现出降压作用。其降压作用的特点是缓慢、温和而持久。主要药物有利血平(Reserpine)、胍乙啶(Guanethidine)等,后者的降压机制是干扰交感神经末梢去甲肾上腺素的释放,同时也耗竭贮存的去甲肾上腺素。

2. 作用于中枢神经系统的药物

该类药物作用于中枢 α_2 受体(激动剂),减少外周交感神经末梢去甲肾上腺素的释放而产生降压作用。主要药物有可乐定(Clonidine)和甲基多巴(Methyldopa)等。

可乐定　　　　　　　　甲基多巴

3. 作用于毛细小动脉的药物

本类药物直接作用于毛细小动脉平滑肌,扩张血管,降低外周阻力而降低血压。主要药物有肼屈嗪(Hydralazine)、地巴唑(Dibazol)、硝普钠(Sodium Nitroprus)等。

肼屈嗪　　　　　　　　地巴唑

4. 神经节阻断药

神经节阻断药阻断乙酰胆碱受体,切断神经冲动的传导,引起血管舒张,血压下降,作用强而可靠,但是易产生耐药性,不良反应多,现已少用。

5. 肾上腺素能 α_1 受体阻断剂

该类药物能阻断血管平滑肌上的 α_1 受体,扩张血管,降低血压。主要药物有哌唑嗪(Prazosin),见第九章。

6. 肾上腺素 β 受体阻断剂

肾上腺素 β 受体阻断剂通过阻断心肌的 β_1 受体,减少心输出量而降低血压。同时也通过间接抑制肾素的分泌,抑制 RAS 系统发挥降压作用。主要药物有普萘洛尔、美托洛尔、阿替洛尔等。详见第九章。

(二)影响 RAS 系统的药物

RAS 系统在调节血压和平衡体液方面起着关键作用。

相关链接

RAS系统调节血压的生理机制

肾素是一种蛋白分解酶,为机体内的生理活性物质,主要在肾内,也可在肾外组织合成、贮存、分泌。其作用在于激活肝产生的血管紧张素原,生成血管紧张素 I (Angiotensin I , AT I),并在血管紧张素转换酶(Angiotensin Converting Enzyme, ACE)的作用下水解形成血管紧张素 II (AT II)。AT II 是 RAS 系统中的重要成分,除了有强力的直接收缩小动脉作用外,它还是肾上腺皮质球状带分泌醛固酮的促激素。AT II 在极小剂量下即可促使持续的醛固酮分泌,使肾血流量与肾小球滤过率下降,造成水钠潴留。因此 RAS 系统调节血压的生理机制体现在调节细胞外液、血容量及维持体内 Na^+ 相对恒定等方面的重要作用。在 RAS 系统不同阶段抑制或阻断某些活性物质都可达到降压目的。

作用于 RAS 系统的药物是近年研究较多和发展较快的一类降压药物。根据作用的不同环节分为三类:血管紧张素转化酶抑制剂(ACEI)、血管紧张素 II (AT II)受体拮抗剂和肾素抑制剂。

1. 血管紧张素转化酶抑制剂(ACEI)

血管紧张素 II 具有很强的血管收缩作用,引起血压升高。通过抑制血管紧张素转化酶,可抑制其生成,达到降低血压的目的。主要药物有卡托普利、依那普利(Enalapril)等,后者为前体药物,口服后水解为依那普利那,活性比卡托普利强,皮疹及味觉丧失发生率较低。

2. 血管紧张素Ⅱ(ATⅡ)受体拮抗剂

ATⅡ是 RAS 系统发挥作用的活性物质,阻断 ATⅡ与受体结合就可阻断 RAS 系统的生物效应。ATⅡ受体拮抗剂分为肽类和非肽类,肽类拮抗剂因其结构复杂,并且口服无效,所以临床应用大受限制。非肽类 ATⅡ受体拮抗剂是近几年发展起来的,可口服,作用时间长。常用药物是氯沙坦(Losartan),具有高效、高选择性,作用时间长,无内在拟 ATⅡ活性等特点,有良好的抗高血压、抗心肌肥厚、抗心衰和利尿作用。

3. 肾素抑制剂

肾素能使血管紧张素原转化成血管紧张素Ⅰ,进而转化成血管紧张素Ⅱ,因此抑制 RAS 系统更为特异的途径为阻止血管紧张素Ⅰ的形成,即直接抑制肾素的作用。对肾素抑制剂的研究是开发抗高血压药物的一个方向,目前这类药物多是肽类。

(三) 作用于离子通道的药物

1. 钙拮抗剂

见本章第二节抗心绞痛药。

2. 钾通道开放剂

钾通道开放剂能促进平滑肌钾通道开放,细胞内钾离子外流,细胞膜电位超极化,导致细胞内钙离子减少,平滑肌松弛,外周血管扩张,血压下降。主要药物有吡那地尔(Pinacidil)、米诺地尔(Minoxidil)等。

米诺地尔

(四) 影响血容量的药物

该类药物主要是利尿药,为治疗高血压的常用药,常与其他抗高血压药合用以治疗中、重度高血压。详见第十八章第二节的有关内容。

三、典型药物

利血平(Reserpine)

化学名为 11,17α- 二甲基 -18β- [(3,4,5- 三甲氧基苯甲酰) 氧]-3β,20α 育亨烷 -16β- 甲酸甲酯。

本品为棱柱形结晶,是从萝芙木树根中提取的一种生物碱,具有碱性,略溶于水,易溶于氯仿、二氯甲烷、冰醋酸,溶于甲醇、乙醇、乙醚等。

本品具有旋光性,在光照下 C_3 位易发生差向异构化而失活,需避光保存。在碱性和酸性条件下,两个酯键水解,生成利血平酸。

本品是一种历史悠久的抗高血压药物,用于治疗早期轻度高血压,作用缓慢、温和而持久。本品与噻嗪类利尿药合用有良好效果。本品对中枢神经系统有持久的安定作用,是一种很好的镇静药,但有精神抑郁性疾病或病史者、有溃疡病病史者禁用。

硝普钠 Sodium Nitroprus

化学名为亚硝基铁氰化钠($Na_2[Fe(CN)_5NO]\cdot 2H_2O$)。

本品为红棕色的结晶或粉末,无臭或几乎无臭,在水中易溶,在乙醇中微溶。

本品为一种速效和短时作用的血管扩张药。对动脉和静脉平滑肌均有直接扩张作用,使周围血管阻力降低,达到降血压的作用。本品静脉滴注后立即达血药浓度峰值,用于高血压急症,如高血压危象、高血压脑病、恶性高血压、嗜铬细胞瘤手术前后阵发性高血压等的紧急降血压。本品也宜用于治疗急性心肌梗死或瓣膜(二尖瓣或主动脉瓣)关闭不全时的急性心力衰竭和急性肺水肿。

卡托普利 Captopril

化学名为1-[(2S)-2-甲基-3-巯基-1-氧代丙基]-L-脯氨酸,又名巯甲丙脯酸。

本品为白色结晶性粉末,有类似蒜的特臭,溶于水。分子中有两个手性碳原子,具左旋光性。

本品结构中的—SH有还原性,遇光或在水溶液中易被氧化生成二硫化物。加入螯合剂或抗氧剂可延缓氧化。

本品可与亚硝酸作用显红色。

本品为血管紧张素转化酶抑制剂,用于治疗高血压和充血性心力衰竭。有皮疹、瘙痒、味觉障碍等不良反应。

马来酸依那普利 Enalapril Maleate

化学名为(S)-1-[N-(1-乙氧羰基-3-苯丙基)-L-丙氨酰]-L-脯氨酸马来酸盐。

本品为白色或类白色结晶性粉末;无臭,略有引湿性。溶于水、丙酮,易溶于甲醇、乙醇和DMF,难溶于氯仿。

本品为前体药物,口服后在体内水解成依那普利拉(Enalaprilat)而发挥作用,后者强烈抑制血管紧张素转换酶,降低血管紧张素Ⅱ含量,造成全身血管舒张,起到降压作用。

本品为长效 ACE 抑制剂,可治疗各期原发性高血压、肾血管性高血压、恶性高血压及各级心力衰竭。

氯沙坦 Losartan

氯沙坦钾片

化学名为 2- 丁基 -4- 氯 -1-［［ 2′-(1*H*- 四唑 -5- 基) ［ 1,1′- 联苯 ］-4- 基 ］甲基 ］-1*H*- 咪唑 -5- 甲醇。

本品口服吸收良好,蛋白结合率达 99%。

本品是第一个血管紧张素 Ⅱ 受体拮抗剂类的抗高血压药,降压效果良好,具有抗心肌肥厚、抗心衰和利尿作用。

🟢 拓展提高

复方利血平氨苯蝶啶片

本品为复方制剂,其组分为每片含氢氯噻嗪 12.5 mg,氨苯蝶啶 12.5 mg,硫酸双肼屈嗪 12.5 mg,利血平 0.1 mg。

氢氯噻嗪和氨苯蝶啶为利尿药,可减少水钠潴留,使血容量降低,循环血量减少,起到降压作用。同时由于排钠能使血管壁钠离子浓度降低,使血管对儿茶酚胺类药及血管紧张素的反应性减弱,因此能增加基础降压药的降压效果,起到协同作用。氢氯噻嗪与氨苯蝶啶合用能增强利尿作用,各自剂量减少,并互相拮抗副作用。氢氯噻嗪作用于远曲小管及髓袢升支皮质部,抑制钠离子的重吸收,使大量钠离子到达远曲肾小管和集合管,而起利尿作用。氨苯蝶啶为保钾型利尿药,有较弱的利尿作用,并可缓解氢氯噻嗪引起的低钾血症。

🟢 拓展提高

强 心 药

强心药是指能够加强心肌收缩力,用于治疗慢性心力衰竭的一类药物,又称正性肌力药。临床常用的治疗药物有强心苷类、β 受体激动剂、磷酸二酯酶抑制剂和钙敏化剂等。

(1) 强心苷类。是目前治疗心衰的重要药物。小剂量时有强心作用,能使心肌收缩力加强,脉搏加快,但大剂量时能使心脏中毒而停止跳动。主要药物有洋地黄毒苷(Digitoxin)和地高辛(Digoxin)。

(2) 磷酸二酯酶抑制剂(Phosphodiesterase Inhibitor, PDEI)是一类具有新机制的强心药,通过对磷酸二酯酶产生抑制作用,而使 cAMP 水平增高,达到强心的作用。临床应用的药物有氨力农(Amrinone)、米力农(Milrinone)等。

（3）β受体激动剂。该类药物主要为多巴酚丁胺（Dobutamine）。

（4）钙敏化剂是一类能增加肌纤维丝对 Ca^{2+} 敏感性的药物，提示了一条寻找新型强心药的途径。主要药物有伊索马唑（Isomazole）。

重点提示

　　氯贝丁酯、硝酸甘油、硝酸异山梨酯、硝苯地平、盐酸维拉帕米、普鲁卡因胺、盐酸美西律、盐酸胺碘酮、利血平、卡托普利、马来酸依那普利（结构、理化性质、作用特点）、可乐定（结构、作用特点），抗心律失常药、抗高血压药的类型为本章的学习重点，也是近年来国家执业药师资格考试／全国卫生专业技术资格考试的重点。

本章电子
教案

本章小结 〉〉〉〉

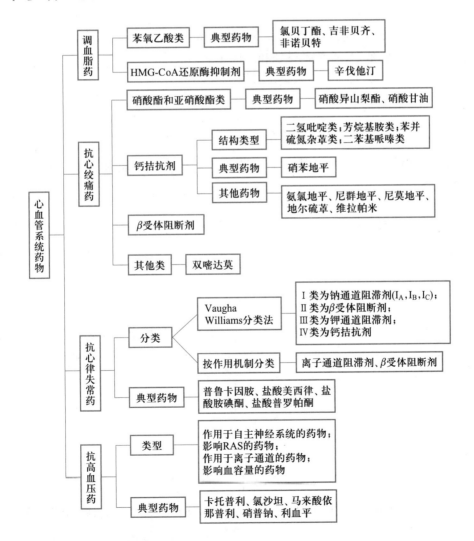

同步测试 》》》》

在线测试

一、用化学方法区别下列各组药物

1. 普鲁卡因胺与硝苯地平　　　　　　2. 氯贝丁酯与卡托普利

二、问答题

1. 抗高血压药按作用机制可分为哪些类型？
2. 辛伐他汀与洛伐他汀的结构特点和作用特点是什么？

(冯淑华)

实训项目六　二氢吡啶钙离子拮抗剂的合成

【实训目的】

- 了解硝化反应、环合反应等合成反应原理和方法。
- 理解二氢吡啶类衍生物的性状和理化性质。
- 掌握硝化反应、环合反应及重结晶等简单操作。

【实训器材】

1. 仪器

搅拌器、电热套、升降台、温度计、球形冷凝管、三颈瓶、抽滤瓶及其他必要玻璃仪器。

2. 药品

苯甲醛、硝酸钾、98%浓硫酸、乙酰乙酸乙酯、碳酸氢铵、5%碳酸钠溶液、95%乙醇、无水甲醇。

【实训指导】

(一) 合成原理

二氢吡啶钙离子拮抗剂具有很强的扩张血管作用,适用于治疗冠脉痉挛、高血压、心肌梗死等症。本品化学名为 1,4- 二氢 -2,6- 二甲基 -4-(3- 硝基苯基)- 吡啶 -3,5- 二羧酸二乙酯,化学结构式为

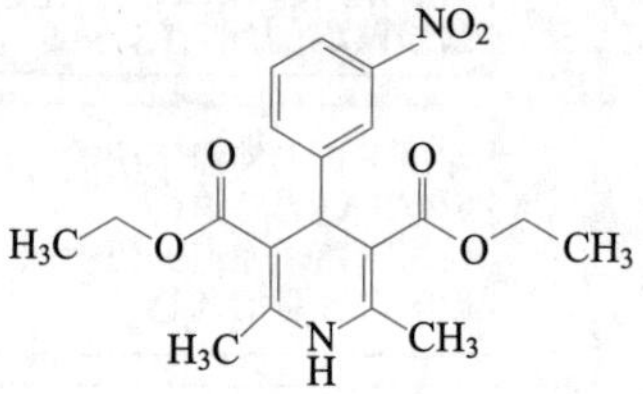

本品为黄色无臭无味的结晶粉末,熔点为 162~164 ℃,无吸湿性,极易溶于丙酮、二

氯甲烷、氯仿,溶于乙酸乙酯,微溶于甲醇、乙醇,几乎不溶于水。

合成路线如下:

(二)实训步骤

1. 硝化

在装有温度计和滴液漏斗的 100 ml 三颈瓶中,将 5.5 g 硝酸钾溶于 20 ml 98% 浓硫酸中。用冰盐浴冷至 0 ℃ 以下,在强烈磁搅拌下,慢慢滴加苯甲醛 5 g(在 30~45 min 滴完),滴加过程中控制反应温度在 0~2 ℃ 范围内。滴加完毕,控制反应温度在 0~5 ℃ 范围内继续反应 90 min。将反应物慢慢倾入约 100 ml 冰水中,边倒边搅拌,析出黄色固体,抽滤。滤渣移至乳钵中,研细,加入 5% 碳酸钠溶液 10 ml(由 0.5 g 碳酸钠加 10 ml 水配成)研磨 5 min,抽滤,用冰水洗涤 7~8 次,压干,得间硝基苯甲醛,自然干燥,测熔点(56~58 ℃),称重,计算收率。

2. 环合

在装有球形冷凝管的 100 ml 圆底烧瓶中,依次加入间硝基苯甲醛 5 g、乙酰乙酸乙酯 9 ml、碳酸氢铵 3 g,无水甲醇 10 ml,油浴加热使气泡平稳逸出,待碳酸氢铵完全消失后再回流 0.5 h,冰水冷却后,抽滤,结晶用 95% 乙醇 20 ml 洗涤,压干,得黄色结晶性粉末,干燥,称重,计算收率。

3. 精制

粗品用 95% 乙醇(5 ml·g^{-1})重结晶,干燥,测熔点,称重,计算收率。

4. 注意事项

(1) 硝化得到的间硝基苯甲醛粗品较为黏稠,加入 5% 碳酸钠溶液 10 ml 后需仔细研磨以除去杂质。

(2) 间硝基苯甲醛熔点较低,不宜红外干燥,需自然风干。

(3) 环合反应中,若油浴加热时气泡逸出不明显,或冰水冷却后无法析出结晶,可再加碳酸氢铵少许,进一步加热反应。

(三)思考题

1. 试讨论二氢吡啶环的环合反应机理。为什么选择该产物进行合成,而不选择硝苯地平作为终产物?

2. 为什么硝化反应的选择性在间位?

3. 为什么使用碳酸氢铵? 在加热条件下它会变成哪些物质?

(杜文婷)

实 训 报 告

专业＿＿＿＿＿　班级＿＿＿＿＿　学号＿＿＿＿＿　姓名＿＿＿＿＿　成绩＿＿＿＿＿

项目名称＿＿＿＿＿＿＿＿＿＿＿＿＿＿＿＿＿＿＿＿＿＿＿＿＿＿＿＿＿＿＿＿＿＿

实训目的＿＿＿＿＿＿＿＿＿＿＿＿＿＿＿＿＿＿＿＿＿＿＿＿＿＿＿＿＿＿＿＿＿＿

＿＿＿＿＿＿＿＿＿＿＿＿＿＿＿＿＿＿＿＿＿＿＿＿＿＿＿＿＿＿＿＿＿＿＿＿＿＿

＿＿＿＿＿＿＿＿＿＿＿＿＿＿＿＿＿＿＿＿＿＿＿＿＿＿＿＿＿＿＿＿＿＿＿＿＿＿

实训操作

操作图

操作流程（图示表示）

产率计算

产物	投料量	产量	产率
间硝基苯甲醛粗品			
二氢吡啶衍生物精制品			

实训小结

思考题

1.

2.

3.

教师评语

_____

_____

_____

_____

_____

教师签字_____ _____年_____月_____日

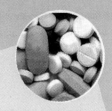

第十二章
消化系统药物

>>>> 学习目标

知识目标：

- 了解抗消化道溃疡药的类型。
- 理解 H_2 受体拮抗剂的结构类型及其构效关系，质子泵抑制剂的作用机理。
- 掌握 H_2 受体拮抗剂、质子泵抑制剂典型药物的化学结构、理化性质及作用特点。
- 理解胃动力药的结构类型。
- 掌握胃动力药的典型药物的理化性质和用途。

能力目标：

- 能写出 H_2 受体拮抗剂、质子泵抑制剂典型药物的结构特点和临床用途。
- 能认识西咪替丁、雷尼替丁、法莫替丁、多潘立酮、西沙必利、甲氧氯普胺、奥美拉唑、雷贝拉唑钠和马来酸曲美布汀的结构式。
- 能应用典型药物的理化性质解决该类药物的制剂调配、鉴别、贮存保管问题。

　　消化系统疾病是人类常见多发病,疾病种类多,用药繁杂,主要有抗溃疡药、促动力药、助消化药、止吐药和催吐药、泻药和止泻药、肝胆辅助治疗药等。本章主要介绍抗消化道溃疡药和胃动力药。

第一节　抗消化道溃疡药

　　消化道溃疡是人类的一种常见多发病,直接影响人们的身体健康和生活质量。

📖 相关链接

消化道溃疡及其发病机制

　　消化道溃疡疾病主要指胃肠道黏膜在某些因素作用下被胃液消化所形成的溃疡,包括发生于食管、胃和十二指肠的溃疡,是人类的一种常见多发病。溃疡的发生与胃酸、胃蛋白酶分泌过多、幽门螺旋杆菌感染或药物对胃和十二指肠黏膜损害等多种致病因素有关。主要原因是胃酸分泌过多。

　　胃酸分泌包括神经和激素调节两种途径,在胃黏膜壁细胞底膜表面存在组胺、乙酰胆碱(M)和胃泌素(G)受体,它们受到对应物质的结合、刺激后,分别通过腺苷环化酶使 cAMP 浓度升高,引发胞内一系列生物化学和物理过程,最后激活蛋白激酶和 H^+/K^+-ATP 酶(又称为质子泵),最终由后者进行 H^+/K^+ 交换分泌出胃酸。所以,抑制胃酸分泌过程和增强胃黏膜屏障作用是治疗消化道溃疡的有效途径。

一、抗消化道溃疡药的类型及其药物

(一) 抗酸剂

1. 吸收性抗酸药

此类药物(如铝碳酸镁)口服后,除在胃内中和胃酸外,还易被肠道吸收而引起碱血症,因此还可用于酸血症和碱化尿液。

铝碳酸镁
咀嚼片

2. 非吸收性抗酸药

此类药物含有难吸收的阳离子,口服后只能直接中和胃酸而不被胃肠道吸收。

(二) 胃酸分泌抑制剂

1. H_2 受体拮抗剂

此类药物通过选择性抑制 H_2 受体而减少胃酸分泌,降低胃酸和胃蛋白酶活性,如西咪替丁、雷尼替丁等。

2. 质子泵抑制剂

此类药物通过特异性地作用于胃黏膜壁细胞,降低细胞中 H^+/K^+-ATP 酶的活性,从而抑制胃酸分泌的一类药物,如奥美拉唑、兰索拉唑等。

3. 选择性抗胆碱药

此类药物对胃壁细胞的毒蕈碱受体有高度亲和性,可选择性地抑制胃酸分泌,而对其他部位的胆碱能受体作用微弱,如哌仑西平。

4. 胃泌素受体拮抗剂

如丙谷胺,由于与胃泌素组成相似,可竞争性地拮抗胃泌素的作用,抑制胃酸分泌。

(三)胃黏膜保护剂

1. 胶体铋剂

本类药物具有胶体特性,可在胃黏膜上形成牢固的保护膜并通过铋离子对幽门螺旋杆菌的杀灭作用而发挥抗溃疡作用,如枸橼酸铋钾,胶体果胶铋等。

2. 前列腺素及其衍生物

该类药物有强大的细胞保护作用,并能通过降低细胞 cAMP 水平而减少胃酸分泌,从而发挥抗溃疡作用。

3. 其他

如硫糖铝、甘草锌、替普瑞酮、吉法酯等,分别通过不同机制保护胃黏膜,促进溃疡愈合。

(四)消除幽门螺旋杆菌药

幽门螺旋杆菌(HP)已被公认为消化道溃疡病的诱因之一,故抗幽门螺旋杆菌药阿莫西林、多西环素、克拉霉素、甲硝唑或替硝唑、左氧氟沙星等也经常被用于消化道溃疡病的治疗。

(五)胃肠动力药

本类药物通过加强胃排空而使细菌不能在胃内久留,减少溃疡创面感染的机会;同时也减轻食物对胃窦部 G 细胞和壁细胞的刺激,从而帮助减少抑酸药的用量。

本节主要介绍 H_2 受体拮抗剂、质子泵抑制剂和胃黏膜保护剂。

二、H_2 受体拮抗剂

(一)H_2 受体拮抗剂的结构类型及其药物

H_2 受体拮抗剂按化学结构分为咪唑类、呋喃类、噻唑类、哌啶类和吡啶类五类。咪唑类主要药物有西咪替丁、依汀替丁(Etintidine)。呋喃类主要有雷尼替丁(Ranitidine),其抑制胃酸分泌作用为西咪替丁的 10 倍,不良反应比西咪替丁少。噻唑类的法莫替丁(Famotidine)更是一个高效、高选择性的药物,抑制胃酸分泌作用为西咪替丁的 50 倍,作用时间为西咪替丁的 1.5 倍;噻唑类还有尼扎替丁(Nizatidine),其作用为西咪替丁的 4.8~18 倍,口服作用持续时间长达 8 h,分子亲脂性较强,生物利用度很高,对心血管、中枢神经系统和内分泌无不良反应。哌啶类的典型药物是罗沙替丁(Roxatidine),抑制胃酸分泌作用为西咪替丁的 4~6 倍。吡啶类主要有依可替丁(Icktidine)等。

罗沙替丁　　　　　　依可替丁

📖 **相关链接**

H₂受体拮抗剂的发展

20 世纪 70 年代，人类便以改变组胺结构为出发点，寻找有效的 H₂ 受体拮抗剂。用不同的结构取代组胺分子中的咪唑环、氨基、脂烃侧链，获得了大量的化合物，通过合理推导和优化完成了第一个 H₂ 受体拮抗剂——西咪替丁的药物设计。在此基础上，研究开发了一大类抗溃疡的 H₂ 受体拮抗剂。首先是保留了组胺结构中的咪唑环，在环上引入取代基，同时在侧链上根据电子等排原理，设计了不同含氮结构的侧链，开发出咪唑类药物。用呋喃环置换西咪替丁结构中的咪唑环，环上引入碱性取代基，得到呋喃类药物。用噻唑环置换西咪替丁分子中的咪唑环、雷尼替丁的呋喃环，得到噻唑类药物。将西咪替丁分子中咪唑环以苯环置换，侧链中的 S 原子置换成 O 原子，环上的碱性取代基用哌啶置换，得到哌啶类药物。吡啶类结构完全不同于西咪替丁，分子中的含氮杂环为吡啶，侧链末端的亲水性基团被含氮杂环置换。

(二) H₂ 受体拮抗剂典型药物

西咪替丁 Cimetidine

化学名为 1- 甲基 -2- 氰基 -3-［2-［［(5- 甲基咪唑 -4- 基) 甲基] 硫代] 乙基] 胍，又名甲氰咪胍。

本品为白色结晶性粉末，微溶于水。分子结构中因有咪唑基及胍基而显弱碱性，可与酸成盐而溶于水。

本品固体性质较稳定，在室温密闭状态下保存 5 年或加热至 100 ℃，48 h 未见分解。而水溶液由于分子中具有的氰基结构，可水解生成酰胺，进一步水解生成酸，而在此条件下加热则失去氰基形成胍类。

本品水溶液加氨水少许和硫酸铜试液可生成蓝灰色沉淀，加过量氨水沉淀即溶解。可与一般的胍类化合物相区别。另本品分子结构中有硫原子，经灼烧后放出硫化氢，能使乙酸铅试纸显黑色(生成黑色硫化铅)，为含硫化合物的鉴别反应。

本品为第一代 H₂ 受体拮抗剂，临床上用于治疗胃及十二指肠溃疡等。但有抗雄性激素，与雌激素受体有亲和力，长期应用可产生男子乳腺发育和阳痿等不良反应。本品对细胞色素 P-450(现称 CYP) 有抑制作用，故与本品同时使用的某些药物将会出现代谢缓慢、毒性增加的现象。

盐酸雷尼替丁 Ranitidine Hydrochloride

化学名为 N-［2-［［［5-［(二甲氨基) 甲基]-2- 呋喃基] 甲基] 硫代] 乙基]-N'-

甲基 –2– 硝基 –1,1– 乙烯二胺盐酸盐。

本品为类白色或淡黄色结晶性粉末,有异臭,味微苦带涩,极易潮解,吸潮后颜色变深。本品在水或甲醇中易溶,在乙醇中略溶,在丙酮中几乎不溶。本品为反式体,顺式体无活性。熔点为 137~143 ℃,熔融的同时分解。

本品分子中有硫原子,小火加热产生硫化氢气体,可使润湿的醋酸铅试纸变黑。

本品为第二代 H_2 受体拮抗剂,口服吸收较快,作用较西咪替丁强 5~8 倍,且有速效长效的特点。临床主要用于良性胃溃疡、十二指肠溃疡、吻合口溃疡、反流性食管炎、卓 – 艾氏综合征。

法莫替丁 Famotidine

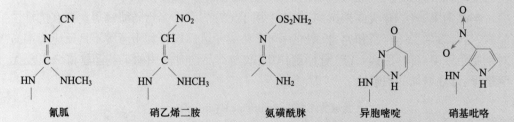

化学名为 *N*– 氨磺酰基 –3– [[[2– [(二氨基亚甲基) 氨基]–4– 噻唑基] 甲基] 硫基] 丙脒。

本品为白色或略黄白色结晶,无臭、味略苦。易溶于二甲基甲酰胺或冰醋酸,难溶于甲醇,极难溶于水、乙腈、无水乙醇或丙酮,在氯仿或乙醚中几乎不溶。熔点为 163~164 ℃。

本品有脒基,与铜离子反应生成有色沉淀;具有硫原子鉴别反应。

本品为第三代 H_2 受体拮抗剂,分子中脒基噻唑替代了西咪替丁中咪唑基,增加了与受体的亲和力,其作用比西咪替丁强 30~100 倍,比雷尼替丁强 6~10 倍。

本品口服用于治疗胃及十二指肠溃疡、吻合口溃疡、反流性食管炎、上消化道出血(消化性溃疡、急性应激性溃疡、出血性胃炎所致)、卓 – 艾综合征。

拓展提高

H_2 受体拮抗剂的构效关系

H_2 受体拮抗剂分子由 3 个部分组成,两个药效团部分(碱性的芳环结构和平面的极性基团)和连接它们的中间链状结构部分。

(1) 碱性芳环结构。有碱性杂环或碱性基团取代的芳杂环,如咪唑、呋喃、噻唑、哌啶、碱性基团取代的苯环等。

(2) 平面的极性基团。常见的极性基团有

(3) 上述两药效团通过一条易曲挠旋转的柔性原子链连接。链的长度为组胺侧链的 2 倍即 4 个原子。多数药物的链结构含有硫原子,增加了柔性,链的长度与拮抗性有关。

三、质子泵抑制剂

(一) 质子泵抑制剂的类型及其药物

质子泵抑制剂按化学结构分为苯并咪唑类和杂环并咪唑类;按作用方式分为可逆质子泵抑制剂和不可逆质子泵抑制剂。

1. 苯并咪唑类

奥美拉唑(Omeprazole)是第一个上市的质子泵抑制剂,具有苯并咪唑结构,对各种原因的胃酸分泌都有抑制作用,能使胃、十二指肠较快愈合,属于不可逆质子泵抑制剂。对奥美拉唑进行结构改造得到了兰索拉唑(Lansoprazole),抑制胃酸分泌作用比奥美拉唑强 2~10 倍,为不可逆质子泵抑制剂,治疗效果相似,生物利用度高。进一步改造得到了雷贝拉唑(Rabeprazole),为可逆质子泵抑制剂,具有幽门螺旋杆菌抑制活性。

兰索拉唑　　　　　　　雷贝拉唑

2. 杂环并咪唑类

主要药物有沙维拉唑(Saviprazole),具有噻吩并咪唑结构,为不可逆质子泵抑制剂。

沙维拉唑

📋 相关链接

H^+/K^+-ATP酶的生理作用与质子泵抑制剂

H^+/K^+-ATP 酶分布于胃壁细胞表层,具有排出氢离子、氯离子,重吸收钾离子的作用。表现为向胃腔直接分泌浓度很高的胃酸。这种作用不断循环进行,因此 H^+/K^+-ATP 酶又被称为质子泵。质子泵仅分布在胃壁细胞,在这一点与 H_2 受体不相同,H_2 受体还存在于其他器官中。质子泵抑制剂为直接作用于分泌胃酸的最后共同通道 H^+/K^+-ATP 酶,与兴奋胃酸分泌的类型、途径无关,因此可以治疗各种原因引起的消化道溃疡。其中奥美拉唑是第一个上市的质子泵抑制剂,对各种原因引起的胃酸分泌有强而持久的抑制作用,能使胃和十二指肠溃疡较快愈合,比 H_2 受体拮抗剂治愈率高、速度快、不良反应少。

(二) 质子泵抑制剂典型药物

奥美拉唑 Omeprazole

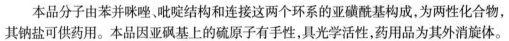

艾司奥美
拉唑镁肠
溶胶囊

化学名为 5- 甲氧基 -2- [[(4- 甲氧基 -3,5- 二甲基 -2- 吡啶基) 甲基] 亚磺酰基] -1H- 苯并咪唑,又名洛赛克、奥克。

本品为白色或类白色结晶性粉末,易溶于 DMF,溶于甲醇,难溶于水。

本品分子由苯并咪唑、吡啶结构和连接这两个环系的亚磺酰基构成,为两性化合物,其钠盐可供药用。本品因亚砜基上的硫原子有手性,具光学活性,药用品为其外消旋体。

本品不稳定,在强酸性水溶液中很快分解;且需避光保存。故本品制剂为肠溶胶囊。

本品分子结构中有哌啶环,故有叔胺的特征性反应,与生物碱沉淀剂生成沉淀。

本品本身是无活性的前药,口服后迅速吸收,由于其为弱碱性,所以能选择性分布于胃壁细胞的胞膜和微管囊泡上的低 pH 的酸性环境中,经 H^+ 催化重排为活性物质。

本品临床上用于治疗十二指肠溃疡及胃溃疡等,愈合较快,治愈率高于 H_2 受体拮抗剂。

📔 相关链接

奥美拉唑的临床联合用药

近年来,研究发现幽门螺旋杆菌的感染为胃溃疡病的致病因素之一。幽门螺旋杆菌的持续感染是消化道溃疡病不断复发的主要因素,且是胃癌的诱因。奥美拉唑合并某些抗生素如克拉霉素、阿莫西林为二联用药,或再加上甲硝唑、替硝唑为三联用药,能清除或根除幽门螺旋杆菌感染,加速溃疡愈合、减轻炎症,并降低溃疡的复发率。

🌾 拓展提高

奥美拉唑的体内作用过程

经过体内实验研究,发现奥美拉唑进入胃壁细胞后,受质子催化影响,重排转化为次磺酸或次磺酰胺等形式。次磺酰胺是奥美拉唑的活性代谢物,与 H^+/K^+-ATP 酶的巯基形成以二硫键连接的次磺酰胺 - 酶复合物。通过这种共价结合方式抑制酶的作用,从而抑制胃酸分泌。该复合物在 pH<6 时为稳定的状态。次磺酰胺 -H^+/K^+-ATP 酶复合物可以被谷胱甘肽和半胱氨酸等具有巯基的内源性活性物质还原得到巯基化合物,再经第二次重排反应生成硫醚化合物,后者在肝内经氧化再转化为奥美拉唑,形成了循环过程。这一体内循环过程是一个有趣而特殊的现象,具有很重要的理论意义,使其血药浓度与其抑酸作用无相关性。即使血药浓度明显降低,甚至很难测出时,其抑制胃酸分泌作用也持久存在,推究原因应和作用机制有关。

雷贝拉唑钠 Rabeprazole Sodium

化学名为 2-［［4-(3- 甲氧基丙氧基)-3- 甲基 -2- 吡啶基]甲基亚硫酰基]-1*H*-苯并咪唑钠盐,又名波力特。

本品为白色至微黄色的粉末,无气味,极具引湿性,极易溶于水、甲醇,易溶于乙醇、二氯甲烷,在乙醚中几乎不溶。

将本品溶于冰醋酸中,放置一段时间,溶液即显橙红色,可用于鉴别。

本品为质子泵抑制剂类抗溃疡药,为雷贝拉唑的钠盐形式,最初由日本 Eisai 公司首次研制成功,商品名称为波力特,通过减少胃酸分泌使病损部位稳定,从而达到治愈胃及十二指肠溃疡和胃食管反流症的效果。临床主要用于治疗酸相关性疾病,如胃、十二指肠溃疡、消化性溃疡、胃食管反流性疾病、胃泌素瘤等。雷贝拉唑是一种苯并咪唑取代物,通过与胃腔内壁细胞质子泵的键合,抑制胃酸分泌。本品特异性抑制三磷酸腺苷酶的作用,该酶是胃酸生成的关键酶。对基础胃酸和由刺激引起的胃酸分泌均有抑制作用。

雷贝拉唑
肠溶片

相关链接

胃黏膜保护剂

消化道溃疡发生与黏膜的防御因子减弱有关,防御因子即黏膜的抵抗力,包括黏液和完整的黏膜上皮细胞,保证细胞更新所需的良好营养及血液供应。在治疗溃疡时,除了抑制攻击因子外,增强黏膜防御能力和保护黏膜是治疗的另一条有效的途径。常用的主要药物有胶体铋剂和前列腺素。

前列腺素为体内一类具有广泛生理活性,作用极强的内源性激素。20 世纪 60 年代后期发现前列腺素 PGE_1、PGE_2、PGA 对动物和人体的胃酸分泌有很强的抑制作用,并对细胞、胃黏膜有保护作用,能防止溃疡的形成。实验证明当黏膜缺乏前列腺素时,会造成出血、溃疡和坏死。非甾体抗炎药,由于抑制了胃黏膜的前列腺素的合成,长期用药后出现出血和溃疡,如预先给予或同时给予前列腺素,可以防止出现出血和溃疡。

第二节 胃 动 力 药

胃动力药(gastroprokinetic agents)又称为促动力药,是指促进胃肠蠕动,推动胃肠道内容物向前移动,加速胃肠排空和转运,协调胃肠运动规律,用于治疗胃肠道动力障碍性疾病的药物。

一、胃动力药的类型

胃动力药按照作用部位可分为主要增强上部胃动力的药物,如甲氧氯普胺、多潘立酮等;全胃肠道促动力的药物,如西沙必利等。按照作用机制可分为多巴胺 D_2 受体拮抗剂、5-HT_4 受体激动剂和胃动素受体激动剂。按照化学结构,可分为苯并咪唑类、苯甲酰胺类、苯并呋喃酰胺类及吲哚烷胺类。

相关链接

常见胃动力药(见表 12-1)。

表 12-1　常见胃动力药

结构类型	药物	结构	作用特点
苯并咪唑类	多潘立酮 (Domperidone)		系 D_2 受体拮抗剂,具有促动力和止吐作用。用于缓解胃肠动力障碍疾病症状,并可抑制各种原因所致的恶心、呕吐
	甲氧氯普胺 (Metoclopramide)		同上
苯甲酰胺类	西沙必利 (Cisapride)		系 5-HT_4 受体激动剂,用于治疗功能性消化不良,反流性食管炎,糖尿病性胃轻瘫及便秘
	左舒必利 (Levosulpiride)		系 D_2 受体拮抗剂,具有促动力、止吐、抗精神病作用
	伊托必利 (Itopride)		系 D_2 受体拮抗剂,胆碱酯酶抑制剂。具有促动力、止吐作用,用于治疗功能性消化不良引起的各种疾病
苯并呋喃酰胺类	普卡必利 (Prucalopride)		系 5-HT_4 受体激动剂,用于功能性便秘
吲哚烷胺类	替加色罗 (Tegaserod)		系 5-HT_4 受体激动剂,主要用于治疗便秘型肠易激综合征,亦用于治疗胃食管反流病和功能性消化不良

二、典型药物

多潘立酮 Domperidone

化学名为 5- 氯 -1-［1-［3-(2,3- 二氢 -2- 氧代 -1H- 苯并咪唑 -1- 基) 丙基］哌啶 -4- 基]-1H- 苯并咪唑 -2(3H)- 酮，又名吗丁啉。

本品为白色或类白色粉末，熔点为 242.5 ℃，溶于二甲基甲酰胺(DMF)，微溶于甲醇和乙醇，在丙酮中极微溶解，在水中几乎不溶。

本品为强效外周多巴胺 D_2 受体拮抗剂，主要通过阻断外周多巴胺受体，刺激乙酰胆碱的释放，从而增强胃及十二指肠的运动。兼有促进胃动力及止吐双重作用，抑制各种原因所致的恶心、呕吐。临床用于治疗胃排空缓慢、慢性胃炎、胃食管反流等引起的消化不良症，如腹胀、嗳气、恶心、呕吐等；对偏头疼、放射治疗、非甾体抗炎药等引起的恶心、呕吐均有效；也可用于治疗老年因各种器质性或功能性胃肠道障碍引起的恶心、呕吐。

本品口服吸收迅速，生物利用度约 15%，主要在肝经 CYP3A4 酶代谢，代谢产物无活性，随胆汁排出。本品极性较大，不易透过血脑屏障，故中枢副作用(锥体外系症状)较甲氧氯普胺少，止吐作用也较甲氧氯普胺小。现已成为国内临床最主要的胃动力药。与 CYP3A4 酶抑制剂合用，会抑制多潘立酮的代谢速率，导致多潘立酮血浆水平增加。

甲氧氯普胺 Metoclopramide

化学名为 N-［(2- 二乙氨基) 乙基]-4- 氨基 -2- 甲氧基 -5- 氯苯甲酰胺，又名胃复安、灭吐灵。

本品含叔胺和芳伯胺结构，具有碱性，与硫酸共热显紫黑色，加水有绿色荧光，碱化后消失；芳伯氨基可发生重氮化 - 偶合反应，可用于鉴别。

本品为苯甲酰胺衍生物，结构与普鲁卡因胺相似，但无局部麻醉和抗心律失常作用。本品系多巴胺 D_2 受体拮抗剂，可作用于胃肠道和中枢神经系统，具有促进胃动力和止吐双重作用，是第一个用于临床的胃动力药。本品临床上用于治疗上消化道动力障碍所致的胃轻瘫、功能性消化不良及肿瘤化学治疗或放射治疗引起的呕吐。但易透过血脑屏障，大剂量使用会引起锥体外系反应及头昏、倦怠、嗜睡等副作用。

西沙必利 Cisapride

化学名为(±)顺式-4-氨基-5-氯-N-[1-[3-(4-氟苯氧基)丙基]-3-甲氧基-4-哌啶基]-2-甲氧基苯甲酰胺水合物,又名普瑞博恩。

本品为白色或类白色结晶性粉末,无臭。易溶于冰醋酸或二甲基甲酰胺(DMF),溶于二氯甲烷,难溶于乙醇和乙酸乙酯,几乎不溶于水。本品有同质多晶现象。

本品是苯甲酰胺衍生物。分子中甲氧基和苯甲酰氨基均在哌啶环同侧,故为顺式。具光学活性,有4个光学异构体;药用其顺式的2个外消旋体。

本品口服后在胃肠道迅速吸收,经肝发生首过效应。主要代谢产物为去烃基西沙必利和羟基西沙必利。

去烃基西沙必利　　　　　　　　　羟基西沙必利

本品对整个胃肠道具有促动作用,是强效促胃动力药,广泛用于各种以胃肠动力障碍为特征的疾病;临床上用于治疗胃轻瘫、便秘、反流性食管炎、功能性消化不良等。

本品主要经尿液和粪便排泄。如与其他 CYP3A4 酶抑制剂(如红霉素、克拉霉素、咪康唑、酮康唑、氟康唑、伊曲康唑等)合用,会抑制西沙必利的代谢,使其血药浓度明显升高,发生 QT 间期延长等严重心脏不良反应。

本品是选择性 5-HT₄ 受体激动剂。它通过激动肠肌间神经丛的 5-HT₄ 受体,刺激乙酰胆碱释放,增强胃肠运动,发挥促胃肠动力的作用。西沙必利不激动中枢多巴胺 D_2、α1、5-HT₁、5-HT₂ 受体,因而无这些受体阻断所引起的锥体外系副作用。

相关链接

西沙必利市场情况

西沙必利作为胃肠动力药,1998 年上市后,在近百个国家中广泛使用。我国 1994 年正式批准进口西沙必利片剂,1995 年批准进口西沙必利混悬剂,1996 年批准西安杨森制药有限公司在国内生产片剂。后由于西沙必利在上市后的不良反应监测中,发现能使心脏 QT 间期延长而导致尖端扭转性室性心动过速。至 2000 年,已累计报道了疑由西沙必利所致严重心脏不良反应 386 例,其中死亡 125 例。2000 年,美国全面停止使用西沙必利,我国自 2000 年 9 月 1 日起,西沙必利可以在医生处方下由医院药房发售,零售药店停止销售,并在医院的使用也逐年减少。在使用中应严格掌握适应证和剂量。

马来酸曲美布汀 Trimebutine Maleate

H$_3$CO，H$_3$CO，OCH$_3$ 苯甲酸酯结构 N(CH$_3$)$_2$ CH$_3$，COOH COOH

曲美布汀片

化学名为(±)–3,4,5–三甲氧基苯甲酸(2–二甲氨基–2–苯基)丁酯马来酸盐。

本品为白色结晶或结晶性粉末,无臭,味苦。能溶于甲醇、乙腈,微溶于水、乙醇,易溶于冰醋酸,在乙醚中几乎不溶。

取本品于水中微热溶解,滴加硫氰酸铬铵试液,即生成淡红色沉淀;取本品溶于稀盐酸中,滴加高锰酸钾试液,紫色即消失,可用于鉴别。

本品为不同于胆碱能药物和抗多巴胺类型药物的胃肠道运动功能调节剂。作用于肾上腺素能神经受体,抑制去甲肾上腺素释放,增加运动节律;在胃肠道功能亢进时,作用于 κ 受体,改善运动亢进状态;对胃肠道平滑肌有双向调节作用。适用于治疗胃肠道运动功能紊乱和肠易激综合征。与质子泵抑制剂合用可加速溃疡愈合。

🔖 拓展提高

止 吐 药

呕吐是一种防御性反射动作,对机体有一定的保护作用。但频繁而剧烈的呕吐会妨碍饮食,导致失水,引起电解质紊乱、酸碱平衡失调和营养失调,甚至引发食管贲门黏膜裂伤等并发症。在临床上,胃肠道疾病、妊娠、放射治疗及某些药物等均能引起呕吐。止吐药根据与呕吐相关的受体可分为抗组胺 H$_1$ 受体止吐药、抗多巴胺受体止吐药、抗乙酰胆碱受体止吐药、抗 5–HT$_3$ 受体止吐药及抗神经激肽(NK$_1$)受体止吐药。见表 12–2。

强化药品质量不容忽视的环节——药物再评价

表 12–2　止 吐 药

类型	代表药物	化学结构	适应证
抗组胺 H$_1$ 受体止吐药	苯海拉明 (Diphenhydramine)		主要用于治疗晕动症(如晕车、晕船等)
抗乙酰胆碱受体止吐药	地芬尼多 (Difenidol)		对多种中枢性、末梢性眩晕有治疗作用;有止吐及抑制眼球震颤作用(可用于运动病)
抗多巴胺受体止吐药	硫乙拉嗪 (Thiethylperazine)		可用于治疗全身麻醉或眩晕所致的恶心、呕吐;对放化疗引起的呕吐亦有效

续表

类型	代表药物	化学结构	适应证
抗 5-HT₃ 受体止吐药	昂丹司琼 (Ondansetron)	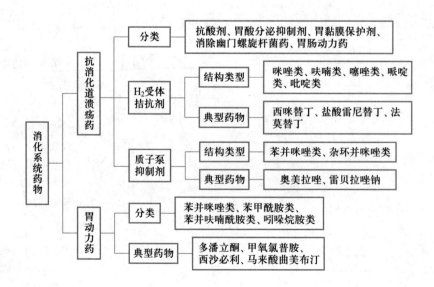	用于治疗癌症放化疗引起的恶心、呕吐
抗神经激肽（NK₁）受体止吐药	阿瑞匹坦 (Aprepitant)		用于治疗癌症放化疗引起的恶心、呕吐

本章电子
教案

重点提示

　　奥美拉唑的结构、旋光异构体、稳定性及作用特点；盐酸西咪替丁、多潘立酮、甲氧氯普胺的结构、作用特点，雷尼替丁、法莫替丁的结构特点、类型等为本章的学习重点，也是近年来国家执业药师资格考试/全国卫生专业技术资格考试的重点。

本章小结 》》》》

消化系统药物
- 抗消化道溃疡药
  - 分类：抗酸剂、胃酸分泌抑制剂、胃黏膜保护剂、消除幽门螺旋杆菌药、胃肠动力药
  - H₂受体拮抗剂
    - 结构类型：咪唑类、呋喃类、噻唑类、哌啶类、吡啶类
    - 典型药物：西咪替丁、盐酸雷尼替丁、法莫替丁
  - 质子泵抑制剂
    - 结构类型：苯并咪唑类、杂环并咪唑类
    - 典型药物：奥美拉唑、雷贝拉唑钠
- 胃动力药
  - 分类：苯并咪唑类、苯甲酰胺类、苯并呋喃酰胺类、吲哚烷胺类
  - 典型药物：多潘立酮、甲氧氯普胺、西沙必利、马来酸曲美布汀

同步测试　》》》》

在线测试

一、用化学方法区别下列各组药物

1. 马来酸氯苯那敏与西咪替丁　　　　　　2. 奥美拉唑与富马酸酮替芬

二、问答题

1. 拮抗组胺分子与 H_2 受体结合的药物,可用于治疗哪些疾病?

2. 为什么奥美拉唑为前体药物? 以奥美拉唑为例说明质子泵抑制剂的作用原理、作用特点。

(冯淑华　杜文婷)

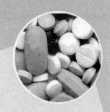

第十三章
解热镇痛药和非甾体抗炎药

>>>> 学习目标

知识目标：

- 了解解热镇痛药和非甾体抗炎药的概念、分类、结构改造以及作用机制。
- 理解阿司匹林的化学名、合成路线；芳基丙酸类非甾体抗炎药的构效关系。
- 掌握典型药物的化学结构、理化性质及作用特点；非甾体抗炎药结构类型。

能力目标：

- 能写出阿司匹林、对乙酰氨基酚、双氯芬酸钠、布洛芬、萘普生及别嘌醇的结构式；能认识贝诺酯、吲哚美辛、吡罗昔康、塞来昔布、丙磺舒等药物的结构式。
- 能应用阿司匹林等典型药物的理化性质解决该类药物的制剂调配、鉴别、贮存保管及临床应用问题。
- 能应用常见典型药物化学性质进行药物鉴别试验；熟练从事药物鉴别的基本操作。

　　解热镇痛药（Antipyretic Analgesic）以解热、镇痛作用为主，大多有抗炎作用；非甾体抗炎药（Nonsteroidal Anti-Inflammatory Drugs，NSAIDs）以抗炎作用为主，兼有解热、镇痛作用。它们都通过抑制环氧合酶（cyclo-oxygenase，COX）或脂氧化酶（lipoxygenase，LOX）阻断前列腺素类（Prostaglandins，PGs）或白三烯类（Leukotrienes，LTs）化合物的合成与释放，从而发挥解热、镇痛和抗炎作用。两者并无本质区别，在化学结构和抗炎机制上都与肾上腺皮质激素类抗炎药不同，现也统称为非甾体抗炎药（NSAIDs），是全球用量最大的一类药物。

第一节　解热镇痛药

　　解热镇痛药是一类能使发热患者的体温降至正常并能缓解疼痛的药物。解热镇痛药主要作用于下丘脑的体温调节中枢，使发热的体温降至正常，但对正常人的体温没有影响。解热镇痛药的镇痛作用与吗啡类镇痛药不同（另见第六章），其作用部位主要是在外周，镇痛范围限于头痛、牙痛、神经痛、关节痛、肌肉痛和月经痛等常见的慢性钝痛，而对急性锐痛，如创伤性剧痛和内脏平滑肌痉挛所致的内脏绞痛几乎无效。这类药物大多数能减轻风湿病和痛风病疼痛的症状，除乙酰苯胺类药物外，均有一定的抗炎作用，不易产生耐受性及成瘾性。

　　临床上使用的解热镇痛药按化学结构分为三大类：水杨酸类、乙酰苯胺类、吡唑酮类。

一、水杨酸类

（一）水杨酸类简介

　　最早使用的一类解热镇痛药为水杨酸类。1838 年有人从水杨树皮中提取得到水杨酸（Salicylic acid），1860 年水杨酸被 Kolbe 首次用化学方法合成；1875 年水杨酸钠作为解热镇痛药和抗风湿药首次应用于临床，但具有对胃肠道较大刺激性的不良反应；1899 年水杨酸的衍生物——阿司匹林（Aspirin）正式在临床使用，并逐渐成为解热镇痛药的代表。其后，经结构改造或修饰开发得到一系列水杨酸类衍生物作为解热镇痛药，并陆续用于临床。

水杨酸　　　　　　　水杨酸钠　　　　　　阿司匹林

📖 相关链接

阿司匹林的百年历史

　　阿司匹林为历史悠久的解热镇痛药。1999 年 3 月 6 日是阿司匹林正式诞生 100 周年的日子。早在 1853 年 Gerhardt 就用水杨酸与乙酸酐合成了乙酰水杨酸，却未引起人们的重视；1898 年德国化学家 Hoffmann 又进行了乙酰水杨酸的合成，并用其为他父亲治疗风湿性关节炎，疗效很好；1899 年由德国拜耳（Bayer）公司的 Dreser 引用到临床，取名为 Aspirin。其中字母 A 源于乙酰基（Acetyl），而"spirin"则是来自于 Spirea 植物中得到的天然水杨酸的旧名称。我国于 1958 年开始生产阿司匹林。阿司匹林从使用至今已有 100 多年的历史，成为医药史上三大经典药物之一。

拓展提高

水杨酸类解热镇痛药的结构改造

　　水杨酸类药物结构中的羧基是产生解热、镇痛、抗炎作用的重要基团，但也是引起胃肠道刺激的主要基团。因此，对水杨酸类的羧基或羟基进行结构修饰，制成相应的盐、酯和酰胺，可以降低羧基的酸性，减少或消除其刺激胃肠道的不良反应。另外，在其羧基或羟基的对位引入氟代苯基也能起到同样的效果。见表 13-1。

表 13-1　临床常用水杨酸类解热镇痛药

结构与名称	作用特点
OH — CONH₂ 水杨酰胺(Salicylamide)	对胃肠道几乎无刺激，保留镇痛作用，但抗炎作用基本消失
COOH — OOC — HO 双水杨酯(Salsalate)	口服胃中不易分解，对胃肠道几乎无刺激性
F — OH — F — COOH 二氟尼柳(Diflunisal)	对胃肠道刺激性小，抗炎和镇痛活性都比阿司匹林强 4 倍，持效时间长
OH — COO⁻(CH₃)₃N⁺(CH₂)₂OH 水杨酸胆碱(Choline Salicylate)	口服吸收比阿司匹林快，胃肠道不良反应较少，解热镇痛作用比阿司匹林强 5 倍
OCOCH₃ — COO⁻ ⁺H₃NCH(CH₂)₄NH₃⁺ — COO⁻ 赖氨匹林(Lysine Acetylsalicylate)	水溶性增大，可制成注射剂，避免胃肠道副反应
[OCOCH₃ — COO⁻]₂ (AlOH)²⁺ 阿司匹林铝(Aluminum Aspirin)	口服胃中几乎不分解，可制成肠溶片，不良反应减少

（二）典型药物

阿司匹林 Aspirin

化学名为 2-（乙酰氧基）苯甲酸，又名乙酰水杨酸。

本品的合成国内外均采用水杨酸和乙酸酐酰化工艺。

$$\text{水杨酸} + (CH_3CO)_2O \xrightarrow[\triangle]{\text{浓硫酸}} \text{乙酰水杨酸} + CH_3COOH$$

此合成反应简单。实验室用浓硫酸作催化剂，在 50~60 ℃的水浴上加热约 30 min 即可完成反应，但硫酸根离子不易洗脱。工业上用乙酸作催化剂，可避免杂质硫酸根离子，但需在 70~80 ℃回流 8 h。近年来文献也多有报道采用草酸、柠檬酸等作催化剂，对土壤更友好、更环保。

阿司匹林
肠溶片

📖 相关链接

阿司匹林成品中可能存在的特殊杂质及其检测方法

阿司匹林在合成过程中或由于贮存不当可能引入以下三类特殊杂质：① 含酚羟基化合物，如苯酚、水杨酸。② 酯类杂质，如乙酸苯酯、水杨酸苯酯、乙酰水杨酸苯酯或它们的聚合物等。③ 酸酐类杂质，如乙酰水杨酸酐（含量超过 0.003%（质量分数）易引起过敏反应）等。这些杂质超标会严重影响药品质量与疗效，故药典规定用 $Fe[NH_4Fe(SO_4)_2]$ 检测含酚羟基化合物，用澄明度检查法检测药品的 Na_2CO_3 溶液中不溶性酯类杂质，用色谱法检测乙酰水杨酸酐等杂质。

本品为白色结晶或结晶性粉末，无臭或微带乙酸味，味微酸，在乙醇中易溶，氯仿和乙醚中可溶，水中微溶。因含游离羧基，显弱酸性，$pK_a=3.5$。

本品含酚酯结构，又因羧基的邻助作用（见第一章），使其遇湿、酸、碱、受热及微量金属离子催化易水解成水杨酸和醋酸（见水解方程式）；水杨酸在空气中见光可进一步自动氧化生成醌型化合物而变色（淡黄色→红棕色→黑色），故本品应密封、防潮、避光保存。

$$\text{乙酰水杨酸} \xrightarrow{[H_2O]} \text{水杨酸} + CH_3COOH$$

课堂活动 ▶▶▶

有时打开久置或近效期的装有阿司匹林片剂的瓶盖，能闻到较浓的醋酸味，有的药片颜色由白变黄，这是为什么？有些家庭常将阿司匹林药物随意放在靠近窗台的书桌或货架上，你认为这妥当吗？根据所学知识，你认为阿司匹林在贮存保管中应注意什么？

答案

本品水溶液加热煮沸放冷后,滴加 $FeCl_3$ 试液,显紫堇色。依此法可区别阿司匹林和水杨酸(水杨酸加 $FeCl_3$ 试液即显紫堇色)。

$$\underset{3}{\overset{\overset{\displaystyle HO}{\underset{\displaystyle OH}{\bigvee}}}{}}\quad +FeCl_3 \longrightarrow \quad 3\left[\underset{\text{紫堇色}}{\overset{COO-Fe/3}{\underset{O}{\bigvee}}}\right] \quad +3HCl$$

本品的碳酸钠溶液加热放冷,与稀硫酸反应,析出水杨酸白色沉淀,并发出醋酸的臭味。

本品具有较强的解热镇痛和消炎抗风湿作用,对胃肠道有刺激性。在临床上除用于治疗感冒发热、头痛、牙痛、神经痛等外,也是治疗风湿热及活动型风湿性关节炎的首选药物。由于它可以抑制血小板聚集,预防血栓的形成,可用于心血管系统疾病的预防和治疗;本品还有促进尿酸排泄的作用,可用于痛风的治疗。

老药新用
——阿司匹林"百宝箱"

答案

> **课堂活动** ▶▶▶
>
> 对阿司匹林进行哪些结构修饰可以减少其对胃肠道有刺激性的不良反应?

二、乙酰苯胺类

(一) 乙酰苯胺类简介

乙酰苯胺类也是较早使用的一类解热镇痛药。1886 年将苯胺乙酰化得乙酰苯胺(Acetanilide),俗称"退热冰",曾用于临床,但因毒性很大,现已被淘汰。1887 年将乙酰苯胺代谢物对氨基酚分子中的羟基醚化、氨基酰化,得到非那西丁(Phenacetin),解热镇痛作用良好,但因其代谢产物对肾、血红蛋白及视网膜均产生毒性,并有致突变、致癌作用,陆续被各国停止使用。直到 1948 年,Brodie 发现非那西丁的一种代谢物对乙酰氨基酚(Paracetamol,扑热息痛),毒副作用小,解热镇痛作用优良,成为乙酰苯胺类的代表药物。

$$R-\underset{}{\bigcirc}-NHCOCH_3$$

R＝—H　　　　乙酰苯胺
R＝—OC_2H_5　　非那西丁
R＝—OH　　　对乙酰氨基酚

(二) 典型药物

对乙酰氨基酚 Paracetamol

$$HO-\underset{}{\bigcirc}-NHCOCH_3$$

化学名为 N-(4- 羟基苯基)乙酰胺,又名扑热息痛。

本品为白色结晶或结晶性粉末,无臭,味微苦;在沸水及乙醇中易溶,冷水中微溶,乙醚中不溶,易溶于氢氧化钠水溶液。

本品分子中具有酰胺键结构,室温下其固体在干燥的空气中很稳定,但露置在潮湿的空气中会水解,生成对氨基酚,毒性较大,并进一步氧化成有色的醌型化合物(黄色→红棕色→暗棕色),应注意避光保存。遇酸、碱会加速水解,水溶液在 pH=5~7 时较稳定,pH=6 时水解最慢,此时半衰期为 21.8 年。

课堂活动 ▶▶▶

　　有同学认为利用本品分子中酚羟基的弱酸性与氢氧化钠成盐以增加水溶性,并加蒸馏水煮沸可以很方便配制其水溶性制剂。对不对? 请用化学反应方程式加以说明。

答案

　　本品含酚羟基,遇 $FeCl_3$ 试液显蓝紫色;本品水解产物可发生重氮化 – 偶合反应产生橙红色沉淀。

复方对乙酰
氨基酚片

　　本品为解热镇痛药,可用于治疗发热、疼痛,解热镇痛效果与阿司匹林基本相同,但无抗炎抗风湿作用,其液体制剂尤适于作儿科用药。

实例分析

　　为什么不宜长期大剂量使用对乙酰氨基酚? 如小孩一次性误服大量的对乙酰氨基酚,应如何处置?

　　分析:对乙酰氨基酚在体内代谢时主要与硫酸或葡萄糖醛酸结合成酯,排出体外。少部分经肝氧化代谢成 $N-$ 羟基衍生物,进一步转化为有毒性的乙酰亚胺醌。在正常剂量下对乙酰氨基酚对肝无损害,因乙酰亚胺醌可与谷胱甘肽(GSH)结合而失去活性。但大剂量或超剂量服用对乙酰氨基酚时,使肝中贮存的谷胱甘肽 70% 被消耗,则可使乙酰亚胺醌与含巯基的肝蛋白质结合成共价加合物导致肝坏死、肾小管坏死和低葡萄糖昏迷。儿童因肝产生谷胱甘肽的能力弱,更容易出现肝坏死,应慎用。小孩如果误服大量的对乙酰氨基酚,应立即洗胃,并口服 5% 的乙酰半胱氨酸等含巯基的化合物解救。

实例分析

　　为什么贝诺酯有较强的解热镇痛和抗炎作用? 对胃肠道的不良反应也较阿司匹林少?

—COO—◯—NHCOCH₃　OCOCH₃

　　分析:因为贝诺酯(Benorilate)(又名苯乐来、扑炎痛)是利用拼合原理将阿司匹林的羧基和对乙酰氨基酚的羟基酯化缩合而成的一种前体药物(1965 年合成成功)。在体外无活性,在体内能分解成乙酰水杨酸和对乙酰氨基酚,发挥协同作用,因而解热镇痛作用增强,又具抗炎作用。由于分子中没有游离的羧基,对胃肠道的刺激性下降,不良反应较少,适合老人和儿童用药。

相关链接

吡唑酮类解热镇痛药简介

吡唑酮类药物包括 5- 吡唑酮和 3,5- 吡唑烷二酮两种结构类型,前者有较明显的解热镇痛和抗炎作用，一般用于缓解高热和镇痛。在对抗疟药奎宁的结构改造中获得的解热镇痛药安替比林(Antipyrine)，为 5- 吡唑酮类，但毒性很大。在安替比林结构中引入二甲氨基，合成了氨基比林(Aminophenazone)，曾广泛用于临床，但能引起白细胞减少及粒细胞缺乏症，我国已于 1982 年将其淘汰。在氨基比林分子中引入次甲磺酸钠基，得到安乃近(Analgin)，解热镇痛作用显著而迅速，水溶性增大，可制成水溶性制剂，如注射剂、滴鼻剂等。因仍可引起粒细胞缺乏症，高烧病人需慎用，在不少国家已被停用。在 5- 吡唑酮的吡唑烷环上再引入一个酮基即形成 3,5- 吡唑烷二酮，酸性增强而解热作用减弱，抗炎作用明显增高，成为抗炎药。

	R= —H	安替比林
	R= —N(CH$_3$)$_3$	氨基比林
	R= —N(CH$_3$)(CH$_2$SO$_3$Na)	安乃近

第二节　非甾体抗炎药

非甾体抗炎药是从 20 世纪 40 年代初迅猛发展起来的一类疗效更好、不良反应更少的抗炎药。主要用于治疗风湿性关节炎，类风湿关节炎，风湿热，系统性红斑狼疮及各型关节炎等疾病。其按化学结构可分为 3,5- 吡唑烷二酮类、邻氨基苯甲酸类、芳基烷酸类及 1,2- 苯并噻嗪类。

一、3,5- 吡唑烷二酮类

1946 年，瑞士科学家合成了具有吡唑烷二酮结构的保泰松(Phenylbutazone)，抗炎作用较强而解热镇痛作用较弱，被视为治疗关节炎的一大突破，缺点是对肝、肾及造血系统有毒害作用，应用日益减少。15 年后发现了羟布宗(Oxyphenbutazone)和 γ- 酮保泰松(γ-Ketophenylbutazone)等。

	R$_1$	R$_2$	
	—H	—CH$_2$CH$_2$CH$_2$CH$_3$	保泰松
	—OH	—CH$_2$CH$_2$CH$_2$CH$_3$	羟布宗
	—H	—CH$_2$CH$_2$CCH$_3$ (O)	γ- 酮保泰松

📖 **相关链接**

羟布宗的主要性质与作用特点

羟布宗是保泰松的体内活性代谢产物，又名羟基保泰松。为白色结晶性粉末，无臭、味苦，易溶于氢氧化钠和碳酸钠溶液。其与盐酸和冰醋酸共热水解重排的产物可发生重氮化 - 偶联反应。本品具有抗炎抗风湿作用，毒副作用较小。

二、邻氨基苯甲酸类

邻氨基苯甲酸类又称为灭酸类,也称为芬那酸类。是在 20 世纪 60 年代利用经典的生物电子等排体原理,将水杨酸的羟基换成氨基得到的。这类药物抗炎镇痛作用虽较强,但是毒副作用较大,现已少用。相关药物结构如下:

	R_1	R_2	R_3	
	—CH₃	—CH₃	—H	甲芬那酸
	—Cl	—CH₃	—Cl	甲氯芬那酸

三、芳基烷酸类

芳基烷酸类是发展较快、应用最多的一类非甾体抗炎药,结构通式及分类如下。

	Ar	R	
Ar—CHCOOH	芳环或芳杂环	—H	芳基乙酸类
	芳环或芳杂环	—CH₃	芳基丙酸类

(一) 芳基乙酸类

1. 简介

研究表明,5- 羟色胺是炎症的一种化学介质,其生物来源与色氨酸有关,而风湿病人又能产生大量的色氨酸代谢物,两者都具有吲哚结构,联系到吲哚乙酸具有抗炎作用,对吲哚乙酸衍生物进行构效关系的研究,并从中发现了吲哚美辛(Indometacin,1961年),抗炎、镇痛效果较好,但毒副作用较大。后又通过结构改造合成大量的衍生物,如舒林酸、托美丁、依托度酸、萘丁美酮以及芬布芬等各有特色的芳基乙酸类抗炎药,1974年在日本上市的双氯芬酸钠(Diclofenac Sodium,也称为双氯灭痛)已成为芳基乙酸类的典型药物。

2. 典型药物

吲哚美辛 Indometacin

化学名为 1-(4- 氯苯甲酰基)-5- 甲氧基 -2- 甲基 -1H- 吲哚 -3- 乙酸,又名消炎痛。

本品为类白色或微黄色结晶性粉末,几乎无臭、无味;在丙酮中可溶,在甲醇、乙醇、氯仿及乙醚中略溶,在苯中微溶,在水中几乎不溶。本品含有羧基,因此为弱酸性药物,$pK_a=4.5$,在氢氧化钠溶液中可溶。

本品室温下在空气中稳定,但对光敏感。其水溶液在 pH=2~8 范围内较稳定,在强酸或强碱中酰胺键可被水解,生成对氯苯甲酸和 5- 甲氧基 -2- 甲基吲哚 -3- 乙酸,后者经脱羧可进一步被氧化成有色物质。

答案

课堂活动 ▶▶▶

对照吲哚美辛的化学结构,指出是哪些基团参与何种反应,最终导致该药氧化变色的? 贮存保管时应注意什么?

本品的强碱性溶液与重铬酸钾和硫酸反应显紫色,与亚硝酸钠和盐酸反应显绿色,放置后逐渐变为黄色。另本品有吲哚环,可与新鲜的香草醛盐酸溶液共热,呈玫瑰紫色。

本品为环氧合酶抑制剂,主要用于治疗类风湿性关节炎、强直性脊椎炎、骨关节炎。因毒副作用较大,一般作成搽剂、栓剂等使用。

🔖 拓展提高

吲哚美辛的构效关系

对吲哚美辛构效研究表明:① 3 位羧基是抗炎活性必需基团,羧基若被醛、醇、酯等替换则活性下降,酸性越强,抗炎活性越大。② 5 位甲氧基可被二甲氨基、乙酰基、氟原子等取代,活性都比未取代物强。③ 2 位甲基取代比芳基取代活性高。④ 1 位 N-酰化比烷基化活性强,常用对位卤代芳酰基取代。

为克服吲哚美辛羧基酸性对胃肠道的刺激及本品对肝、心血管系统的毒副作用,通过结构改造,分别得到舒林酸、托美丁、依托度酸、双氯芬酸钠、萘丁美酮以及芬布芬等各有特色的芳基乙酸类抗炎药。

双氯芬酸钠 Diclofenac Sodium

双氯芬酸钠
缓释片

化学名为 2-[(2,6-二氯苯基)氨基]苯乙酸钠,又名双氯灭痛。

本品为白色或类白色或淡黄色结晶性粉末,无臭;略溶于水,在乙醇中易溶。其水溶液 pH=7.68,游离体双氯芬酸 pK_a=4.0~4.5。

本品性质较稳定。因含氯原子,加碳酸钠炽热炭化,加水煮沸,过滤后,滤液显氯化物的鉴别反应。

本品具有解热、镇痛和抗炎作用。其镇痛和解热作用分别为吲哚美辛的6倍和2倍,适用于类风湿性关节炎、神经炎、术后疼痛及各种原因引起的发热。

本品是环氧合酶(COX)和脂氧化酶(LOX)的双重抑制剂,可避免因单纯抑制 COX 而导致 LOX 活性突增引起的不良反应。

(二) 芳基丙酸类

1. 芳基丙酸类结构通式及构效关系

芳基丙酸类是在芳基乙酸类的基础上发展起来的。在研究芳基乙酸类构效关系时,发现苯环上引入疏水基团,如异丁基可增强抗炎活性,进一步将乙酸基 α 碳上引入甲基后产生芳基丙酸类,得到了布洛芬(Ibuprofen,1966 年),不但消炎镇痛作用增强,且毒性下降,成为临床上常用的非甾体抗炎药。布洛芬的出现,引起了对芳基丙酸类化合物及其构效关系的广泛研究,相继开发了许多优良品种,见表 13-2。

芳基丙酸类抗炎药可用下列通式表示:

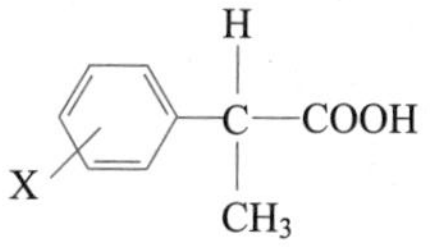

构效关系研究表明:① 羧基应连在一平面结构的芳环(通常是苯环,也可以是芳杂环)上。② 羧基与芳环之间一般相隔一个碳原子。羧基 α 位上有一个甲基以限制羧基的自由旋转,使其维持适当构型与受体或酶结合,以增强其消炎镇痛作用。③ 在芳环上羧基的对位或间位可引入另一疏水基团 X,以增强抗炎活性,X 可以是烷基、苯环、芳杂环、环己基等,如非诺洛芬和酮洛芬。④ 在芳环上羧基的对位若引入疏水基后,还可在间位引入吸电子基团如 F、Cl 等,以加强其抗炎作用,如氟比洛芬和吡洛芬。

2. 典型药物

布洛芬 Ibuprofen

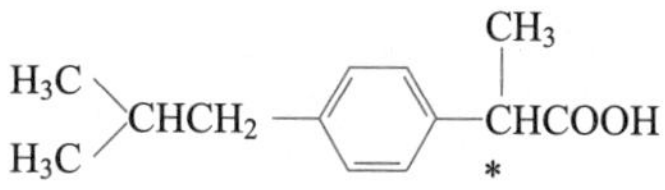

化学名为 α- 甲基 -4-(2- 甲基丙基)苯乙酸,又名异丁苯丙酸。

本品为白色结晶性粉末,有异臭,无味;在乙醇、氯仿、乙醚和丙酮中易溶,在水中几乎不溶。药用品为外消旋体。

本品含有羧基呈弱酸性,pK_a=5.2,可溶于氢氧化钠或碳酸钠溶液中,并可与赖氨酸成盐。

本品与氯化亚砜作用,与乙醇成酯后,加盐酸羟胺在碱性条件下产生羟肟酸,在酸性条件下再与三氯化铁试液作用可生成红色至暗红色的异羟肟酸铁。

本品临床用于治疗风湿性关节炎、类风湿关节炎、骨关节炎、神经炎、咽喉炎及支气管炎等症。

萘普生 Naproxen

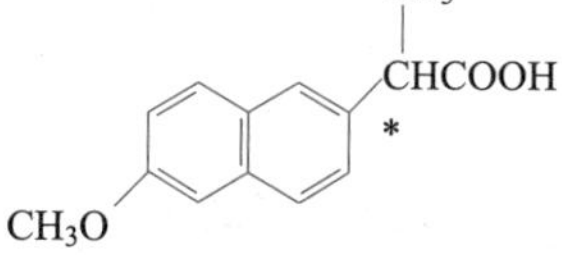

本品为白色结晶性粉末;在水中几乎不溶,在乙醇中可溶。药用品为 $S(+)$ 异构体。

本品呈弱酸性,pK_a=5.2。光照可缓慢变色,故需避光保存。

本品分子中甲氧基若移位,则抗炎作用减弱;甲氧基若被较大基团取代活性也下降。但甲氧基若被较小亲脂性基团,如 Cl、CH_3、SCH_3 等取代可保留抗炎活性;羧基被醇、醛、酮基取代活性也保留。

本品用于治疗风湿性关节炎及类风湿关节炎、强直性脊椎炎等症。

拓展提高

芳基丙酸类的光学异构体与活性的关系

　　芳基丙酸类药物羧基 α 位有不对称碳原子,都有两个旋光异构体。因对酶的适应性不同,同一药物的对映异构体活性和代谢表现不同。一般地,S 异构体活性比 R 异构体强,如布洛芬和萘普生的 S 异构体比 R 异构体活性分别强 28 倍和 35 倍。目前临床仅萘普生药用 $S(+)$ 异构体(右旋体),布洛芬药用外消旋体或 $S(+)$ 异构体(右旋体),其他药物则用外消旋体。

　　布洛芬常用外消旋体是因其拆分困难,且在体内较低活性的 $R(-)$ 异构体(左旋体)可代谢转化为有较高活性的 $S(+)$ 异构体(右旋体)。布洛芬如药用 $S(+)$ 异构体时,剂量只需外消旋体的一半。

拓展提高

芳基烷酸类其他常用药物

　　临床上应用的芳基烷酸类药物数量较多,现择要介绍其他常用药物,见表 13-2。

表 13-2　其他常用芳基烷酸类非甾体抗炎药

芳基乙酸类		芳基丙酸类	
药物名称与结构	类型与作用特点	药物名称与结构	作用特点
舒林酸 Sulindac	系用—CH═替代吲哚美辛结构中—N═得到的茚酸类前药。作用为吲哚美辛的 1/2,作用持久、不良反应少	酮洛芬 Ketoprofen	为高效解热药,其解热作用比吲哚美辛强 4 倍,比阿司匹林强 100 倍
托美丁 Tolmetin	属吡咯乙酸类,消炎和镇痛作用分别为保泰松的 3~13 倍和 8~15 倍。安全、速效	氟比洛芬 Flurbiprofen	引入第二个疏水性较大的苯基,使抗炎作用增强,是吲哚美辛的 5 倍
依托度酸 Etodolac	属吡喃乙酸类,消炎作用与阿司匹林相似	吲哚洛芬 Indoprofen	抗炎作用强于吲哚美辛
萘丁美酮 Nabumetone	为非酸性前体药物,需经体内代谢为 6- 甲氧基 -2- 萘乙酸产生活性,对 COX- Ⅱ有选择性抑制作用,抗炎作用是吲哚美辛的 1/3	吡洛芬 Pirprofen	疗效优于吲哚美辛,不良反应比吲哚美辛和阿司匹林少

续表

芳基乙酸类		芳基丙酸类	
药物名称与结构	类型与作用特点	药物名称与结构	作用特点
芬布芬 Fenbufen	为酮酸型前体药物。具有长效消炎作用,胃肠道不良反应少	舒洛芬 Suprofen	镇痛作用和抗炎活性分别是阿司匹林的200倍和2~14倍

课堂活动 ▶▶▶

如何从结构上区分芳基乙酸类和芳基丙酸类抗炎药?哪一类具有光学异构体?

答案

四、1,2- 苯并噻嗪类

1,2- 苯并噻嗪类(又称为昔康类)的研究始于20世纪70年代,为新型的消炎镇痛药,对环氧合酶 – Ⅱ(COX– Ⅱ)有一定的选择性抑制作用。本类药物结构中虽无羧基,但含有酸性的烯醇羟基,有关药物结构如下:

	R_1	R_2
		—OH　吡罗昔康
		—OH　美洛昔康

其中吡罗昔康(Piroxicam,又名炎痛喜康)是第一个在临床上使用的长效抗风湿药,每日服一次,24 h 有效;是可逆的环氧合酶抑制剂,具有疗效显著、作用持久、耐受性好、副作用小等特点。临床上常用于风湿性关节炎和类风湿关节炎,也可用于术后、创伤后疼痛及急性痛风的治疗。而美洛昔康(Meloxicam)为高度的 COX– Ⅱ选择性抑制剂,对慢性风湿性关节炎的抗炎、镇痛效果与吡罗昔康相同,但对胃及十二指肠溃疡的诱发较吡罗昔康弱,可长期治疗类风湿关节炎。

这两个药物理化性质相近,均为类白色或微黄绿色或淡绿色结晶性粉末,无臭、无味;在水中几乎不溶解,水溶液显酸性;分子中有酚羟基,在氯仿中加三氯化铁试液,显玫瑰红色;分子中具有酰胺键,较易水解,需在密封、阴凉处保存。

相关链接

解热镇痛药和非甾体抗炎药的作用机制

花生四烯酸(AA)是产生前列腺素类(PGs)、白三烯类(LTs)、血栓素类(TXs)的主要前体物质。当机体受到刺激后,细胞膜磷脂经磷酸酯酶水解产生 AA,AA 再经两条途径氧化成不同的代谢物:① AA 经花生四烯酸环氧合酶(COX)氧化最终得到 PGs 和 TXs 两大系统物质。② AA 经脂氧化酶(LOX)氧化最终得到 LTs 系列物质。其中 PGs 和 LTs 是引起发热、疼痛和炎症的主要原因。而 TXs 则具有血小板聚集作用,可引起血管收缩形成血栓。目前使用的解热镇痛药和非甾体抗炎药都是通过抑制 COX 或 LOX 两种酶,阻断 PGs 和 LTs 的合成,从而达到解热、镇痛和抗炎作用的。其与甾体抗炎药作用机制(主要抑制磷酸酯酶)是不同的。如图 13-1 所示。

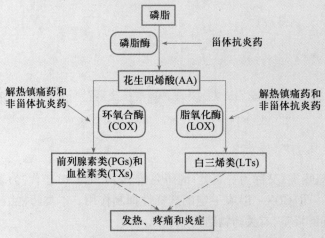

图 13-1　解热镇痛药和非甾体抗炎药作用机制示意图

答案

课堂活动　▶▶▶

　　阿司匹林作为经典的解热镇痛药,又常用于预防中风和治疗心血管疾病,但久用易导致胃出血和过敏性哮喘,这是为什么呢?

🔖 拓展提高

环氧合酶-Ⅱ(COX-Ⅱ)选择性抑制剂

　　作为目前临床应用的非甾体抗炎药,主要抑制的环氧合酶有两种亚型:COX-Ⅰ和 COX-Ⅱ。COX-Ⅰ是原生酶,其功能是促进胃黏膜前列腺素类(PGs)的合成,具有细胞生理调节功能,对消化道黏膜起保护作用;COX-Ⅱ则是诱导酶,接受刺激诱导而使其水平快速增加,进而在炎症部位促进致炎 PGs 大量生成,导致炎症的发生。目前常用的非甾体抗炎药,如吲哚美辛、布洛芬等由于对 COX-Ⅰ和 COX-Ⅱ缺乏选择性,久用会引起胃出血、胃溃疡。近年来研究热点是开发具有强大抗炎作用且胃肠道副作用较低的 COX-Ⅱ选择性抑制剂。如 20 世纪 90 年代末上市的塞来昔布(Celecoxib)和罗非昔布(Rofecoxib),大量的药物尚在进一步研制之中。

　　塞来昔布由辉瑞公司研发上市,1998 年被批准在美国上市,现已经在 72 个国家(地区)上市,商品名为西乐葆,临床上主要用于治疗急慢性骨关节炎和类风湿关节炎。罗非昔布则由默克公司研发,商品名为万络,1999 年被美国 FDA 批准用于治疗骨关节炎的疼痛和炎症、成人严重疼痛、痛经,以后又被批准用于治疗儿童和成人的类风湿关节炎症状。其优点是消化道溃疡和出血发生率较低。2004 年 9 月 30 日默克制药公司宣布在全世界自愿召回罗非昔布,原因是研究资料证明罗非昔布可增加心、脑血管事件(包括心肌梗死和脑卒中)的相对危险。

塞来昔布　　　　　　　　　　罗非昔布

相关链接

抗痛风药简介

　　痛风是由于遗传性或获得性病因导致嘌呤代谢障碍和血尿酸持续升高而引起的一种疾病,临床主要表现为高尿酸血症、痛风性关节炎反复发作及肾损害等。该病病程迁延、缓慢进展,常引起高血压、高血脂、冠心病、糖尿病、肾结石等并发症。目前治疗痛风的药物按照作用机制分为三类:① 促进尿酸排泄药,如丙磺舒和 γ- 酮保泰松等;② 抑制尿酸合成药,如别嘌醇等;③ 镇痛消炎药,如秋水仙碱、吲哚美辛、保泰松、布洛芬、吡罗昔康等,有关典型药物见表 13-3。

表 13-3　抗痛风典型药物简介

作用机制类型	药物名称	化学结构式	作用特点
促进尿酸排泄药	丙磺舒 Probenecid		抑制尿酸盐在近曲肾上管的主动再吸收,增加尿酸的排泄,降低血液尿酸浓度,缓解或防止尿酸盐的形成,促进已形成的尿酸盐溶解,用于高尿酸血症伴随痛风和痛风性关节炎的长期治疗,对急性痛风无效
抑制尿酸合成药	别嘌醇 Allopurinol		抑制黄嘌呤氧化酶,减少尿酸合成,降低血液尿酸浓度,减少尿酸在骨、关节和肾的沉积,减少肾尿酸结石的形成,主要用于慢性痛风和痛风性肾病的治疗,对急性痛风无效
镇痛消炎药	秋水仙碱 Colchicine		为百合科植物丽江山慈姑球茎中提取的一种生物碱,通过增加粒细胞吞噬尿酸结晶,以减少尿酸结晶的沉积,减轻炎症反应,起到止痛的作用,毒性较大,临床上用于治疗痛风的急性发作

重点提示

　　阿司匹林、对乙酰氨基酚、吲哚美辛、双氯芬酸钠的化学名、结构式、理化性质及作用特点;布洛芬和萘普生的结构、化学名、旋光异构体与药物作用;贝诺酯、美洛昔康、吡罗昔康等的结构特点与作用特点等为本章的学习重点,也是近年来国家执业药师资格考试／全国卫生专业技术资格考试的重点。

本章小结　》》》》

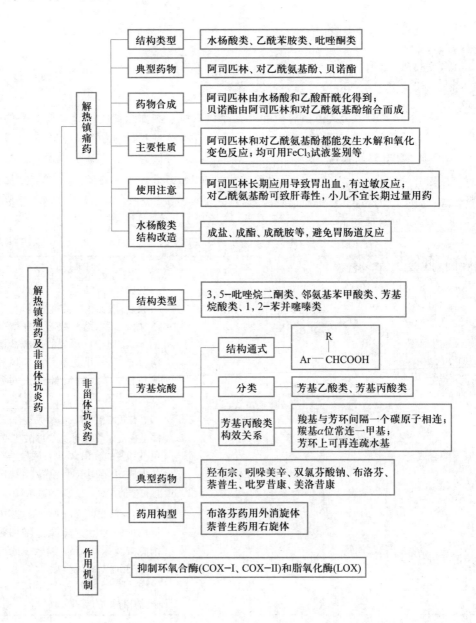

同步测试 》》》》

在线测试

一、用化学方法区别下列各组药物

1. 阿司匹林和对乙酰氨基酚　　　　　　2. 布洛芬和吲哚美辛

二、问答题

1. 引起阿司匹林水解和制剂变色的主要原因是什么？其制剂应如何保存？

2. 为克服水杨酸类药物对胃肠道的刺激性，可进行哪些有益的结构改造或修饰？

3. 写出芳基烷酸类非甾体抗炎药的结构通式和分类，概括芳基丙酸类的结构特点。

（陈小林）

实训项目七　药物的定性鉴别实训（二）

【实训目的】

● 理解几种常用典型药物的理化性质对药物鉴别的作用。

● 掌握应用几种典型药物的理化性质从事药物鉴别的方法与基本操作。

【实训器材】

1. 仪器

试管、白瓷板、乳钵、恒温水浴锅、酒精灯、胶头滴管、漏斗、烧杯、量杯。

2. 药品

硫酸阿托品、盐酸肾上腺素、重酒石酸去甲肾上腺素、盐酸异丙肾上腺素、盐酸麻黄碱、盐酸伪麻黄碱、硝酸异山梨酯、卡托普利、盐酸哌替啶。

3. 试剂

发烟硝酸、稀硫酸、硫酸、乙醇制氢氧化钾试液、三硝基苯酚的乙醇溶液、过氧化氢试液、20% 氢氧化钠溶液、10% 儿茶酚溶液、氯化汞试液、碳酸钠试液、硫酸铜试液、硫酸亚铁试液、三氯化铁试液、乙醇、乙醚、亚硝酸钠固体。

【实训指导】

（一）实训内容与操作步骤

1. 硫酸阿托品

（1）取本品约 10 mg，置表面皿中加发烟硝酸 5 滴，置水浴上蒸干，得黄色的残渣，放冷，加乙醇 2~3 滴湿润，再加乙醇制氢氧化钾试液 2~3 滴，即显深紫色。

（2）取本品约 10 mg，置试管中加氯化汞试液，生成黄色氧化汞沉淀，加热后转变为红色。

2. 肾上腺素能药物

(1) 分别取盐酸肾上腺素、重酒石酸去甲肾上腺素、盐酸异丙肾上腺素各约 2 mg，加水 2 ml，盐酸肾上腺素加盐酸溶液(9 → 1 000 ml)2~3 滴溶解后再加水，加三氯化铁试液 1 滴，观察颜色变化；再缓缓加入碳酸钠试液观察颜色变化。

(2) 分别取盐酸肾上腺素、重酒石酸去甲肾上腺素、盐酸异丙肾上腺素各约 2 mg，加盐酸溶液(9 → 1 000 ml)2 ml 溶解后，加过氧化氢试液 10 滴，煮沸，观察颜色变化。

3. 盐酸麻黄碱和盐酸伪麻黄碱

分别取盐酸麻黄碱和盐酸伪麻黄碱各约 10 mg，加水 1 ml 溶解后，加硫酸铜试液 2 滴与 20% 氢氧化钠溶液 1 ml，观察颜色变化；加乙醚 1 ml，振摇，放置，观察乙醚和水层的颜色变化。

4. 硝酸异山梨酯

(1) 取本品约 10 mg，加水 1 ml，硫酸 2 ml，摇匀使药品溶解，放冷，沿管壁缓缓加入硫酸亚铁试液 3 ml，不振摇，使成两液层，接界面处出现棕色环。

(2) 取本品约 2 mg，加新制的 10% 儿茶酚溶液 3 ml，摇匀后慢慢滴加硫酸 6 ml，溶液变为暗绿色。

5. 卡托普利

取本品约 25 mg，加乙醇 2 ml 溶解，加亚硝酸钠结晶少许和稀硫酸 10 滴，振摇，溶液显红色。

6. 盐酸哌替啶

(1) 取本品约 10 mg，加乙醇 1 ml 使其溶解，加三硝基苯酚的乙醇溶液(1 → 30 ml) 1 ml，振摇，析出黄色结晶。

(2) 取本品约 10 mg，加水 1 ml 使其溶解，加碳酸钠试液 0.5 ml，振摇，即生成油滴状物。

7. 注意事项

硝酸异山梨酯室温下较稳定，遇强热会发生爆炸，实验中应加以注意。

(二) 思考题

1. 具有怎样结构特点的药物能发生 Vitali 反应？并写出 2~3 个药物。

2. 设计一个试验将麻黄碱与肾上腺素加以区别。

3. 本实训中盐酸哌替啶发生反应的依据是什么？

(冯淑华)

实 训 报 告

专业_____　班级_____　学号_____　姓名_____　成绩_____

项目名称_____

实训目的_____

_____

_____

实训操作

药物名称	基本操作(可以图示)	现象观察与结果记录
硫酸阿托品		
盐酸肾上腺素、重酒石酸去甲肾上腺素、盐酸异丙肾上腺素		
盐酸麻黄碱 盐酸伪麻黄碱		
硝酸异山梨酯		
卡托普利		
盐酸哌替啶		

实训小结

_____

_____

_____

_____

思考题

1.

2.

3.

教师评语

_____

_____

_____

_____

_____

教师签字_____ _____年_____月_____日

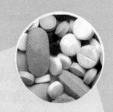

第十四章
抗病原微生物化学治疗药

>>>> 学习目标

知识目标：

- 了解异喹啉类、硝基呋喃类抗菌药和抗丝虫病、抗血吸虫病药的类型和常用药物。
- 理解喹诺酮类抗菌药、磺胺类药物的作用机制和构效关系；抗生素类抗结核药、唑类抗真菌药的典型药物；抗病毒药的类型、典型药物；驱肠虫药、抗疟药的类型及常用药物；抗疟药青蒿素的构效关系。
- 掌握喹诺酮类抗菌药、磺胺类抗菌药、合成抗结核药的典型药物的化学结构、理化性质及作用特点；喹诺酮类抗菌药的基本结构；驱肠虫药、抗疟药、抗滴虫病药典型药物的化学结构、理化性质及作用特点。

能力目标：

- 能写出喹诺酮类抗菌药、磺胺类药物、抗菌增效剂典型药物及驱肠虫药盐酸左旋咪唑、阿苯达唑的结构特点和抗疟药青蒿素的结构特点，能认识诺氟沙星、环丙沙星、氧氟沙星、左氧氟沙星、磺胺嘧啶、甲氧苄啶、对氨基水杨酸钠、异烟肼、青蒿素、磷酸氯喹、甲硝唑的结构式。
- 能应用典型药物的理化性质、构效关系解决该类药物的制剂调配、鉴别、贮存保管及临床应用问题。
- 能从事氨基酰化反应、水解反应、产品纯化中的成盐反应等药物合成的简单操作。

对细菌、病毒、寄生虫等各种病原微生物、某些自身免疫性疾病、恶性肿瘤所致疾病进行治疗所使用的化学药物,统一简称为化学治疗药。由于细菌、病毒等各种病原微生物所致的感染性疾病遍布临床各科,因此在人类与感染性疾病的抗争中,抗病原微生物化学治疗药得到了广泛的应用,为目前医药界关注的热点。该类药物包括按化学结构划分的喹诺酮类、磺胺类、硝基呋喃类、异喹啉类等抗菌药、消毒防腐药、抗结核药、抗真菌药、抗病毒药、抗寄生虫病药和抗生素(另章讲解)。

第一节　喹诺酮类抗菌药

自 1962 年萘啶酸问世以来,喹诺酮类抗菌药经四十多年的发展,已经产生了四代。

一、结构类型、结构特点和理化性质

(一)结构类型

喹诺酮类抗菌药主要是由吡啶酮酸并联苯环、吡啶环或嘧啶环等芳香环组成的化合物,按其基本母核结构特征可分为萘啶羧酸类、噌啉羧酸类、吡啶并嘧啶羧酸类及喹啉羧酸类,其中噌啉羧酸类药物仅有西诺沙星,因其已少用,所以喹诺酮类抗菌药也可分为三种结构类型。其中第一代主要有萘啶酸,第二代主要有吡哌酸和西诺沙星,第三代主要有诺氟沙星、培氟沙星、环丙沙星、氧氟沙星、左氧氟沙星等,第四代目前主要有莫西沙星、加替沙星、司帕沙星等。

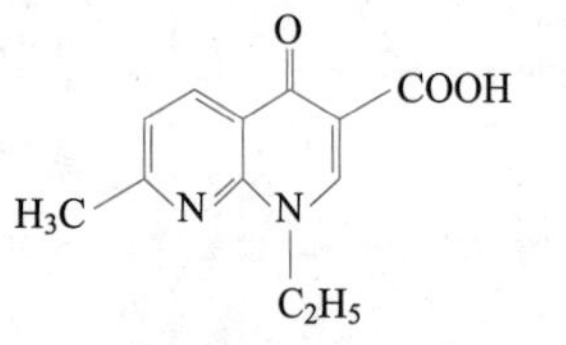

萘啶酸 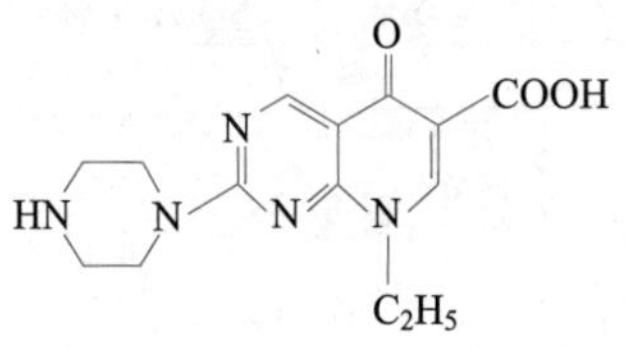　　　　　　　　吡哌酸 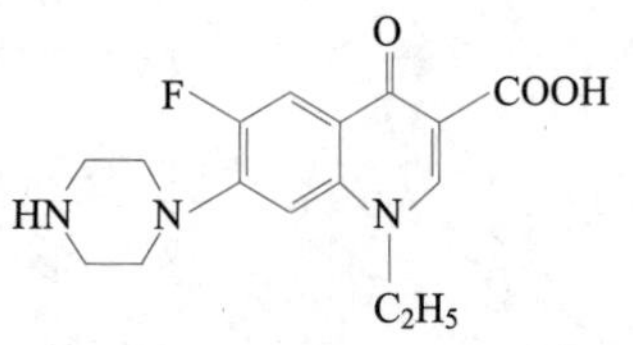　　　　　　　　诺氟沙星

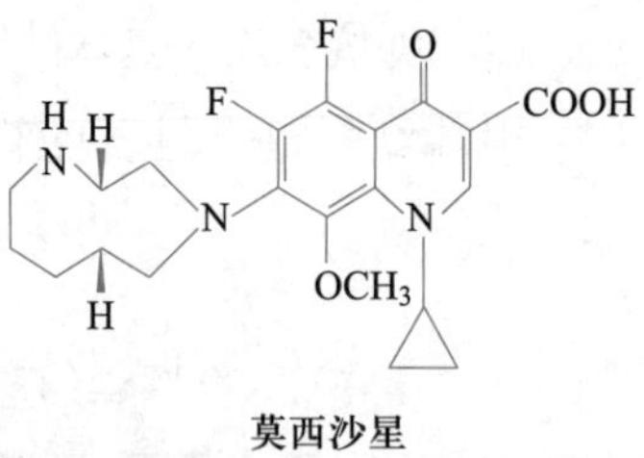

莫西沙星 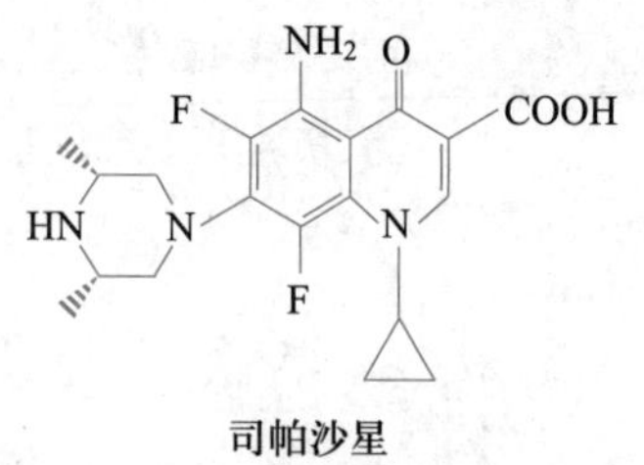　　　　　　　　　　司帕沙星

(二)结构特点

综合临床使用的四代喹诺酮类抗菌药的结构,归纳其基本结构通式如下:

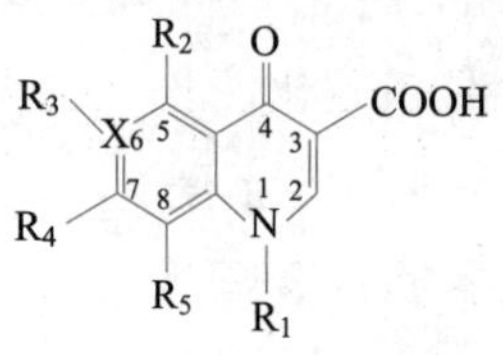

该类药物的结构特点是在其基本母核结构上 1 位为取代的氮原子,3 位为羧基、4 位为酮羰基,第三代、第四代喹诺酮类抗菌药 6 位为氟原子,5、7、8 位可有不同的取代基。

（三）理化性质

1. 本类药物因含有羧基显酸性,在水中溶解度小,但在强碱水溶液中有一定溶解度。

2. 喹诺酮类抗菌药遇光照可分解,对患者产生光毒性反应,应采取避光措施。

3. 本类药物结构中 3、4 位分别为羧基和酮羰基,极易和金属离子,如钙、镁、铁、锌等形成螯合物,不仅降低了药物的抗菌活性,同时长时间使用也使体内的金属离子流失。

答案

课堂活动 ▶▶▶

讨论:某个医院护士给患者静脉点滴第三代喹诺酮类抗菌药时用黑色纸包裹输液瓶,有必要吗? 根据我们所学的知识,对喹诺酮类抗菌药应采取哪些避光措施?

实例分析

喹诺酮类抗菌药应怎样口服?

有的医生在给患者开处方给药时,特别注上喹诺酮类抗菌药应在饭后服用,最好与食物同服,这样可避免对胃肠道的刺激;患者在服药时与大量食物同服,虽然避免了对胃肠道的刺激,但药效也受到影响,请分析原因。

分析:因为喹诺酮类抗菌药含有羧基显酸性,对胃肠道有刺激性,应饭后服用。但由于其 3、4 位的羧基和酮羰基极易和金属离子,如钙、镁、铁、锌等形成螯合物,降低药物的抗菌活性,所以这类药物不宜和牛奶等含钙、铁等金属离子丰富的食物同时服用。与食物同服时应注意食物种类,最好饭后 15 min 以后再服。

二、典型药物

诺氟沙星 Norfloxacin

化学名为 1- 乙基 -6- 氟 -1,4- 二氢 -4- 氧代 -7-(1- 哌嗪基)-3- 喹啉羧酸,又名氟哌酸。

本品为类白色或淡黄色结晶性粉末,无臭,味微苦,在空气中可吸收少量水分;在水中或乙醇中极微溶,在氯仿中微溶,在乙酸、盐酸或氢氧化钠溶液中易溶。

本品避光保存 5 年未变化,日光照射 30 d 可检出 3 种分解产物。

取本品少许置干燥试管中,加少许丙二酸与乙酸酐,在 80~90 ℃水浴中保温 5~10 min,显红棕色,可用于区别本品与其他药物。

本品为最早应用于临床的第三代喹诺酮类抗菌药,临床上用于治疗敏感菌所致泌尿道、肠道、妇科、外科和皮肤科等感染性疾病。

环丙沙星 Ciprofloxacin

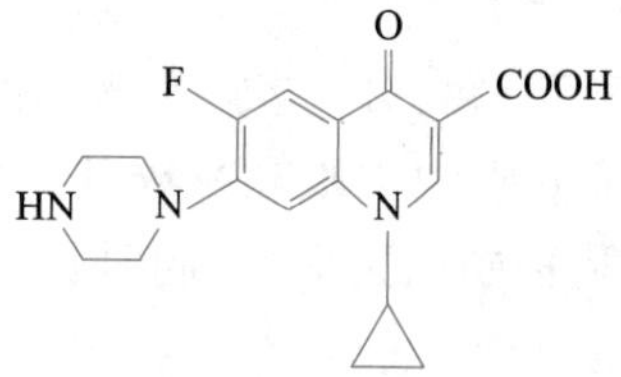

又名环丙氟哌酸。

本品性状、稳定性与诺氟沙星相似,但强光照射 12 h 即可检出分解产物。

环丙沙星向体内各组织移行良好,肾和肝组织中药物浓度最高。本品主要用于革兰氏阴性细菌包括铜绿假单胞菌感染,适应证有敏感性细菌引起的泌尿生殖系统感染,胃肠道感染(包括其他抗生素耐药菌株所致伤寒和沙门菌感染),呼吸系统感染,骨骼系统感染,皮肤、软组织感染,耳鼻喉与口腔感染以及外科创伤感染等。

氧氟沙星 Ofloxacin

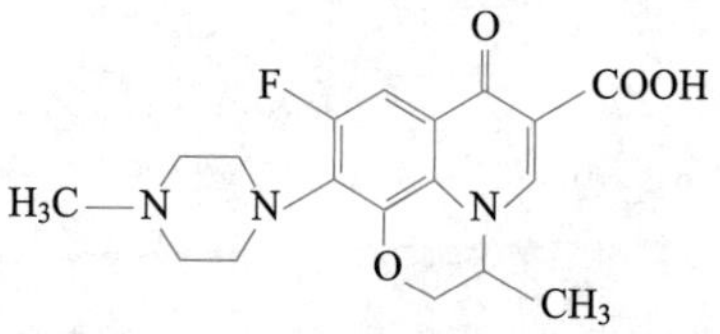

又名氟嗪酸。

本品稳定性与诺氟沙星相似。

本品临床上主要用于治疗革兰阴性菌所致的呼吸道、消化系统、生殖系统感染、尿路感染、口腔感染等。对革兰氏阳性菌的作用,氧氟沙星比诺氟沙星稍强。综合喹诺酮类抗菌药各品种的药理作用,口服以氧氟沙星为优。

左氧氟沙星 Levofloxacin

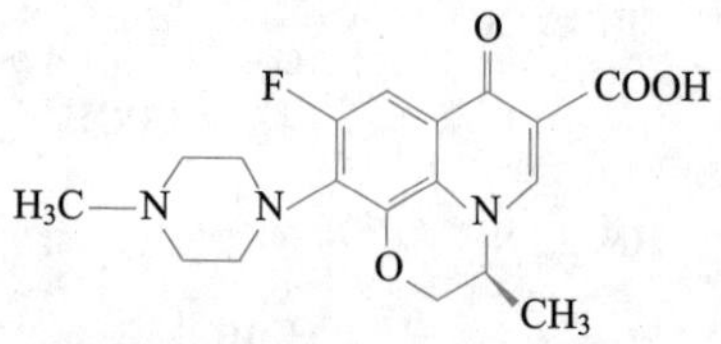

又名左旋氟嗪酸

本品为氧氟沙星的左旋光学活性异构体,理化性质与氧氟沙星相似,但其甲磺酸盐和盐酸盐的水溶性更好。抗菌活性是氧氟沙星的 2 倍,对革兰氏阳性球菌的抗菌作用亦明显优于环丙沙星,对革兰氏阴性杆菌的抗菌活性强,抗铜绿假单胞菌活性是喹诺酮类抗菌药中最强者。左氧氟沙星在现有喹诺酮类抗菌药中被认为安全性最好、光毒性等不良反应最轻。口服吸收率达 100%,血药浓度及消除半衰期均与氧氟沙星相似。不良反应发生率低于氧氟沙星,故临床实用价值大。

莫西沙星 Moxifloxacin

化学名为 1- 环丙基 -7-(*S*,*S*-2,8- 二氮杂双环[4.3.0]壬烷 -8- 基)-6- 氟 -8- 甲氧 -4- 氧代 -1,4- 二氢 -3- 喹啉羧酸。

本品为近乎白色的结晶性粉末;难溶于水,微溶于乙醇,几乎不溶于丙酮。

本品为近年来新开发的喹诺酮类抗菌药,其 C-7 位上氮双环结构加强了对革兰阳性菌的抗菌作用,甲氧基则加强对厌氧菌的作用。此类新品种明显增强了对肺炎链球菌等呼吸道感染常见病原菌的抗菌活性,同时对青霉素耐药的肺炎链球菌、嗜血杆菌属、卡他莫拉菌属以及肺炎支原体、肺炎衣原体等非典型病原体也具有良好抗菌活性,又被称为"呼吸喹诺酮类"。本品通过干扰 II、IV 型拓扑异构酶,从而造成酶 -DNA 复合物的断裂,终止 DNA 的复制,从而起到杀菌作用,对革兰阳性细菌、革兰阴性细菌、厌氧菌、肺炎支原体、肺炎衣原体和军团菌具有强大的抗菌作用。

盐酸莫西沙星片

🔖 拓展提高

喹诺酮类抗菌药的作用机制

该类药物通过选择性抑制细菌 DNA 的旋转酶和拓扑异构酶 IV 而表现出抗菌作用,是对人类相对安全的一类合成抗菌药。细菌 DNA 旋转酶参与细菌 DNA 的复制、转录等,而拓扑异构酶 IV 则在细菌细胞壁的分裂中,对细菌染色体的分裂起关键的作用,喹诺酮类药物抑制上述两种酶,可防止细菌的复制。

🔖 相关链接

喹诺酮类药物的抗菌谱与应用

第一代喹诺酮类抗菌药主要为萘啶酸和吡咯酸,抗菌谱较窄,仅对大肠埃希菌、痢疾杆菌等大多数革兰阴性菌有抗菌作用,仅用于治疗尿路与肠道感染。以吡哌酸为代表的第二代喹诺酮类药物,主要对革兰阳性菌有抗菌作用,对萘啶酸和吡咯酸高度耐药菌株也有抑制作用,适应证仅限于尿路感染与肠道感染。环丙沙星与氧氟沙星等第三代喹诺酮类抗菌药口服生物利用度高,主要用于治疗革兰阴性菌包括铜绿假单胞菌感染,而且对革兰阳性菌以及衣原体、支原体、结核杆菌、麻风杆菌等细胞内病原体均具一定作用。第四代喹诺酮类药物保留了第三代抗革兰阴性菌的高度活性,但抗铜绿假单胞菌活性稍弱于环丙沙星,并增强了抗革兰阳性菌尤其是抗链球菌的活性,而且对结核分枝杆菌有较高活性。

答案

课堂活动 ▶▶▶

　　能否通过比较书中已列举的第一代至第四代喹诺酮类抗菌药的结构,找出该类药物产生药效的必需结构是什么? 同时根据各代药物的抗菌谱及抗菌活性寻找与之相关的结构特点。

📖 **拓展提高**

喹诺酮类抗菌药的构效关系

　　综合临床使用的喹诺酮类抗菌药结构特点和药效评价可归纳构效关系如下:

　　(1) 3 位羧基和 4 位酮羰基是该类药物与 DNA 旋转酶结合产生药效的必需结构部分。

　　(2) N_1 位上的取代基对抗菌活性贡献很大,以乙基、环丙基、氟乙基取代时活性最佳。

　　(3) 2 位上引入取代基后,其活性减弱或消失。

　　(4) 6 位引入氟原子比 6– 氢的类似物活性提高 30 倍。这归因于 6 位氟原子的引入可以使药物对 DNA 旋转酶的结合力增加 2~17 倍,对细菌细胞壁的穿透性增加 1~70 倍。

　　(5) 7 位引入五元或六元杂环可明显增加抗菌活性,其中以哌嗪为最佳。

　　(6) 8 位引入取代基后,对紫外光稳定性增加,光毒性减小。

第二节　磺胺类抗菌药及抗菌增效剂

　　对氨基苯磺酰胺及其衍生物统称为磺胺类,磺胺类抗菌药从发现、应用到作用机制的阐明时间短,种类多,主要用于预防和治疗细菌感染性疾病。

一、磺胺类抗菌药的基本结构通式与类型

　　磺胺类抗菌药的母体为对氨基苯磺酰胺,将磺酰氨基的氮原子称为 N^1,芳伯氨基的氮原子称为 N^4。磺胺类抗菌药的结构通式为

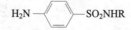

$$H_2N \longrightarrow SO_2NHR$$

　　由于磺胺类抗菌药 N^1、N^4 上含有不同的取代基,所以分类方法有 3 种,分别是按 N^1、N^4 上的取代基的不同分类,按作用时间长短分类,按作用部位分类。按作用时间长短可分为长效磺胺如磺胺甲噁唑,中效磺胺如磺胺嘧啶,短效磺胺如磺胺。按作用部位可分为肠道磺胺如磺胺脒,眼部磺胺如磺胺醋酰等。

二、磺胺类抗菌药的理化性质

　　1. 性状

　　磺胺类抗菌药多为白色或淡黄色结晶或结晶性粉末,无臭,几乎无味,难溶于水,易

溶于乙醇、丙酮,具有一定的熔点。

2. 灼烧熔融变色

不同的磺胺类抗菌药,以直火加热可熔融,呈现不同的颜色,产生不同的分解产物。如磺胺显紫蓝色,磺胺嘧啶显红棕色,磺胺醋酰显棕色。

3. 具酸碱两性

磺胺类抗菌药显酸碱两性(磺胺脒除外),碱性来源于芳伯氨基,酸性来源于磺酰氨基,可溶于酸或碱(氢氧化钠和碳酸钠),但其酸性小于碳酸(磺胺类药物的 pK_a 一般为7~8,碳酸 pK_a 为 6.37),所以其钠盐注射液与其他酸性注射液不能配伍使用。

课堂活动 ▶▶▶

配制磺胺类抗菌药钠盐注射液的注射用水能否在煮沸、放冷数天后,再用来溶解其钠盐原料配制注射液?

4. 芳伯氨基的反应

磺胺类抗菌药一般含有游离的芳伯氨基,可发生重氮化 – 偶合反应,另由于芳伯氨基的存在导致磺胺类抗菌药易被氧化变色。

课堂活动 ▶▶▶

磺胺类抗菌药虽然易被氧化变色,但如保存得好,可贮存多年而不变质,如何保存?

5. 磺酰氨基的反应

本类药物分子结构中磺酰氨基上的氢原子比较活泼,可被金属离子(如银、铜、钴等)取代,生成不同颜色的金属盐。可利用此性质进行该类药物的鉴别反应,如与硫酸铜溶液作用生成不同颜色的铜盐沉淀,磺胺生成绿蓝色 – 蓝色沉淀,磺胺醋酰生成蓝绿色沉淀,磺胺嘧啶可产生黄绿 – 青绿 – 紫灰色沉淀。

6. 苯环上的反应

本类药物分子结构中的苯环因受芳伯氨基的影响,在酸性条件下可发生卤代反应,如易发生溴代反应,生成白色或黄白色的溴化物沉淀。

7. N^1、N^4 上取代基的反应

主要是 N^1 上取代基的反应,取代基为含氮杂环的可与生物碱沉淀剂反应生成沉淀,还可以发生溴代反应。

课堂活动 ▶▶▶

试写出磺胺类抗菌药与氢氧化钠的成盐反应化学方程式。利用磺胺类药物可发生重氮化 – 偶合反应的性质能够解决哪方面的问题?

三、典型药物

磺胺嘧啶 Sulfadiazine

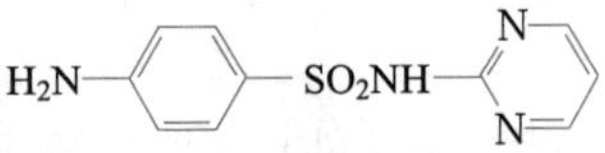

$$H_2N-\text{苯环}-SO_2NH-\text{嘧啶环}$$

化学名为 4- 氨基 -N-2- 嘧啶基苯磺酰胺,简称 SD。

本品遇光色渐变暗,其他性质同磺胺类抗菌药的理化通性。

本品与硝酸银溶液反应生成磺胺嘧啶银,具有抗菌作用和收敛作用,特别是对铜绿假单胞菌有抑制作用,临床上用于治疗烧伤、烫伤创面的感染。磺胺嘧啶的锌盐作用同其银盐。

本品的抗菌作用和疗效均较好,其优点为血中浓度较高,血清蛋白结合率低,易通过血脑屏障渗入脑脊液,为治疗和预防流行性脑膜炎的首选药物。

实例分析   下列处方是否合理?

某患者被诊断为流行性脑膜炎,医生开具了下列处方:

10% 磺胺嘧啶钠注射液   2 ml
维生素 C 注射液   5 ml   静脉滴注
10% 葡萄糖注射液   500 ml

分析处方,判断其是否合理并说明原因,如不合理需采取什么措施?

分析:不合理,磺胺类抗菌药显弱酸性,且其酸性小于碳酸,其钠盐的水溶液遇酸性药物会析出沉淀;维生素 C 注射液显酸性,两种药液混合会发生沉淀,所以应将上述两种注射液分别给药。

磺胺甲噁唑 Sulfamethoxazole

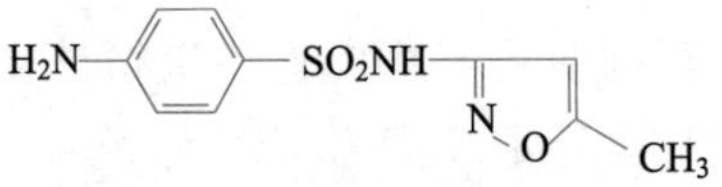

$$H_2N-\text{苯环}-SO_2NH-\text{异噁唑环}-CH_3$$

本品简称 SMZ。性质同磺胺类抗菌药理化通性。

本品的抗菌谱与磺胺嘧啶相似,临床上主要用于治疗尿路感染,外伤及软组织感染,呼吸道感染等。本品与甲氧苄啶合用时作用增强,为目前应用较广的磺胺类抗菌药。

相关链接

磺胺甲噁唑的作用特点与合理用药

磺胺甲噁唑口服易吸收,常制成片剂口服,半衰期较长(为 6~12 h),一次给药可维持 12 h,为长效磺胺,但体内乙酰化率较高(约 60%),乙酰化物溶解度小,易在肾小管中析出结晶,产生肾结石,造成尿路损伤,故应避免长期用药。假若需要长期服用时,应与 $NaHCO_3$ 同服,以碱化尿液,提高乙酰化物在尿中的溶解度。服药同时应多饮水,定期检查尿常规。

答案

课堂活动 ▶▶▶

防治磺胺类抗菌药对泌尿系统损害的措施是什么？

磺胺醋酰钠 Sulfacetamide Sodium

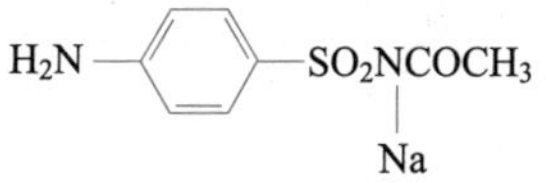

$$H_2N \underset{}{\longrightarrow} SO_2NCOCH_3$$
$$\underset{Na}{|}$$

简称 SA-Na。

本品易溶于水。其他性质同磺胺类抗菌药理化通性。

本品主要用于治疗结膜炎、砂眼及其他眼部感染，一般配制其 10% 水溶液用作滴眼剂，所以本品的原料药应严格控制质量，滴眼剂应控制 pH 为 7.8~9.0。

相关链接

磺胺类抗菌药的作用机制

磺胺类抗菌药的作用机制有多种学说，其中 Wood-Fields 学说被人们所公认，并且已被实验所证实。该学说认为磺胺类抗菌药能与细菌生长繁殖所必需的对氨基苯甲酸（p-Aminobenzoic Acid，PABA）产生竞争性拮抗作用，从而干扰了细菌的酶系统对 PABA 的利用。因为 PABA 是叶酸的组成部分，叶酸又是微生物生长所必需的物质，也是构成体内叶酸辅酶的基本原料，而磺胺类抗菌药分子与 PABA 分子的形状、大小及电荷分布十分近似，可以取代 PABA 与二氢叶酸合成酶结合，抑制二氢叶酸合成酶的活性，使细菌不能合成二氢叶酸，导致细菌生长受阻，而产生抑菌作用。

拓展提高

磺胺类药物的构效关系

根据对大量磺胺类衍生物的结构与药理作用和临床应用实践的研究结果，归纳总结出磺胺类抗菌药的构效关系：

（1）对氨基苯磺酰胺是产生抗菌作用的必需结构，即芳伯氨基与磺酰氨基在苯环上必须处于对位。邻位及间位异构体均无抗菌作用。

（2）苯环被其他环代替或在其他位置上引入基团，均使其抑菌作用降低或完全失去。

（3）磺酰氨基 N^1 单取代化合物多可使抑菌作用增强，以杂环取代的衍生物抑菌作用一般均较磺胺强，毒性也低，能产生较好药效的杂环为嘧啶、噻唑、异噁唑等。N^1 双取代化合物一般均丧失活性，即 N^1 上保留一个氢原子是必要的。

（4）N^4 氨基游离有活性，如被已有取代基修饰的氨基取代，但在体内能被水解或还原为氨基时有效，被其他基团取代则无效。

四、抗菌增效剂

1. 类型

抗菌增效剂与抗菌药配伍使用后,能通过不同的作用机制增强抗菌药的抗菌活性。目前临床上使用的抗菌增效剂不多,按增效机制不同可分为 3 类:① 本身具有抗菌活性,与其他抗菌药合用可增强其抗菌活性,如甲氧苄啶。② 本身不具有抗菌活性或抗菌活性很弱,与其他抗菌药合用可增强其抗菌活性,如棒酸。③ 本身不具有抗菌活性,与其他抗菌药合用时通过影响其代谢可增强其抗菌活性,如丙磺舒。

2. 典型药物

甲氧苄啶 Trimethoprim

化学名为 2,4- 二氨基 -5- [(3,4,5- 三甲氧基苯基)甲基]嘧啶,简称 TMP。

本品为白色或类白色结晶性粉末,无臭,味苦;极微溶于水,微溶于乙醇、丙酮,略溶于氯仿,可溶于冰醋酸或无机酸溶液。本品性质较稳定。

本品具含氮杂环,加入 80% 的乙醇中温热溶解后,与稀硫酸、碘 – 碘化钾试液反应,即产生棕褐色沉淀。

本品为广谱抗菌及抗菌增效药,抗菌谱和磺胺类抗菌药相似,抗菌作用强,对多种革兰阳性和阴性菌有效,半衰期比较长,达 16 h。本品很少单独使用,因为易产生耐药性。

📖 相关链接

临床常用抗菌增效剂的作用特点

甲氧苄啶(TMP)为广谱抗菌增效剂。其作用机制是通过可逆性地抑制二氢叶酸还原酶,影响细菌 DNA、RNA 及蛋白质的合成。与磺胺类抗菌药联合使用,可使细菌叶酸代谢受到双重阻断,产生协同抗菌作用,抗菌药效可增强数倍乃至数十倍,甚至有杀菌作用,故 TMP 又称为磺胺增效剂。TMP 与其他抗生素如庆大霉素、四环素等合用也可增强其抗菌活性。

棒酸(克拉维酸)本身抗菌活性很弱,但具有抑制 β- 内酰胺酶的作用,可显著增强 β- 内酰胺类抗生素的作用,如与头孢霉素、羟氨苄西林合用分别可增强其抗菌活性 2~8 倍和 130 倍。

丙磺舒(增加尿酸排泄药)可抑制有机酸从哺乳动物肾脏的排泄,因而可以抑制青霉素类、头孢菌素类及对氨基水杨酸等有机酸类抗菌药物的排泄,如与青霉素合用可降低青霉素的排泄速度,提高其在血中的浓度而增强青霉素的抗菌作用。

第三节　抗结核病药

结核病是由结核分枝杆菌引起的一种常见的慢性传染性疾病,用于治疗结核病并防止该病传播、传染的药物称为抗结核病药。抗结核病药按其来源可分为抗生素类抗结核病药和合成抗结核病药。

一、抗生素类抗结核病药

(一) 简介

抗生素类抗结核病药主要有硫酸链霉素(Streptomycin Sulfate)、利福霉素(Rifamycin)、紫霉素(Viomycin)、卷曲(卷须)霉素(Capreomycin)等。硫酸链霉素临床上用于治疗各种结核病,尤其对结核性脑膜炎和急性浸润型肺结核有很好的疗效,缺点是容易产生耐药性,详细内容见本书第十五章抗生素。紫霉素对结核菌有效,但毒性比硫酸链霉素大。卷曲(卷须)霉素为活性多肽抗结核病药,包括 4 种,一般与合成抗结核病药如对氨基水杨酸钠和异烟肼合用,不宜与硫酸链霉素或紫霉素合用。利福霉素口服吸收好,抗结核活性强,对结核杆菌、麻风杆菌和革兰氏阳性菌都有很强的抑制作用,特别是对耐药性金黄色葡萄球菌也具有很强的抗菌作用。

(二) 典型药物

利福平 Rifampicin

又名甲哌利福霉素。

本品为鲜红或暗红色结晶性粉末,无臭,无味;在氯仿中易溶,在甲醇中可溶,在水中几乎不溶。其 1% 水混悬液的 pH 为 4.0~6.5。

本品分子结构中含有 1,4- 萘二酚,水溶液遇光易氧化损失效价,在碱性条件下易被氧化成醌型化合物。强酸性条件下易分解,即其醛缩氨基哌嗪易在 C=N 处分解,成为缩合前的醛和氨基哌嗪两个化合物。在弱酸性条件下较稳定,故本品酸度应控制 pH 在 4.0~6.5 范围内。

本品与亚硝酸钠试液反应,显橙色 – 暗红色的变化,这是因为利福霉素类抗生素均易被亚硝酸氧化生成醌类化合物,可用于本品的鉴别反应。

本品临床上主要用于治疗肺结核及其他结核病,也可用于治疗麻风病或厌氧菌感染,与异烟肼、乙胺丁醇合用有协同作用,可延缓耐药性的产生。

相关链接

利福霉素的来源与结构改造

利福霉素是由链丝菌发酵产生的抗生素,从发酵液中分离得到利福霉素 A、B、C、D、E,均为碱性物质,化学性质较不稳定。其中仅利福霉素 B 分离得到纯品,其化学结构为 27 个碳原子的大环内酰胺。天然的利福霉素稳定性差,已少在临床上使用。将利福霉素 B 经氧化、水解、还原得到利福霉素 SV(Rifamycin SV),对革兰阴性菌和结核杆菌的抑制作用比利福霉素 B 强,但口服吸收较差。当利福霉素 SV 与 1- 甲基 -4- 氨基哌嗪成腙时,产生了现在临床上使用的半合成衍生物利福平,其作用比利福霉素 SV 强 32 倍。以利福平为基础,进一步合成其新的衍生物,作用较突出的有利福定(Rifandin)和利福喷汀(Rifapentine)。二者的抗菌谱与利福平相同,抑菌作用比利福平强 3~10 倍,甚至更多。利福定也是我国开发的一种抗结核病药,血药浓度比较高。

课堂活动 ▶▶▶

结核患者服用利福平后,患者的尿液、粪便、唾液、泪液、痰液及汗液常呈橘红色,这是什么原因?

答案

相关链接

结核病及其药物治疗

结核病是由结核分枝杆菌引起的一种常见的慢性传染性疾病,结核分枝杆菌为一种耐酸杆菌,它对酸、碱和某些消毒剂等具有高度的稳定性。因此导致结核杆菌可以通过呼吸道、血液和淋巴系统被带到机体的各组织、器官,感染部位很广,如肺、脑、骨、皮肤和眼等,其中以肺结核最为常见。

自发现结核菌后,人们曾先后试用铜、锰、钙等金属化合物和磺胺、砜类来治疗结核病,但均因效果不佳或毒性太大而逐渐被淘汰。直到相继发现链霉素、对氨基水杨酸钠和异烟肼及其衍生物后,开始了结核病化学治疗的新时期。进入 20 世纪 60 年代,又开发了利福平和盐酸乙胺丁醇等具有较强的抗结核菌作用药,并且已成为首选药物,治疗结核病的化学药物得到了进一步发展。

二、合成抗结核病药

(一) 简介

合成抗结核病药主要包括水杨酸类的对氨基水杨酸钠、异烟肼及其与香草醛缩合得到的衍生物异烟腙(Isoniazone)、盐酸乙胺丁醇等。

（二）典型药物

对氨基水杨酸钠 Aminosalicylate Sodium

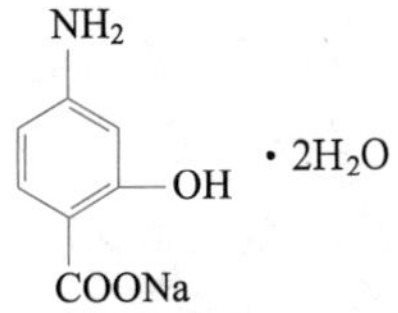

$$NH_2 \quad OH \quad COONa \cdot 2H_2O$$

化学名为 4- 氨基 -2- 羟基苯甲酸钠盐二水合物，又名 PAS-Na。

本品以间氨基酚为原料，在碳酸氢钠的溶液中，于加热、加压下分次通入二氧化碳气体进行羧化反应制备。反应过程中高温和加压对羧化反应有利。本品精制时采用加酸调 pH 和再加入碳酸氢钠制备钠盐的方法。

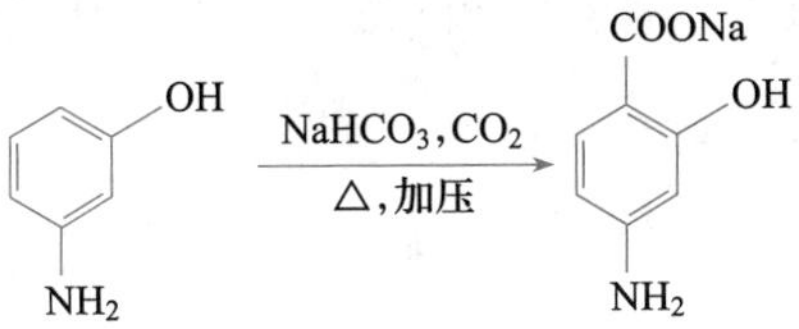

$$\xrightarrow[\triangle,\ 加压]{NaHCO_3,\ CO_2}$$

本品为白色或类白色结晶或结晶性粉末，无臭，味甜带咸；易溶于水，在乙醇中略溶。

本品的原料药及钠盐水溶液露置日光下或遇热，其颜色变深，可显淡黄、黄或红棕色。

课堂活动 ▶▶▶

对氨基水杨酸钠注射液长时间放置或露置日光下，其颜色变深，可显淡黄、黄或红棕色，是什么原因？

答案

本品分子结构中含有酚羟基和芳伯氨基，可利用其颜色反应与其他药物相互区别。

课堂活动 ▶▶▶

对氨基水杨酸钠与其他药物相互区别时，可以采用什么反应？反应现象是什么？

答案

本品可用于治疗各种结核病，对肠、骨结核及渗出性肺结核有较好疗效，但易产生耐药性，又因在体内吸收和排泄均较快，为保持有效浓度，使用剂量较大。现多与硫酸链霉素、异烟肼合用，既可增加疗效，又可减少病菌的抗药性。

异烟肼 Isoniazid

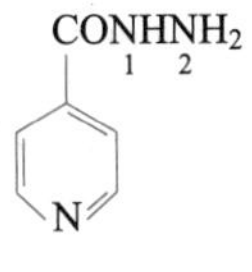

$$CONHNH_2$$
$$N$$

化学名为 4- 吡啶甲酰肼，又名雷米封（Rimifon）。

拓展提高

异烟肼的合成

本品以 4- 甲基吡啶为原料，将其与水蒸气共同在五氧化二钒的催化下，通入空气，经空气中的氧气氧化成异烟酸，再与肼缩合作用得到异烟肼粗品，然后精制而得。

$$\text{CH}_3\text{-吡啶} \xrightarrow[\text{H}_2\text{O}]{\text{O}_2,\ \text{V}_2\text{O}_5} \text{COOH-吡啶} \xrightarrow{\text{NH}_2\text{—NH}_2} \text{CONHNH}_2\text{-吡啶}$$

在异烟肼的缩合反应中，常有一些不溶性的副产物生成，影响产品的质量；也会由于反应不完全产生游离肼，与水杨醛作用可生成不溶性化合物，上述杂质均可通过加入过量的蒸馏水除去。

本品为无色结晶或白色结晶性粉末，无臭，味微甜后苦；易溶于水，微溶于乙醇，几乎不溶于乙醚。

本品含有酰肼基，水溶液露置日光下或遇热颜色变深，可显黄色或红棕色，必须避光保存。本品水溶液还易水解失效。

答案

> **课堂活动** ▶▶▶
>
> 异烟肼在放置过程中其注射液常析出"小白点"，有时会发生变色现象，所以药典规定异烟肼的注射液要制成粉针剂，原因是什么？ 如果制备其制剂还应采取哪些增强稳定性的措施？

本品具有很强的还原性，与氨制硝酸银试液作用，即被氧化生成异烟酸，并生成氮气与金属银，在管壁有银镜生成。此反应可作为异烟肼的鉴别反应。

$$\text{CONHNH}_2\text{-吡啶} + 4\text{AgNO}_3 + \text{H}_2\text{O} \longrightarrow \text{COOH-吡啶} + 4\text{Ag}\downarrow + \text{N}_2\uparrow + 4\text{HNO}_3$$

本品可与铜离子、铁离子、锌离子等多种金属离子螯合，形成有色螯合物，使溶液变色。如与铜离子在酸性条件下生成单分子螯合物呈红色。因此在本品精制过程中使用活性炭脱色时，也应注意铁盐杂质的含量。

异烟肼与铜离子的螯合物

本品因含有吡啶环，与生物碱沉淀剂可以产生沉淀反应，如与碘化铋钾（酸性）作用生成红棕色沉淀。

本品可用于治疗各种结核病,高效、低毒。由于单独使用易产生耐药性,常与硫酸链霉素、对氨基水杨酸钠合用,既可有协同作用,又可减少结核病菌的抗药性。

🐚 拓展提高

异烟肼的代谢与构效关系

异烟肼口服后迅速被吸收,食物和各种耐酸药物可能会干扰其吸收,因此异烟肼应空腹服用。主要代谢物为 N- 乙酰异烟肼,占服用量的 50%~90%,并由尿液排出,但 N- 乙酰异烟肼的抗结核作用仅为异烟肼的 1%。

异烟肼的构效关系研究表明酰肼基与吡啶环的氮原子处于对位时活性最强,处于间位或邻位时活性减弱或消失。酰肼基上的氢原子可以被烷基或芳基取代,但仅 N_2 取代的衍生物有抗菌活性,而 N_1 取代的衍生物无抗菌活性。目前在异烟肼及其所有衍生物中,仍以异烟肼的活性最强。

盐酸乙胺丁醇 Ethambutol Hydrochloride

$$CH_3CH_2\underset{\underset{CH_2OH}{|}}{C}HNHCH_2CH_2NH\underset{\underset{CH_2OH}{|}}{C}HCH_2CH_3 \cdot 2HCl$$

本品为白色结晶性粉末,无臭;略有引湿性,在水中极易溶解,在乙醇中略溶,几乎不溶于乙醚。

本品含 2 个手性碳原子,有 3 个旋光异构体,药用品为右旋体,右旋体的活性是内消旋体的 12 倍,是左旋体的 200~500 倍。人类在对乙胺丁醇结构优化的过程中合成了大量的衍生物,但没有发现活性更好的衍生物。

本品水溶液对热稳定,120℃加热 10 min 不会失活。

本品水溶液与氢氧化钠溶液和硫酸铜试液反应,充分摇匀,生成深蓝色络合物,此反应可用于该药的鉴别。本品水溶液与苦味酸试液反应生成苦味酸盐沉淀。

本品的抗菌机制可能与二价金属离子的络合有关,通过干扰多胺(Polyamine)及金属离子的功能,干扰细菌 RNA 的合成。主要适用于治疗对异烟肼、硫酸链霉素有耐药性的结核杆菌引起的各型肺结核及肺外结核,多与异烟肼、硫酸链霉素合用,单纯使用本品易产生耐药性。

第四节　其他类型抗菌药

其他类型抗菌药主要包括异喹啉类抗菌药、硝基呋喃类抗菌药和消毒防腐药。异喹啉类抗菌药的典型药物为盐酸小檗碱(Berberine Hydrochloride),它是黄连和三棵针等植物的抗菌成分,小檗碱用于抗菌的历史悠久,主要适应证是肠道感染,具有抗菌活性强、毒性低、不良反应少、应用广的特点,但其抗菌机制至今仍未被阐明。近来还发现其具有阻断 β 受体和抗心律失常的作用。

盐酸小檗碱

拓展提高

盐酸小檗碱的理化性质和构效关系

本品又名氯化小檗碱、盐酸黄连素,为黄色针状结晶或结晶性粉末,溶于热水。游离小檗碱以 3 种形式存在,即季铵碱式、醇式和醛式,其中以季铵碱式最稳定。本品可被高锰酸钾氧化成小檗酸、小檗醛和去氢小檗碱。本品属于生物碱类,可与多种生物碱沉淀试剂反应,如与钒钼酸试液作用呈紫色;与苦味酸试液作用,生成苦味酸小檗碱沉淀;与碘化钾溶液作用生成碘化小檗碱黄色沉淀。

由于在水中溶解度低等原因导致本品的生物利用度低。通过合成一系列原小檗碱类化合物,考察抗菌活性并确定其构效关系,发现原小檗碱盐具有的季铵结构(带正电荷的 N 原子处于芳环中)是抗菌活性所必需的结构,进一步证实其取代基的亲脂性能增强抗菌活性。

1923 年人们确定糠醛具有杀菌作用,由此引起对呋喃类衍生物抗菌作用的研究,合成了许多类似化合物并筛选其抗菌活性。如硝基呋喃类的呋喃唑酮(Furazolidone)、呋喃妥因(Nitrofurantoin)等开始在临床上使用。

相关链接

硝基呋喃类抗菌药的作用特点

硝基呋喃类抗菌药分子结构中均具硝基,其抗菌作用的共同特点为:① 抗菌谱广。对金黄色葡萄球菌、肠球菌属等革兰氏阳性菌及肠杆菌科为主的革兰氏阴性杆菌具有一定的抗菌活性,但对铜绿假单胞菌无作用。② 主要通过干扰细菌的酶系统抑制乙酰辅酶 A,干扰微生物的糖代谢,从而起抑菌作用。细菌对其不易产生耐药性,故在临床上对相应的长期感染仍保持一定的疗效。③ 口服吸收率低,组织渗透性差,只适用于肠道、下尿路感染及皮肤黏膜局部感染。④ 不良反应相对较多,包括消化道反应、过敏及长期用药致周围神经炎。全身用药时肝、肾功能不全者和新生儿忌用,孕妇可致溶血反应,故避免使用。

1. 硝基呋喃类结构通式与结构特点

在研究硝基呋喃类衍生物的抗菌活性时,发现凡具有下面通式的化合物都有抗菌作用从以上结构可以看出该类药物所具有的结构特点是含有硝基取代的呋喃环,呋喃环通过烯胺键与其他取代基连接。结构中的硝基是产生抗菌作用的必要基团,除去硝基或将硝基移至其他位置,则抑菌作用大大减小或消失。

2. 硝基呋喃类理化性质

本类药物由于具有硝基,因此具有一些相似的理化性质,如性状方面一般为黄色结晶或结晶性粉末;在水中溶解度极小,在乙醇中溶解度较水中大;与 NaOH 试液作用呈橙红色;与 Zn 及 H_2SO_4 作用,硝基被还原成氨基而生成无色溶液。

第五节　抗真菌药

抗真菌药的发展较快,尤以抗深部真菌病的药物更为显著。目前,临床上使用的抗真菌药可分为抗真菌抗生素、唑类抗真菌药和其他抗真菌药。

📖 **相关链接**

真菌感染疾病

真菌感染疾病仍是危害人类健康的重要疾病之一。真菌感染可分为浅表真菌感染(主要侵犯皮肤、黏膜、毛发、指甲、皮下组织引起各种癣病)及深部真菌感染(侵犯内脏器官、泌尿系统、脑和骨骼等引起炎症、坏死或脓疡)。其中浅表真菌感染为一种传染性较强的常见病和多发病,占真菌感染病的90%;此外,深部真菌感染发病率低,但危害性大,常导致死亡。近年来,由于抗生素的大量使用和滥用,破坏了细菌和真菌间正常菌丛的共存关系;皮质激素、放射治疗和其他免疫抑制药物的大量使用,心脏、肾移植手术和严重损害人免疫力的艾滋病传播等使机体对真菌抵抗力降低,真菌感染特别是深部真菌感染疾病发病率明显增加,越发严重,因此,抗真菌药的研究与开发受到极大的重视。

一、各类型的主要药物及特点

1. 抗真菌抗生素

该类分为多烯和非多烯两类,多烯类主要对深部真菌感染有效,其分子内都含有具12~14 到 35~37 的亲脂大环内酯结构,并连有 4~7 个共轭双键及氨基糖,此类药物性质不稳定,遇光、热及空气中的氧可迅速被破坏。常见的多烯类抗真菌药有两性霉素 B(Amphotericin B)、曲古霉素(Trichomycin)、制霉菌素(Nystatin)、哈霉素(Hamycin)等。非多烯类抗真菌药主要用于浅表真菌感染,如灰黄霉素(Griseofulvin)和西卡宁(Siccanin)等。虽然可以口服,但由于其生物利用度低和毒副作用大,不宜长期服用,一般外用较多。

2. 唑类抗真菌药

主要药物有克霉唑、益康唑(Econazole)、咪康唑(Miconazole)、酮康唑(Ketoconazole)、伊曲康唑(Itraconazole)、氟康唑等。益康唑分子中含有一个手性碳原子,药用品为外消旋体,其左旋体与右旋体的活性相同。酮康唑是第一个口服有效的咪唑类广谱抗真菌药,对皮肤真菌、头皮、指甲及深部真菌感染均有效。用三氮唑环替换咪唑环后,抗菌活性不变,合成了三氮唑类药物伊曲康唑,具有广谱抗真菌作用,体内外抗真菌作用比酮康唑强。

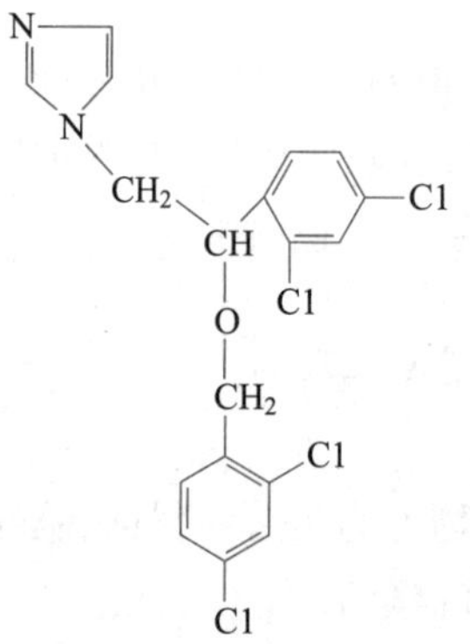

咪康唑　　　　　　　　　　　　酮康唑

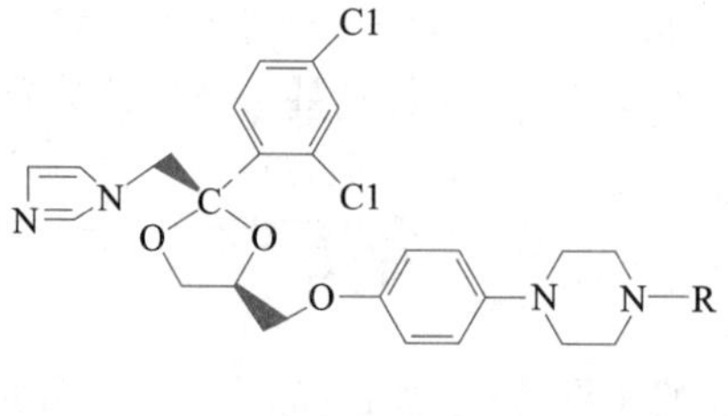

3. 烯丙胺类化合物

该类为一类新型抗真菌药,其中萘替芬(Naftifine)具有较高的抗真菌活性,局部用药治疗皮肤真菌感染的效果优于益康唑,治疗白色念珠菌引起感染的效果同克霉唑。在其基础上又发现了抗菌作用更强、毒性更低的特比萘芬(Terbinafine),用于治疗脚、股、体癣,指甲真菌感染,有更高的杀真菌治愈率和短期内较低的复发率,口服及外用均可。

二、唑类抗真菌药的构效关系

唑类抗真菌药不仅可以治疗浅表真菌感染,而且还可以口服治疗全身性真菌感染,经过合成并研究大量咪唑类和三氮唑类衍生物,总结出此类药物的构效关系如下。

(1) 分子中至少含有一个唑环(咪唑或三氮唑)。

(2) 都以唑环 1 位氮原子通过中心碳原子与芳烃基相连,芳烃基一般为一卤或二卤取代苯环。

三、典型药物

克霉唑 Clotrimazole

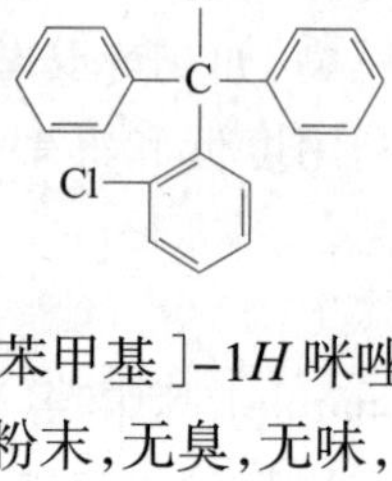

化学名为 1-[(2-氯苯基)二苯甲基]-1H 咪唑。

本品为白色或微黄色结晶性粉末,无臭,无味,几乎不溶于水,易溶于甲醇或氯仿,可溶于乙醇或丙酮。显碱性,可溶于强酸。

本品分子中含有咪唑环，能够发生咪唑类化合物的一般鉴别反应，即加硫酸溶解后显橙黄色，经水稀释后颜色消失，再加硫酸复显橙黄色。本品溶于丙酮，与苦味酸试液产生沉淀。

本品为广谱抗真菌药，对念珠菌、曲霉菌、隐球菌等均有抑制作用，临床上既可外用治疗皮肤癣症及阴道霉菌病，又可用于肺部、胃肠道的感染及脑膜炎、败血症等。

盐酸特比萘芬 Terbinafine Hydrochloride

盐酸特比萘芬片

化学名为 (E)-N-(6,6-二甲基庚-2-庚烯-4-炔基)-N-甲基-1-萘甲胺盐酸盐。

本品为白色或类白色结晶性粉末；微有特臭。本品易溶于甲醇、乙醇，在水中微溶或极微溶解，在乙醚中几乎不溶。

本品为烯丙胺类抗真菌药物，其抗菌谱比萘替芬更广，抗真菌活性更高。能高选择性地抑制真菌的角鲨烯环氧化酶，使真菌细胞膜形成过程中角鲨烯环氧化反应受阻，而破坏真菌细胞膜的生成，达到杀死或抑制真菌的作用。安全、毒性低、副作用小，口服和外用耐受性好，无致畸性或胚胎毒性。临床用于各种皮肤真菌感染（脚癣、股癣和体癣）和指甲真菌感染。

拓展提高

氟康唑（Fluconazole）的作用特点

氟康唑是根据咪唑类抗真菌药构效关系的研究结果，以三氮唑环替代咪唑环后，得到的具有较高生物利用度并能够进入中枢的抗真菌药。本品空腹给药，吸收后可分布到全身所有器官，但在脑脊液中的浓度低于血浆浓度，口服生物利用度可达90%以上，在人体内的半衰期约为30 h。该药在体内很少被代谢，大量在尿液中以原型排泄，因而可用于有效治疗肾脏及尿路真菌感染。本品选择性抑制真菌依赖的细胞色素P450（CYP）的去甲基酶，破坏真菌细胞的完整性，影响真菌的生长、繁殖，对新型隐球菌、白色念珠菌及其他念珠菌、黄曲菌、烟曲菌等都有抗菌作用。既可治疗浅表真菌感染，如各种皮肤癣症；又可治疗深部真菌感染。该药可能成为本类抗真菌药中最引人注目的品种。

第六节　抗病毒药

抗病毒药是指用于预防和治疗病毒感染性疾病的药物。

📁 相关链接

病 毒 简 介

抗疫斗士
——李兰娟
院士

病毒是一种很小的病原微生物，但能感染所有的生物细胞。病毒的结构一般是由一蛋白质外壳包裹核酸（DNA 或 RNA）形成，没有完整的酶系统、核糖体、线粒体或其他细胞器等必需装置，必须寄生在宿主细胞内，依靠宿主细胞的代谢系统进行增殖。一般可按病毒所含核酸的类型进行分类，如含核糖核酸的称为 RNA 病毒，含脱氧核糖核酸的称为 DNA 病毒。据不完全统计，在人类的传染病中，病毒性疾病高达 60%~65%，病毒性感染疾病已经是严重危害人类生命健康的传染病。

答案

课堂活动　▶▶▶

因为病毒无法独立进行繁殖，必须寄生在宿主细胞内，只有在宿主细胞内才能进行生命过程，所以目前抗病毒药的开发应主要从哪些方面进行？

现临床使用的抗病毒药根据干扰病毒遗传物质的类型可分为抗 DNA 病毒药和抗 RNA 病毒药，也有少数药物对两者均有效，则称为广谱抗病毒药。抗病毒药依据其结构又可分为核苷类和非核苷类两类。

一、核苷类

核苷类抗病毒药具有嘧啶核苷或嘌呤核苷的结构，可以分为开环和非开环核苷类。主要药物有利巴韦林、齐多夫定、拉米夫定（Lamivudine）、阿昔洛韦、更昔洛韦（Ganciclovir）、喷昔洛韦（Penciclovir）等，后三者为开环核苷类，且喷昔洛韦是更昔洛韦的电子等排体，与阿昔洛韦有相同的抗病毒谱。

利巴韦林 Ribavirin

$$H_2NC$$

又名三氮唑核苷、病毒唑（Virazole）。

本品为白色结晶性粉末，无臭、无味，易溶于水，微溶于乙醇，几乎不溶于氯仿、乙醚。

本品在常温下较稳定。

本品为广谱抗病毒药,临床上可用于多种病毒性疾病的防治。

📖 相关链接

利巴韦林的作用特点

体内和体外实验表明本品对 DNA 和 RNA 病毒均有效,对多种病毒,如呼吸道合胞病毒、流感病毒、单纯疱疹病毒、带状疱疹病毒等有抑制作用,为广谱抗病毒药。可用于治疗麻疹、水痘等,对病毒性上呼吸道感染、乙型脑炎、腮腺炎、带状疱疹、病毒性肺炎和流行性出血热有特效。该药还可以抑制免疫缺陷病毒(HIV)感染者出现艾滋病前期症状。高浓度时还能抑制癌细胞生成和 HIV 的增殖,近年在英国、瑞士、意大利等国已批准作为艾滋病的预防用药。由于本品毒副作用小,我国还将其用于治疗乙型肝炎。本品可透过胎盘,也能进入乳汁,具有致畸和胚胎毒性,故妊娠期和预期要怀孕的妇女禁用。本品口服或吸入给药,吸收迅速而完全。口服后 1.5 h 血药浓度可达峰值。

齐多夫定 Zidovudine

又名叠氮胸苷(Azidothymidine)。

本品对光、热敏感,所以应控制贮存温度并避光保管。

本品为胸苷类似物,有叠氮基取代,它对艾滋病病毒和引起 T 细胞白血病的 DNA 病毒有抑制作用,具抗反转录酶作用,为美国 FDA 批准的第一个用于艾滋病及其相关症状治疗的药物。

阿昔洛韦 Acyclovir

本品为白色结晶性粉末,微溶于水,溶于氢氧化钠或碳酸钠溶液,其钠盐可做成注射剂。

阿昔洛韦是第一个上市的开环核苷类抗病毒药,又称为无环鸟苷,系广谱抗病毒药,现已作为抗疱疹病毒的首选药物。被广泛用于治疗疱疹性角膜炎、生殖器疱疹、全身性带状疱疹和疱疹性脑炎及病毒性乙型肝炎。

二、非核苷类

非核苷类抗病毒药有盐酸金刚烷胺（Amantadine Hydrochloride）、金刚乙胺（Rimantadine）和膦甲酸钠（Foscarnet Sodium）等。金刚烷胺、金刚乙胺结构均为三环状胺，在临床上对预防和治疗各种 A 型的流感病毒有效。尤其对亚洲 A–2 型流感病毒特别有效，作为流感流行期人群的预防用药，保护率可达 50%~79%。膦甲酸钠是结构最简单的抗病毒药，可以选择性作用于病毒的 DNA 聚合酶和反转录酶的靶点上，抑制疱疹病毒的复制，还可以抑制 HIV 反转录病毒，用于治疗艾滋病综合征。

🛞 拓展提高

抗艾滋病药

临床上使用的抗艾滋病药按作用机制分为反转录酶抑制剂和蛋白酶抑制剂两类。反转录酶是艾滋病病毒复制过程中的一个重要酶，在人类细胞中无此酶存在，反转录酶抑制剂药物主要分为核苷类和非核苷类。核苷类主要有齐多夫定和拉米夫定。非核苷类主要有奈韦拉平，它是专一性的 HIV-1 反转录酶抑制剂。对其他的反转录酶无作用。

蛋白酶是 HIV 基因产生的一种非常特异的酶，属天冬酰蛋白酶。蛋白酶抑制剂属多肽类化合物，该类药物有沙奎那韦、利托那韦、吲哚那韦和奈非那韦。沙奎那韦是第一个上市的治疗艾滋病的蛋白酶抑制剂。对急性或慢性感染细胞，可以单独使用或与齐多夫定合用。

第七节　抗寄生虫病药

抗寄生虫病药（antiparasitic）是指可杀灭、驱除或预防寄生在人体或其他牲畜体内的寄生虫的药物。由于我国政府对寄生虫病的防治工作十分重视，自 20 世纪 80 年代以来，我国寄生虫病发病率已经明显下降，抗寄生虫病药市场份额也越来越小。只要诊断明确，绝大多数寄生虫病患者均可治愈，抗寄生虫病药在防治寄生虫病的综合措施中起必不可少的作用。抗寄生虫病药按寄生虫病的主要种类可分为驱肠虫药、抗血吸虫和血丝虫药、抗疟药、抗滴虫病药和其他抗寄生虫病药。

🧴 相关链接

常见的寄生虫病及相应的寄生虫

常见的寄生虫病有蠕虫病（如钩虫病、蛔虫病和丝虫病等），吸虫病（如血吸虫病、肝吸虫病等），原虫病（如疟疾、阿米巴病、滴虫病等）等，上述疾病多由肠虫、丝虫、血吸虫、疟原虫、阿米巴原虫及滴虫等引起。肠虫主要有蛔虫、钩虫、蛲虫、绦虫等；丝虫有多种，在我国主要是马来丝虫及班氏丝虫；血吸虫主要包括埃及血吸虫、日本血吸虫及曼氏血吸虫；能够寄生于人体并引起疟疾的疟原虫有四种，分别为恶性疟原虫、间日疟原虫、三日疟原虫和卵形疟原虫，在我国临床上常见的引起疟疾的为间日疟原虫和恶性疟原虫；阿米巴是一种单细胞原虫；滴虫一般指阴道毛滴虫。

一、驱肠虫药

(一) 结构类型

驱肠虫药按化学结构可分为哌嗪类、咪唑类、嘧啶类、三萜类和酚类,目前临床上使用的驱肠虫药物大多数都是咪唑类药物。

(二) 咪唑类的典型药物

本类药物主要包括左旋咪唑及其衍生的含有咪唑环的药物。

相关链接

咪唑类驱肠虫药的结构改造与常用药物

左旋咪唑是四咪唑的左旋体,保留其结构中的咪唑环,将氢化噻唑环打开,得到阿苯达唑(Albendazole)、甲苯达唑(Mebendazole)、氟苯达唑(Flubendazole)、奥苯达唑(Oxibendazole)等广谱驱肠虫药。其中阿苯达唑具有广谱、高效、低毒等优点,为该类药物中驱虫谱广、杀虫作用最强的一种;奥苯达唑为广谱驱肠虫药,主要适用于钩虫、蛔虫及鞭毛虫,作用机制和阿苯达唑相同。甲苯达唑常以与盐酸左旋咪唑制成的复方制剂应用于临床,二者配伍,驱虫效力增强,且减少二者的不良反应,使排虫集中和时间提前,确保驱虫效果。特别是对人类比翼线虫病(一种罕见的人体寄生虫病),自1913年发现至今,全球病例近100多例,但给予甲苯达唑治疗后,感染症状完全消失。

盐酸左旋咪唑 Levamisole Hydrochloride

本品为白色或微黄白色针状结晶或结晶性粉末,无臭,味苦。在水中极易溶解,易溶于乙醇,微溶于氯仿。

本品水溶液与氢氧化钠溶液共沸,放冷,滴加硝普钠试液,显红色,放置后颜色逐渐变浅。本品因分子结构中具含氮杂环,可与碘试液、碘化汞钾和苦味酸试液作用分别产生红棕色、淡黄色和黄色沉淀。

本品为广谱驱肠虫药,对蛔虫、钩虫、蛲虫都有效,也能抗丝虫,尤其对蛔虫的效果最佳,比哌嗪的抗蛔虫作用强而快。本品能够抑制蛔虫肌肉中琥珀酸脱氢酶的活性,但对哺乳动物的琥珀酸脱氢酶无影响,故对宿主的毒性很小。本品呈左旋光性,此外,本品还是一种非特异性免疫调节剂,有免疫增强功能,能增强机体抗感染能力,并可用于癌症的辅助治疗。

阿苯达唑 Albendazole

药用品的商品名为肠虫清。

本品为苯并咪唑类化合物,在稀硫酸中,滴加碘化铋钾试液产生红棕色沉淀。

本品口服后胃肠道吸收较差,但在体内迅速代谢为亚砜和砜类化合物,仍有驱虫活性。

本品为广谱、高效驱虫药,对蛔虫、蛲虫、钩虫、鞭虫有作用,对成虫和虫卵均有抑制活性,也可用于家畜驱虫,如治疗囊虫和包虫病。但实验发现治疗剂量有致畸作用和胚胎毒性,故2岁以下幼儿及孕妇禁用。

实例分析　阿苯达唑商品名为肠虫清,因为其对虫卵发育有显著的抑制作用,服药后部分患者腹痛持续1~3天,并有少数呕吐蛔虫、或出现食道及咽部虫蠕动感,所以很多人认为,服用肠虫清对成虫无效。

这种说法不正确。

分析:阿苯达唑在体内可迅速代谢为亚砜和丙硫唑砜等化合物,抑制虫体对葡萄糖的摄取,导致虫体糖原耗竭,同时抑制延胡索酸还原酶系统,阻碍三磷酸腺苷的生成,导致虫体失去能量供应而不能生存和繁殖。为该类药物中驱虫谱广、杀虫作用最强的一种,对于肠道内外寄生虫均有杀灭作用,适用于各种线虫、血吸虫、绦虫、囊虫及钩虫的驱虫治疗。但阿苯达唑对虫体作用缓慢,不能迅速杀死蛔虫,以致出现服药后部分患者腹痛延续,少数呕吐蛔虫等现象,阿苯达唑和噻嘧啶两药复方制剂有明显协同作用,可加速蛔虫排出,减少腹痛反应和蛔虫骚动引起的并发症。

(三) 其他类型驱肠虫药

嘧啶类的驱肠虫药有噻嘧啶(Pyrantel)和奥克太尔(酚嘧啶,Oxantel)等,二者均以双羟萘酸盐形式供药用。三萜类驱虫药的有效成分主要为楝科植物苦楝树或川楝树的根皮和树皮中的川楝素(Toosendanin),为含呋喃环的三萜化合物,主要用于治疗蛔虫病。酚类药物有鹤草酚(Agrimophol)及氯硝柳胺(Niclosamide)等。前者可用于驱绦虫、蛔虫等。氯硝柳胺又名灭绦灵,主要用于驱牛绦虫和猪绦虫等,也可用作杀螺剂。此外中药槟榔、南瓜子、仙鹤草等均有驱绦虫作用,特别是南瓜子无毒性,可作为首选驱绦虫药。

答案

课堂活动　▶▶▶

根据所学知识分析理想的驱肠虫药的特点是什么?

二、抗血吸虫病药和抗血丝虫病药

(一) 抗血吸虫病药

抗血吸虫病药、抗肺吸虫病药和抗华支睾吸虫病药都是抗吸虫病药。血吸虫病在全世界流行最广,在我国及亚洲流行的是日本血吸虫病。血吸虫病治疗药可分为锑剂和非锑剂两类。锑剂主要有酒石酸锑钾,其毒性较大且必须静脉注射,停药后复发率高,现已少用。葡萄糖酸锑钠、没食子酸锑钠和二巯基丁二酸锑钠等是我国相继合成的新锑剂,主要是肌内注射。早期非锑剂药物主要有硫恩酮、羟恩酮(海恩酮)等,我国于1962年设计并合成了高效杀菌剂5-硝基呋喃类的衍生物——呋喃丙胺(F30066,Furapromide),对血吸虫的幼虫和成虫均有杀灭作用,且对急性血吸虫病或慢性血吸虫病重复感染而有急性症状者,有明显的退热作用。吡喹酮(Praziquantel)原为抗绦虫药,后来发现为广谱抗吸虫药。

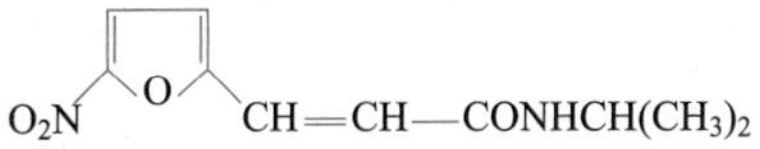

呋喃丙胺

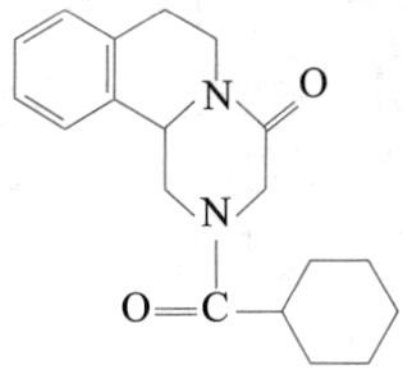

吡喹酮

(二) 抗血丝虫病药

寄生于人体的丝虫有多种,在我国主要是马来丝虫及班氏丝虫。抗血丝虫病药早期以砷剂为主,但由于毒性大、疗效差,现已不用。1947年开发的乙胺嗪(Diethylcarbamazine),虽然疗效较差,不良反应较多,但至今仍为治疗血丝虫病的首选药物。我国通过化学合成的抗丝虫新药呋喃嘧酮(Furapyrimidone),作用优于乙胺嗪,机制与其相同。伊维菌素为一种广谱抗生素,是防治盘尾丝虫病(我国目前无此病)的首选药。

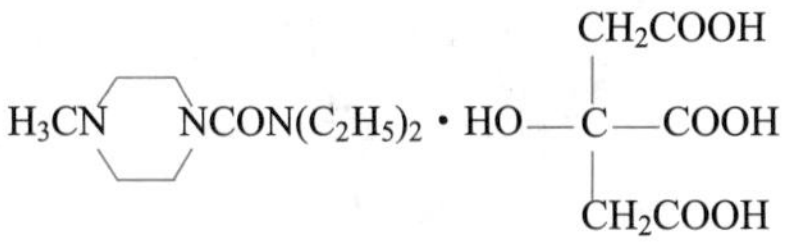

枸橼酸乙胺嗪

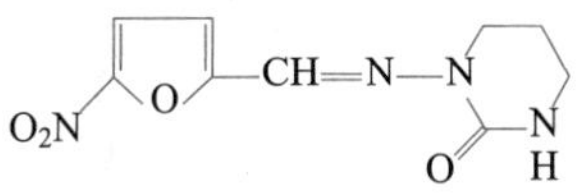

呋喃嘧酮

三、抗疟药

抗疟药是指能预防、治疗或控制疟疾传播的药物。疟疾是由受疟原虫感染的雌性蚊子传染给人类的一种传染性疾病。在我国临床上常见的为间日疟原虫和恶性疟原虫引起的疟疾。

(一) 类型

抗疟药的早期开发是从天然产物中得到活性成分,可直接作为药物,或经过结构改造发展成活性药物,现亦采用全合成方法制备,因此抗疟药按来源可分为天然药物、半合成药物和合成药物三类。天然药物主要有第一个抗疟药奎宁(Quinine)、青蒿素等,半合成药物主要有青蒿素衍生物,如双氢青蒿素(科泰新)、蒿甲醚(Artemether)、β- 青蒿酸钠和青蒿琥酯等,合成药物主要包括奎宁的结构改造产物如氯喹、伯氨喹等。目前国内外正在进行寻找更稳定的青蒿素类衍生物及人工合成三噁烷类和四噁烷类药物的探索性工作,进展也十分喜人。人工合成的四噁烷类体外抗疟作用较青蒿素高出数千倍,且容易制备,很有发展前景。

(二) 典型药物

磷酸氯喹 Chloroquine Phosphate

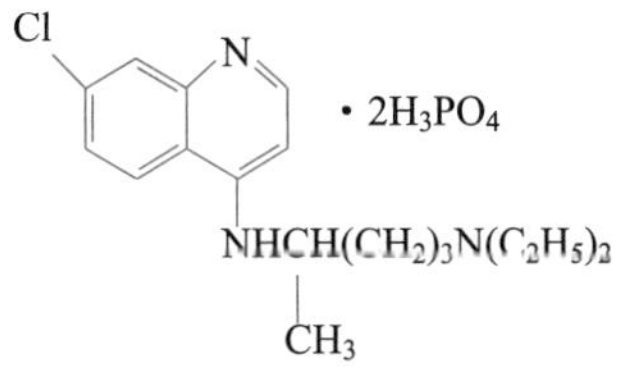

　　本品结构中含有手性碳原子。遇日光渐变色,应避光贮存。

　　本品分子结构中含有碱性的叔氮原子,水溶液与苦味酸试液作用,可生成黄色沉淀。

　　本品作为抗疟药,主要作用于红细胞内期裂殖体,有效地控制疟疾症状的发作,其特点是作用快、效力强、作用持久。

实例分析

磷酸伯氨喹的性质

　　磷酸伯氨喹(Primaquine Phosphate)具有8-氨基异喹啉结构,溶于水,其固体露置空气中很稳定,贮存过程中不必采取任何防分解的措施。

　　分析:上述说法不准确,伯氨喹具有8-氨基喹啉结构,显弱碱性,可与磷酸成盐,溶于水,其固体露置空气中短时间虽较稳定,但水溶液露置空气中遇光易变色,应避光贮存。

奎宁　　　　　　　　伯氨喹

课堂活动　▶▶▶

　　根据奎宁的分子结构判断其分子中含有的两个氮原子的碱性大小,结合判断结果指出提高该药水溶性的方法。

答案

实例分析

　　下列溶解奎宁原料,配制其注射剂的方法对吗?

　　奎宁可制成注射剂,用于不能口服给药的脑型或其他严重疟疾病例。因奎宁在水中溶解度小,故配制注射液宜用酸性较强的氢卤酸溶解奎宁,而不能用含氧无机酸溶解。

　　分析:正确。奎宁虽溶于各种无机酸,但若溶于含氧无机酸,在高压加热时,可产生有毒性的产物,称为奎宁毒。溶液中如有奎宁毒,通过加碳酸钠和硝普钠,即显红色。

青蒿素 Artemisinin

本品是我国首次从菊科植物黄花蒿（Artemisia annua）提取、分离得到的一种高效、低毒的抗疟药。

本品为白色或无色针状结晶，味苦。几乎不溶于水，但可溶于乙醇、甲醇和乙醚，易溶于氯仿、丙酮和乙酸乙酯。分子中含有 7 个手性碳原子。

强碱如碳酸钠，或强酸如硫酸等均可将本品分子中的过氧键破坏。

本品具有倍半萜内酯的结构，加氢氧化钠水溶液加热后发生水解，遇盐酸羟胺试液及三氯化铁试液可生成深紫红色的异羟肟酸铁。本品结构中含有过氧键，遇碘化钾试液可氧化析出碘，再加淀粉指示剂即显紫色。

本品为高效、速效抗疟药，能有效控制恶性疟及间日疟的临床症状，特别是对耐氯喹的恶性疟原虫感染有显著疗效。由于脂溶性较大，易于通过血脑屏障，对脑疟也有效；但在体内的代谢和排泄的速度都很快，有效血药浓度维持时间短，不利于彻底杀灭疟原虫，故复发率较高。

🍥 拓展提高

青蒿素的构效关系

青蒿素的构效关系研究表明：结构中内过氧化物对活性存在是必需的，如双氧桥被还原为单氧成为脱氧青蒿素，会完全失去抗疟活性。但只有内过氧键还不能产生足够的抗疟活性，本品的抗疟活性更应归于内过氧化物 – 缩酮 – 乙缩醛 – 内酯的结构。经进一步的研究认为疏水基团的存在和过氧键的位置对其活性也至关重要。如在其分子中引入亲水性基团或使其极性增大，则导致抗疟活性下降。为保持和提高抗疟活性，其亲脂性是非常重要的。

屠呦呦与青蒿素

🏺 相关链接

青蒿素的衍生物——蒿甲醚

蒿甲醚为青蒿素的羰基还原衍生物双氢青蒿素的醚化产物，对疟原虫红内期裂殖体有杀灭作用。迅速杀灭疟原虫和控制疟疾症状，对氯喹耐药的恶性疟有较强的活性，也可作为对多种药物存在耐药性的恶性疟疾患者的新的治疗药物，且抗疟作用较青蒿素强 10~20 倍。在体内的主要代谢为脱甲醚基生成双氢青蒿素。

乙胺嘧啶 Pyrimethamine

本品几乎不溶于水，微溶于乙醇、氯仿和乙醚。有弱碱性，可溶于强酸。

本品溶于稀硫酸后，滴加碘化汞钾试液即生成乳白色沉淀。

本品为抗疟药，通过抑制疟原虫的叶酸代谢而发挥抗疟活性。临床上主要用作病因预防药，作用较持久。另本品还可用于抗弓形虫，一般需要与磺胺嘧啶合用治疗弓形虫病。

四、抗滴虫病药及抗阿米巴原虫药

(一) 类型

滴虫病常用的治疗药物有甲硝唑、替硝唑(Tinidazole)、哌硝噻唑(Piperanitrozole)及硝氯丙唑等,而且上述药物均有抗阿米巴原虫的作用。甲硝唑为最常用的抗滴虫病和抗阿米巴原虫药物,替硝唑是甲硝唑的乙磺酰基衍生物,是继甲硝唑后得到的疗效更高、耐受性更好的抗滴虫病及阿米巴原虫药物。目前抗阿米巴原虫药除了甲硝唑、替硝唑外尚无其他更为有效的药物。哌硝噻唑对阴道、肠道滴虫和阿米巴原虫均有抑制和杀灭作用。

（甲硝唑、替硝唑、哌硝噻唑的结构式）

甲硝唑　　　　　　替硝唑　　　　　　哌硝噻唑

答案

> **课堂活动** ▶▶▶
>
> 　　请比较甲硝唑、替硝唑、哌硝噻唑的结构异同点,简单归纳 3 种药物理化性质。

(二) 典型药物

甲硝唑 Metronidazole

（甲硝唑结构式）

又名灭滴灵。

本品微溶于水,略溶于乙醇。

本品含咪唑环,具弱碱性,加强酸溶解后,与苦味酸试液反应生成黄色沉淀。

本品分子中的硝基在锌粉和盐酸作用下,可还原生成氨基,继而与亚硝酸钠、盐酸和碱性 β- 萘酚可发生重氮化 - 偶合反应。

本品加氢氧化钠试液,温热后溶液显紫红色,滴加稀盐酸成酸性后变为黄色,再滴加过量的氢氧化钠试液则变成橙红色,此为芳香性硝基化合物的一般反应,可用于鉴别。

本品为治疗阴道滴虫病的特效药,又有抗阿米巴原虫作用。临床上用于阴道滴虫病和肠道内、外阿米巴原虫病,如严重的阿米巴原虫痢疾、阿米巴原虫肝脓肿及其他肠外阿米巴原虫病的治疗。本品对厌氧菌感染也有良效,适用于厌氧菌引起的口腔、盆腔或其他部位的感染或败血症的治疗。

重点提示

　　喹诺酮类药物的结构特点及构效关系,诺氟沙星、环丙沙星、氧氟沙星、左氧氟沙星、甲氧苄啶的结构、理化性质和作用特点,磺胺类药物、抗结核病药、唑类抗真菌药、核苷类抗病毒药的典型药物的结构和作用特点,抗疟药的类型,青蒿素、磷酸氯喹、盐酸左旋咪唑、甲硝唑的结构特点、稳定性、显色反应和作用特点,阿苯达唑、奎宁、乙胺嘧啶、蒿甲醚的结构特点和作用特点等为本章学习的重点,也为近年来国家执业药师资格考试/全国卫生专业技术资格考试的重点。

本章电子
教案

本章小结 　》》》》

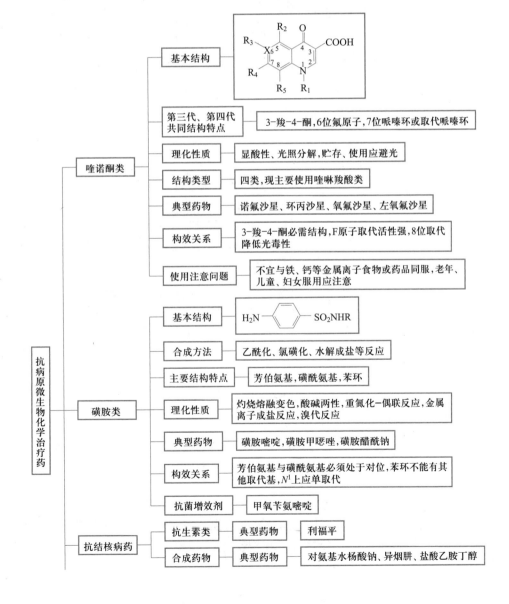

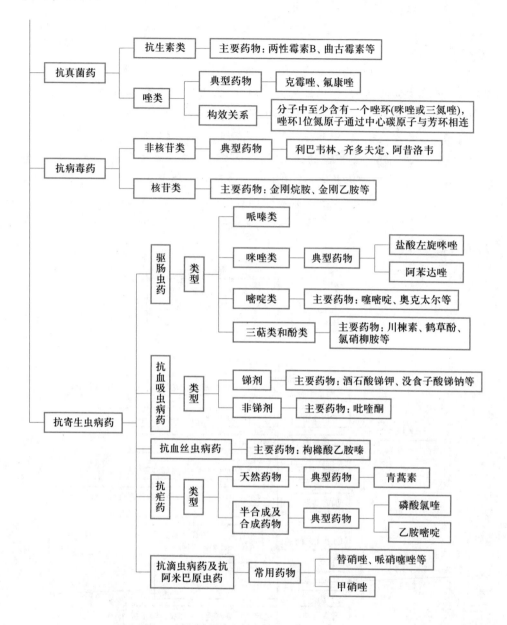

同步测试 》》》》

在线测试

一、用化学方法区别下列各组药物

1. 诺氟沙星与磺胺嘧啶　2. 磺胺嘧啶与甲氧苄啶　3. 环丙沙星与异烟肼

4. 甲硝唑与左旋咪唑　　5. 青蒿素与氯喹

二、问答题

1. 影响磺胺类药物稳定性的因素有哪些？为提高稳定性须采取什么措施？

2. 根据喹诺酮类抗菌药的结构特点和构效关系，说明该类药物使用时应注意什么问题。

3. 根据青蒿素的结构特点,说明该药的溶解性和稳定性。

（张彦文）

实训项目八　磺胺醋酰钠的合成

【实训目的】

- 了解药物合成中控制 pH、温度等反应条件的重要性。
- 理解磺胺类药物的一般理化性质。
- 掌握氨基酰化反应、水解反应、产品纯化过程中的成盐反应等药物合成的简单操作。

【实训器材】

1. 仪器

搅拌器、电热套、升降台、温度计、球形冷凝管、三颈瓶、抽滤瓶及其他必要玻璃仪器。

2. 药品

磺胺、氢氧化钠、乙酸酐、浓盐酸、10% 盐酸。

【实训指导】

(一) 合成路线

(二) 实训步骤

1. 磺胺醋酰的制备

在装有电动搅拌棒、球形冷凝管及温度计的 100 ml 三颈瓶中,依次加入磺胺 17.2 g,22.5% 的氢氧化钠溶液 22 ml,开动搅拌,逐渐加热升温至 50 ℃左右。待磺胺溶解后,加入乙酸酐 3.6 ml,77% 的氢氧化钠 2.5 ml;随后,每间隔 5 min,将剩余的 77% 的氢氧化钠和乙酸酐各 10 ml,以每次各 2 ml,分 5 次交替加入。加料期间反应温度需维持在 50~55℃,反应液的 pH 应保持在 12.0~13.0。加料完毕,继续保持此温度搅拌反应

30 min。反应完毕,停止搅拌,将反应液倾入 200 ml 烧杯中,加水 20 ml 稀释,于冷水浴中用浓盐酸调至 pH 为 7.0,放置 30~60 min,并不时搅拌析出固体,抽滤除去固体。滤液继续用浓盐酸调至 pH 为 4.0~5.0,抽滤,得白色粉末,压干。

2. 磺胺醋酰的精制

用 3 倍量(每克粉末加 3 ml 盐酸)10% 盐酸溶解得到的白色粉末,放置 30 min,不时搅拌,尽量使单乙酰物成盐酸盐溶解,抽滤除去不溶物。滤液加少量活性炭,室温脱色 10 min,抽滤。滤液用 40% 的氢氧化钠调至 pH 为 5.0,析出磺胺醋酰,抽滤,压干,干燥,测熔点(熔点为 179~184 ℃)。若熔点不合格(如偏低),可用 10 倍量热水(90 ℃)溶解,趁热抽滤,冷却析晶,抽滤,压干,得精制产品。

3. 磺胺醋酰成盐

将磺胺醋酰置于 50 ml 烧杯中,以少量水浸润后,于 90 ℃ 热水浴上,滴加 20% 的氢氧化钠溶液至固体恰好溶解,pH 应为 7.0~8.0,趁热抽滤,放冷,析出结晶,必要时可用冰盐浴冷却以使结晶析出完全。抽滤,压干,干燥,计算产率。

4. 注意事项

(1) 在制备中,先将磺胺加氢氧化钠成盐后,再进行乙酰化反应,其目的是为了更有利于 N^1– 乙酰化反应的进行,提高磺胺醋酰的产量;因此在反应过程中交替加料很重要,应先加入碱液,以使反应液始终保持一定的 pH(pH 保持在 12.0~13.0 为宜)。

(2) 酰化反应中碱性过强的结果是产生磺胺钠盐较多,磺胺醋酰钠盐次之,双乙酰物较少;碱性过弱的结果是双乙酰物较多,磺胺醋酰钠盐次之,磺胺钠盐较少。

(3) 测定熔点前,对磺胺醋酰在 105 ℃ 干燥约 30 min 即可。

(4) 按实训步骤严格控制每步反应中的 pH,以利于除去杂质。

(5) 将磺胺醋酰制成钠盐时,应严格控制 20% 的 NaOH 溶液的用量,应根据磺胺醋酰的产量按计算量滴加。因磺胺醋酰钠水溶性较大,由磺胺醋酰制备其钠盐时若 20%NaOH 的量多于计算量,则损失很大。必要时可加少量丙酮,以使磺胺醋酰钠析出。

(三) 思考题

1. 制备磺胺醋酰的过程中,应交替加入乙酸酐和氢氧化钠溶液,如不准确控制两者的比例,对制备有何影响?

2. 本反应中主要的副产物有哪些?如何尽量避免副产物的生成?在产品纯化过程中,主要通过什么方法除去副产物?

3. 在酰化液处理的过程中,pH 为 7.0 时析出的固体是什么? pH 为 5.0 时析出的固体是什么? 10% 盐酸中的不溶物是什么?

4. 由磺胺醋酰制备磺胺醋酰钠时,蒸馏水加多了有何影响?应怎样计算滴加 20% 的氢氧化钠溶液的体积?

5. 本实验中遇到了哪些问题,是如何解决的?本次实验是否成功,成功的经验是什么?若实验失败,分析原因在哪里?

(张彦文)

实 训 报 告

专业_____ 班级_____ 学号_____ 姓名_____ 成绩_____

项目名称_____

实训目的_____

_____

_____

_____

实训操作

操作图

操作流程(图示表示)

产率计算

产物	投料量	产量	产率
磺胺醋酰粗品			
磺胺醋酰精品			
磺胺醋酰钠盐			

实训小结

_____

_____

_____

_____

_____

思考题

1.

2.

3.

4.

5.

教师评语

_____

_____

_____

_____

_____

教师签字_____　_____年_____月_____日

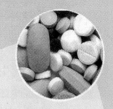

第十五章

抗生素

>>>> 学习目标

知识目标：

- 了解抗生素的来源、分类及抗菌谱，四环素类抗生素的结构特点和理化性质。
- 理解各类抗生素的作用机制及青霉素、头孢菌素、大环内酯类的结构改造。
- 掌握 $\beta-$ 内酰胺类抗生素各种类型的基本结构，大环内酯类、氨基糖苷类抗生素的结构特点，各类抗生素典型药物的化学结构、理化性质及作用特点。

能力目标：

- 能写出青霉素类、头孢菌素类的基本结构与主要结构特点，大环内酯类、氨基糖苷类抗生素的结构特点；能认识青霉素、氨苄西林、阿莫西林、头孢氨苄、头孢噻肟钠、克拉维酸、舒巴坦、氯霉素的结构式。
- 能应用各类抗生素典型药物的理化性质解决该类药物的制剂调配、鉴别、贮存保管及临床应用问题。

抗生素（antibiotics）原是微生物或动植物的次级代谢产物，是一类天然的有机物，能选择性地抑制或杀灭细菌或其他病原微生物的一类药物。近年来，抗生素发展非常迅速，应用日益广泛，除用于抗细菌感染外，还用于抗螺旋体、立克次体、真菌、病毒、阿米巴原虫等感染，抗肿瘤、免疫抑制和刺激植物生长等。来源也已由天然的代谢产物扩大到人工半合成的结构修饰药物或全合成的药物。目前，抗生素的来源为生物合成、人工半合成或全合成。抗生素按化学结构可分为 β- 内酰胺类、四环素类、氨基糖苷类、大环内酯类、氯霉素类及其他类。

第一节　β- 内酰胺类抗生素

一、β- 内酰胺类抗生素的分类与结构特征

β- 内酰胺类抗生素（β-Lactam Antibiotics）是分子结构中都含有一个四元 β- 内酰胺环的抗生素，是药物种类、数量及临床应用最多的抗生素。

（一）β- 内酰胺类抗生素的分类
根据基本结构及作用特点，β- 内酰胺类抗生素又可分为以下类型：

$$\beta\text{-内酰胺类抗生素}\begin{cases} \text{青霉素类}\begin{cases}\text{天然青霉素类}\\\text{半合成青霉素类}\end{cases} \\ \text{头孢菌素类} \\ \text{非典型的 }\beta\text{-内酰胺类}\begin{cases}\text{碳青霉烯类}\\\text{单环 }\beta\text{-内酰胺类}\\\beta\text{-内酰胺酶抑制剂}\end{cases}\end{cases}$$

各类型的基本结构通式如下：

β-内酰胺　　　　青霉素类　　　　头孢菌素类

碳青霉烯类　　　　单环β-内酰胺类

（二）β- 内酰胺类抗生素的结构特征
从上述各类型基本结构可看出 β- 内酰胺类抗生素的结构特征：

1. 都有一个四元的 β- 内酰胺环，除单环 β- 内酰胺类外，其余类型均与另一五元环或六元环稠合。如青霉素类稠合环为 β- 内酰胺环并氢化噻唑环，头孢菌素类则为 β- 内酰胺环并氢化噻嗪环。

2. β- 内酰胺环是平面结构，但与稠合环不共平面，两环沿稠合边折叠。

3. 除单环 β– 内酰胺环外，与 N 原子相邻的碳原子（2 位）连有一个羧基。

4. 青霉素类、头孢菌素类和单环 β– 内酰胺环类的 β– 内酰胺环的 α 位连接一个酰胺侧链。

5. β– 内酰胺类抗生素抗菌活性与旋光性密切相关。青霉素类有 3 个手性碳原子，所有 8 个异构体，其中只有绝对构型为 $2S$、$5R$、$6R$ 者有活性。头孢菌素类有 2 个手性碳原子，其绝对构型为 $6R$、$7R$。

📓 相关链接

β–内酰胺类抗生素的作用机制

β– 内酰胺类抗生素的抗菌机制是通过抑制黏肽转肽酶，阻碍细菌细胞壁的合成而杀菌（图 15-1）。由于 β– 内酰胺类抗生素的结构与黏肽 D– 丙氨酰 –D– 丙氨酸的末端结构和构象相似，使酶识别错误，不能合成黏肽，使细胞壁缺损，水分不断向高渗菌体渗透，导致细菌膨胀、裂解而死亡，呈现杀菌作用。

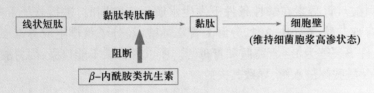

图 15-1 β– 内酰胺类抗生素作用机制示意图

人体细胞没有细胞壁，因此 β– 内酰胺类抗生素对人体细胞无影响，故毒性很低。革兰阴性杆菌的细胞壁主要成分不是黏肽，且菌体内的渗透压较低，故对 β– 内酰胺类抗生素不敏感。

二、青霉素类

（一）天然青霉素

天然青霉素是从霉菌属的青霉菌培养液中提取得到，共有 7 种，包括青霉素 G、F、X、K 等。其中以青霉素 G 的作用最强且产量最高，具有临床应用价值。目前青霉素 G 虽然可以全合成，但成本高，所以还是以粮食发酵生产为主。

📓 相关链接

青霉素的发现

青霉素的发现非常偶然：1928 年 9 月的一天，从事葡萄球菌研究的弗莱明（Alexander Fleming）度假回来后发现在一个培养皿边上有一个青霉菌的菌落，周围的葡萄球菌没有生长，因为他忘记给这个已经接种葡萄球菌的培养皿盖上盖子，实验结果显然失败。但他没有把这个受到污染的培养皿丢掉，反而思考这种现象并推论污染培养皿的霉菌会产生一种能杀死葡萄球菌的物质。他称这种物质为盘尼西林（Penicillin），即青霉素，后来证明这种物质能够杀死多种病原菌。1940 年青霉素应用于临床，成为人类使用的第一个抗生素。1945 年弗莱明因此杰出贡献获得诺贝尔生理或医学奖。

青霉素 Benzylpenicillin

化学名为(2S,5R,6R)-3,3-二甲基-6-(2-苯乙酰氨基)-7-氧代-4-硫杂-1-氮杂双环[3.2.0]庚烷-2-甲酸。又名苄青霉素、天然青霉素G、青霉素G(缩写PG)。

本品是一个有机酸,不溶于水,可溶于有机溶剂。临床上常用其钠(或钾)盐以增强其水溶性。青霉素钠(或钾)盐为白色结晶性粉末,味微苦,有引湿性。

青霉素性质不稳定,β-内酰胺环是该化合物结构中最不稳定的部分,在酸、碱条件下或β-内酰胺酶存在下,均易发生水解开环而失去抗菌活性。金属离子、温度和氧化剂可催化上述分解反应。

(1)不耐碱。青霉素在碱性条件下的分解反应为水解产生青霉酸而失效,进一步裂解为D-青霉胺和青霉醛。

(2)不耐酸。青霉素在酸性条件下发生水解反应的同时,进行分子重排:在pH=2时,分解为青霉二酸;在pH=4时,分解为青霉烯酸,经分子重排生成青霉二酸,在强酸或氯化汞条件下裂解为D-青霉胺和青霉醛。所以青霉素不能口服,因胃酸会使β-内酰胺环水解及酰胺侧链水解,导致其失效。

青霉素的分解反应

课堂活动 ▶▶▶

　　青霉素不能口服,是否可以制成水针剂供药用?

　　(3) 不耐酶。青霉素使用一段时间后,发现抗菌作用下降。主要原因是金黄色葡萄球菌或其他一些细菌产生一种叫 β- 内酰胺酶的物质,这种酶能使 β- 内酰胺环开环降解,失去抗菌活性。这也是细菌对青霉素产生耐药性的原因。

　　本品的钠或钾盐水溶液加稀盐酸则析出游离青霉素白色沉淀,此沉淀在乙醇、氯仿、乙醚或过量盐酸中溶解。本品在酸性条件下加热,再加盐酸羟胺和三氯化铁试液显紫红色。此反应也为 β- 内酰胺环的共同鉴别反应。

　　本品为抗生素类药物,临床上主要用于革兰阳性菌(如链球菌、葡萄球菌、肺炎球菌等)所引起的全身或严重局部感染,是治疗梅毒、淋病的特效药。但也存在较大缺点,主要是存在过敏反应,且抗菌谱窄。青霉素 G 只对革兰阳性菌及少数革兰阴性菌效果好,对大多数阴性菌则无效。这与青霉素抗菌机制有关,因为革兰阳性菌细胞壁黏肽含量比革兰阴性菌高,所以革兰阳性菌对青霉素比较敏感。

拓展提高

青霉素的过敏反应

　　青霉素的过敏反应非常普遍。青霉素本身并不引起过敏反应,造成过敏反应的是青霉素中所含的一些杂质。引起过敏反应的基本物质有两种,一种是外源性的,在青霉素的生产过程中,由于青霉素的裂解生成青霉素噻唑酸,与蛋白质结合形成抗原而致敏。可通过纯化方法除去青霉噻唑蛋白,减少其含量而降低过敏反应的发生率。另一种是内源性过敏原,即一些青霉素分解产物的高聚物。青霉素的 β- 内酰胺环开环后所产生的衍生物,会形成二聚、三聚、四聚和五聚体,聚合程度越高,过敏反应越强。生产、贮存过程中的许多环节,如成盐、干燥、温度、pH 等,均使其可能发生聚合反应。因此提高药品质量,降低多聚物,是减少青霉素过敏反应的途径之一。

　　下列用药合理吗?　　　　　　　　　　　　　　　　　　　　　　　　实例分析

　　患者,女,50 岁,肺部感染,发热数日,并出现代谢性酸中毒。医生拟用青霉素 G 钠与 5% 碳酸氢钠合用静脉滴注治疗。试分析该用药是否合理?

　　分析:不合理。因青霉素在 pH 低于 5 和高于 8 时极易分解失活。处方中两者混合后 pH>8,使青霉素 G 失效。其他碱性注射液,如氨茶碱、乳酸钠、磺胺嘧啶钠等,都不能与青霉素 G 钠合用。青霉素 G 钠还不能与下列药物的酸性注射液合用:维生素 C、维生素 B$_6$、氯丙嗪、氯苯那敏、肝素、去甲肾上腺素、酚妥拉明、间羟胺、阿托品等。

　　(二) 半合成青霉素

　　青霉素在临床广泛应用中,也显示出不耐酸(不能口服)、不耐酶(易引起耐药性)和抗菌谱窄等缺点。为解决这些缺点,对青霉素进行了大量的结构改造,合成了一系列优良的半合成青霉素,主要类型有耐酸青霉素、耐酶青霉素及广谱青霉素。改造方法为以 6- 氨基青霉烷酸(6-Aminopenicillanic Acid,6-APA)为中间原料,采用不同的酰化剂与 6-APA 进行酰化反应,在氨基上接上不同的取代基,即改变青霉素的酰胺侧链。

青霉素

6-APA   半合成青霉素

1. 类型及结构特征

(1) 耐酸青霉素。在青霉素酰胺侧链的 $\alpha-$ 碳原子上引入吸电子基团,降低羰基上氧原子的电子云密度,阻碍了青霉素的电子位移,所以对酸稳定。本类药物有非萘西林(苯氧乙基青霉素)(见表 15-1)。

(2) 耐酶青霉素。在青霉素酰胺侧链的 $\alpha-$ 碳原子上引入空间位阻大的基团,可保护 $\beta-$ 内酰胺环,增强对 $\beta-$ 内酰胺酶的稳定性。本类药物有萘夫西林(乙氧萘青霉素)等(表 15-1)。其中异噁唑类不仅耐酸而且耐酶,本类药物有苯唑西林和氟氯西林等。

表 15-1　常见半合成青霉素

结构通式	药物	R	作用特点
RCOHN（结构式）	非奈西林 (Phenethicillin)	$C_6H_5OCH(CH_3)—$	耐酸,口服吸收良好
	萘夫西林 (Nafcillin)	（结构式 OC_2H_5）	对酸稳定,对耐青霉素 G 的金黄色葡萄球菌的作用较强
	苯唑西林 (Oxacillin)	（结构式 CH_3）	耐酸耐酶,抗菌作用较强,可口服或注射给药,但半衰期较短。主要用于耐青霉素 G 的葡萄球菌的感染
	氨苄西林 (Ampicillin)	（结构式 NH_2）	对革兰阳性和阴性菌都有效,但口服效果差,主要用于肠球菌、痢疾杆菌、伤寒杆菌、大肠埃希菌及流感杆菌等引起的感染
	羧苄西林 (Carbenicillin)	（结构式 $COOH$）	口服不易吸收,须注射给药,毒性较低,体内分布广,主要用于铜绿假单胞菌、大肠埃希菌等引起的感染
	磺苄西林 (Sulbenicillin)	（结构式 SO_3H）	口服不吸收,须注射给药,抗菌活性与羧苄西林相似,主要用于铜绿假单胞菌引起的感染

（3）广谱青霉素。在青霉素酰胺侧链的 $\alpha-$ 碳原子上引入极性、亲水性基团，扩大了抗菌谱。本类药物有氨苄西林、阿莫西林、羧苄西林及磺苄西林等（见表 15-1）。

2. 典型药物

苯唑西林钠 Oxacillin Sodium

化学名为(2S,5R,6R)-3,3- 二甲基 -6-(5- 甲基 -3- 苯基 -4- 异噁唑甲酰氨基)-7- 氧代 -4- 硫杂 -1- 氮杂双环[3.2.0]庚烷 -2- 甲酸钠盐—水合物。

本品为白色粉末或结晶性粉末，味苦。易溶于水，微溶于丙酮。

本品在弱酸性条件下，在水浴中加热 30 min，放冷后在 339 nm 处有最大吸收。因苯唑西林发生分子重排，生成苯唑青霉烯酸。

本品为耐酸、耐酶青霉素，临床上主要用于治疗耐青霉素 G 的金黄色葡萄球菌和表皮葡萄球菌的感染。

氨苄西林钠 Ampicillin Sodium

本品为白色结晶或结晶性粉末，味微苦，有引湿性，在水中易溶。

本品有一个手性碳原子，R 构型，临床使用其右旋体。

本品的水溶液不太稳定，一方面会发生青霉素的各种分解反应，另一方面在室温放置 24 h 可生成无抗菌活性的聚合物。其主要原因是侧链中游离的氨基酸具有亲核性，可以直接进攻 $\beta-$ 内酰胺环的羰基，使 $\beta-$ 内酰胺开环发生水解和聚合反应。

本品具有 $\alpha-$ 氨基酸的性质，与茚三酮试液作用显紫色，加热后显红色。

本品为临床上使用的第一个广谱青霉素，且耐酸，可以口服，但口服效果差。对革兰阳性和阴性菌都有效，主要用于治疗肠球菌、痢疾杆菌、伤寒杆菌、大肠埃希菌及流感杆菌等引起的感染。

课堂活动 ▶▶▶

氨苄西林钠为什么不宜与葡萄糖注射液合用，而溶于生理盐水中静脉滴注？

答案

根据阿莫西林（Amoxicillin）的结构式，试分析其可能具有的理化性质和作用特点。 **实例分析** ✎

分析:① 本品亲脂性基团占优势,微溶于水。② 本品既含酸性基团羧基和酚羟基,又含碱性基团氨基,所以呈酸碱两性。③ 侧链引入对羟基苯甘氨酸,有一个手性碳原子;R 构型,为右旋体。④ 本品分子含 β- 内酰胺环,会发生类似青霉素的各种分解反应;也具有与氨苄西林类似的聚合反应。⑤ 本品含酚羟基,能与 $FeCl_3$ 试液反应显色,且易氧化变质,应避光密封贮存。⑥ 本品为广谱青霉素类药物,对革兰阴性菌,如淋病奈瑟球菌、流感杆菌、百日咳杆菌、大肠埃希菌、布氏杆菌等的作用较强,但易产生耐药性。口服吸收良好。

哌拉西林 Piperacillin

又名氧哌嗪青霉素。

本品为白色或类白色粉末,无臭,有引湿性。

本品为广谱青霉素类药物,对铜绿假单胞菌、肺炎杆菌、变形杆菌、淋病奈瑟球菌等作用强,同时耐酶。

三、头孢菌素类

(一) 结构特点及稳定性

头孢菌素类的基本结构是 7- 氨基头孢烷酸(7-ACA),是产生抗菌活性的基本母核,是由 β- 内酰胺环与氢化噻嗪环并合而成。与青霉素类不稳定的结构相比,由于氢化噻嗪环中的双键与 β- 内酰胺环中的氮原子未共有电子对形成共轭,使 β- 内酰胺环趋于稳定,而且青霉素是四元 – 五元环稠合系统,而头孢菌素是四元 – 六元环稠合系统,β- 内酰胺环分子内张力较小,因此比青霉素类稳定。

天然的头孢菌素 C 的抗菌活性不够强,而且口服不吸收,对其进行结构改造得到了目前临床上使用的头孢菌素类药物。头孢菌素 C 可看作由 D-α- 氨基己二酸与 7- 氨基头孢烷酸(7-ACA)缩合而成。

头孢菌素C

🐾 拓展提高

头孢菌素的过敏反应及其与青霉素类的抗原决定簇比较

头孢菌素类药物的过敏反应发生率低,且极少发生交叉过敏。而青霉素过敏反应极易发生,而且会发生交叉过敏。原因在于两者的抗原决定簇不同。

青霉素过敏反应中主要抗原决定簇是青霉素分子中 β- 内酰胺环打开后形成的青霉噻唑基,由于各种不同的青霉素都能形成相同的抗原决定簇,所以极易发生交叉过敏。但头孢菌素则不同,它以 7-ACA 为母核,含有 R,R′ 两个活性取代基,其中 R 侧链是主要抗原决定簇,所以当该类药物分解时,因 R 不同,分子结构会发生较大变化,缺乏共同的抗原决定簇,不易发生交叉过敏。

头孢菌素之间,头孢菌素和青霉素之间是否发生交叉过敏,取决于是否有相同的或相似的 7 位(6 位)侧链。

(二) 半合成头孢菌素

半合成头孢菌素是以头孢菌素 C 水解得到的 7-ACA 或以青霉素 G 扩环得到 7-ADCA(7- 氨基去乙酰氧基头孢烷酸三氯乙酯)为中间体,在 7 位或 3 位接上不同取代基得到(表 15-2)。

表 15-2　临床上常用的半合成头孢菌素药物

结构通式	药物名	R_1	R_2	作用特点
	头孢克洛 (Cefaclor)		—Cl	口服的头孢菌素,临床上用于敏感菌所致的呼吸道、泌尿道、皮肤和软组织感染以及中耳炎等
	头孢呋辛 (Cefuroxime)		—CH$_2$OCONH$_2$	对革兰阴性菌活性较强,对β-内酰胺酶稳定,注射给药
	头孢曲松 (Ceftriaxone)			对革兰阳性菌有中度的抗菌作用,对革兰阴性菌的作用强。在消化道不吸收

(三) 典型药物

头孢氨苄 Cefalexin

化学名为(6R,7R)–3–甲基–7–[(R)–2–氨基–2–苯乙酰氨基]–8–氧代–5–硫杂–1–氮杂双环[4.2.0]辛–2–烯–2–甲酸一水合物,又名先锋霉素Ⅳ号、头孢力新。

本品为白色或微黄色,有结晶型和非结晶型两种,微溶于水。在干燥状态下稳定。遇热、强酸、强碱和光能促使本品降解。

本品具有β–内酰胺环的共同鉴别反应。本品与茚三酮试液呈颜色反应。

本品为半合成第一代口服头孢菌素,对呼吸道感染、扁桃体炎、咽喉炎、脓毒症有效,对尿路感染有特效。

实例分析　根据头孢哌酮(Cefoperazone)的结构式,试分析其可能具有的理化性质及作用特点。

分析:① 本品亲脂性基团占优势,几乎不溶于水,易溶于有机溶剂。② 本品7位取代基上含有一个不对称碳原子,故有 R 和 S 两种构型,R 构型活性很强,而 S 构型对革兰阴性杆菌无抗菌活性。③ 本品为β–内酰胺类化合物,具有β–内酰胺环的共同鉴别反应。④ 本品7位侧链含有酚羟基,可与重氮苯磺酸试液发生偶联反应,显橙黄色。⑤ 本品是第三代广谱抗生素,对β–内酰胺酶稳定,半衰期比第一代和第二代长,用于治疗敏感菌所致的呼吸道、尿路、肝胆系感染。

头孢噻肟钠 Cefotaxime Sodium

在本品7位的侧链上,α 位是甲氧肟基,β 位是2–氨基噻唑基团。这两个基团的结合使该药物具有耐酶和广谱的特点。而且本品结构中的甲氧肟基通常是顺式构型,顺式异构体的抗菌活性是反式异构体的40~100倍。在光照的情况下,顺式异构体会向反式异构体转化,使疗效降低。因此本品通常需避光保存,在临用前加注射液溶解后立即使用。

本品属于第三代头孢菌素的衍生物。对革兰阴性菌的抗菌活性高于第一代、第二代头孢菌素,尤其对大肠埃希菌作用强。对大多数厌氧菌有强效抑制作用。用于治疗敏感细菌引起的败血症、化脓性脑膜炎、呼吸道、泌尿道、胆道、骨和关节、皮肤和软组织、腹腔、消化道、五官、生殖器等部位的感染。此外可用于免疫功能低下、抗体细胞减少等防御功能低下的感染性疾病的治疗。

🦠 **拓展提高**

头孢菌素的结构改造

大量的实践证明,头孢菌素可进行结构改造的位置有 4 处:(Ⅰ)7- 酰氨基部分,(Ⅱ)7- 氢原子,(Ⅲ)环中的硫原子;(Ⅳ)3 位取代基。从结构改造的结果来看,一般来讲,(Ⅰ)是抗菌谱的决定性基团,(Ⅱ)能影响对 β- 内酰胺酶的稳定性,(Ⅲ)对抗菌效力有影响,(Ⅳ)能影响药物动力学的性质和抗菌效力。和青霉素相比,头孢菌素类药物可修饰部位比较多。上市的半合成头孢菌素药物也比较多。

四、非经典 β- 内酰胺抗生素

(一) 非经典 β- 内酰胺抗生素的类型

包括碳青霉烯类、单环 β- 内酰胺类和 β- 内酰胺酶抑制剂。

🦠 **拓展提高**

碳青霉烯类和单环 β-内酰胺类抗生素

(1) 碳青霉烯类。本类药物结构与青霉素结构的差异为① 噻唑环 S 原子被 C 原子取代。② 噻唑环内引入一个双键。本类药物不仅是 β- 内酰胺酶抑制剂,且本身还具广谱抗菌活性,对革兰阳性菌、革兰阴性菌、需氧菌、厌氧菌都有很强的抗菌活性。常用药物有甲砜霉素(Thiamphenicol)、亚胺培南(Imipenem)等。

(2) 单环 β- 内酰胺类。又称为单环菌素,目前发展较快,其优点表现为① 对 β- 内酰胺酶稳定。② 与青霉素类和头孢菌素类都不发生交叉过敏。③ 结构简单,易全合成。氨曲南(Aztreonam)是第一个全合成的 β- 内酰胺类抗生素,被认为是抗生素发展史上的一个里程碑,它对酶稳定,抗铜绿假单胞菌活性显著,但对革兰阳性菌无效。

(二) β- 内酰胺酶抑制剂

目前临床上应用最广泛的非经典 β- 内酰胺抗生素是 β- 内酰胺酶抑制剂。本类药物对 β- 内酰胺酶具有很强的抑制作用,按化学结构分为氧青霉素类和青霉烷砜酸类两类。

克拉维酸(Clavulanic Acid),又名棒酸,属氧青霉素类。本身抗菌作用弱,但与 β- 内酰胺类抗生素合用,能大大增强后者的抗菌效力和减少后者的用量。如可使阿莫西林增效 130 倍,使头孢菌素类增效 2~8 倍。

舒巴坦(Sulbactam),属青霉烷砜酸类,是一种广谱的酶抑制剂,它的抑酶活性比克拉维酸稍差,化学稳定性比克拉维酸大。

克拉维酸　　　　　　　　　舒巴坦

相关链接

β-内酰胺类抗生素与β-内酰胺酶抑制剂的复方制剂

β-内酰胺类抗生素与β-内酰胺酶抑制剂组成复方制剂,既抗菌又耐酶。此复方制剂已广泛应用于临床,取得优良效果。如奥格门汀(Augmentin)为阿莫西林与克拉维酸2:1的复方制剂,泰门汀(Timentin)为替卡西林与克拉维酸15:1的复方制剂,舒他西林为氨苄西林与舒巴坦钠2:1的复方制剂,此外还有舒普深(头孢哌酮与舒巴坦钠组方)、泰能(亚胺培南与西司他丁组方)等。

第二节　四环素类抗生素

四环素类抗生素(Tetracycline Antibiotics)是一类广谱抗生素,包括由放线菌产生的天然四环素类抗生素(金霉素、土霉素及四环素等)和一系列半合成四环素类抗生素。四环素类的抗菌机制主要是作用于细菌的30 S核糖体从而干扰细菌蛋白质的生物合成。

一、四环素类抗生素的基本结构

四环素类抗生素的基本结构是十二氢化并四苯结构,由A、B、C、D 4个环组成。半合成四环素类是对天然四环素结构的5、6、7位取代基进行改造而得到的一类广谱抗生素。

十二氢化并四苯

四环素类抗生素的结构通式

	R_1	R_4
土霉素	—OH	—H
金霉素	—H	—Cl
四环素	—H	—H

天然四环素类药物主要有四环素(Tetracycline)、金霉素(Chlortetracycline)、土霉素(Oxytetracycline)等。半合成四环素类药物主要有美他环素(Methacycline)、多西环素(Doxycycline)、米诺环素(Minocycline)等。

二、四环素类抗生素的理化性质

1. 物理性质

均为黄色结晶性粉末,味苦。在水中溶解度小,均为酸碱两性化合物。

2. 化学性质

(1) 稳定性。四环素类药物在干燥状态下稳定,遇光变色,应避光保存。

(2) 酸碱条件下均不稳定,在不同的 pH 溶液中生成不同的产物。① 在 pH<2 条件下,C_6 上的羟基和相邻碳原子上的氢原子脱水,生成橙黄色脱水物,使效力降低。② 在 pH=2~6 条件下,C_4 上的二甲氨基很易发生差向异构化,生成无抗菌活性的差向异构体。③ 在碱性条件下,C 环破裂重排,生成具有内酯结构的异构体。

📷 **相关链接**

"梅花K"事件

2001 年 8 月在湖南株洲出现震惊全国的"梅花 K"事件,50 多人因服用"梅花 K"而导致中毒,其中数人甚至因此而终身残疾。"梅花 K"是广西某制药厂生产的中药胶囊,为什么会导致中毒呢? 原因是在制剂中掺入已变质的四环素,结果药物降解成为毒性更大的差向四环素和脱水差向四环素,两者的毒性分别是四环素的 70 倍和 250 倍,特别是差向脱水四环素,服用后临床表现为多发性肾小管功能障碍综合征,从而引起肾小管性酸中毒,导致乏力、恶心、呕吐等症状。由此可看出,防范药物的变质,控制药物的质量,非常重要。

(3) 结构中具有酚羟基,可与三氯化铁试液呈颜色反应。

(4) 结构中有酚羟基和烯醇基,能与金属离子形成不溶性的有色螯合物,如可与钙离子、铝离子形成黄色螯合物,与铁离子形成红色螯合物。

📷 **相关链接**

四 环 素 牙

当人的牙冠正在发育、钙化阶段时服用四环素类抗生素,其能与钙离子生成四环素钙的黄色 – 灰色螯合物,这种螯合物沉积在牙冠上,使牙齿发育不全并出现黄染现象,被称为"四环素牙"。一般认为牙齿的着色,金霉素呈灰棕色,四环素和土霉素偏于黄色,去甲金霉素黄色最深。因此,妊娠期和授乳期的妇女及 7~8 周岁换牙期前的儿童,禁用四环素类抗生素。

实例分析 ✏

下列处方合理吗?

某医生用中西医结合法治疗支气管炎,给患者服用四环素片和牛黄解毒片(含石膏)。试分析该用药是否合理?

分析:不合理。石膏中 Ca^{2+} 能与四环素螯合,成为难吸收的四环素钙,使两者药效同时降低。凡含金属离子铁、钙、镁、铝等的药物皆应避免与四环素类药物同用。

第三节 氨基糖苷类抗生素

氨基糖苷类抗生素是由链霉菌、小单胞菌和细菌所产生的具有氨基糖苷结构的抗生素。抗革兰阴性杆菌活性强,临床上应用较多的主要有链霉素(Streptomycin)、卡那霉素(Kanamycin)、庆大霉素(Gentamicin)、妥布霉素(Tobramycin)、巴龙霉素(Paromomycin)、新霉素(Neomycin)等。本类药物的作用机制是作用于细菌的 30S 核糖体而抑制细菌蛋白质的合成,从而抗菌,为静止期杀菌药。

一、氨基糖苷类抗生素的结构特点与理化性质

本类抗生素因有共同的结构特征,故表现出共同的理化性质。

(1) 属苷类化合物。为环己多元醇(苷元)与氨基糖(配糖体)两部分缩合而成,易发生水解反应。

(2) 显碱性。因苷元和配糖体都含碱性基团,如氨基和胍基,常与强酸成盐配制成注射剂。

(3) 固体对热稳定。除链霉素含醛基易被氧化外,本类药物固体性质稳定,粉针剂可热压灭菌。

(4) 口服给药不易吸收。本类药物因含羟基,亲水性强,脂溶性差,故需注射给药。

二、典型药物

硫酸链霉素 Streptomycin Sulfate

$$[\text{结构式}]_2 \cdot 3H_2SO_4$$

课堂活动 ▶▶▶

硫酸阿托品结构中,阿托品与硫酸的系数比为 2:1,硫酸链霉素中链霉素与硫酸的系数比为什么为 2:3?

答案

本品为白色或类白色粉末,味微苦,有引湿性。易溶于水,不溶于乙醇或氯仿。

本品含苷键,在酸性和碱性条件下容易水解失效。在碱性溶液中迅速完全水解。在酸性条件下分步水解:先水解生成链霉胍和链霉双糖胺,后者进一步水解生成链霉糖和 N- 甲基葡萄糖胺。

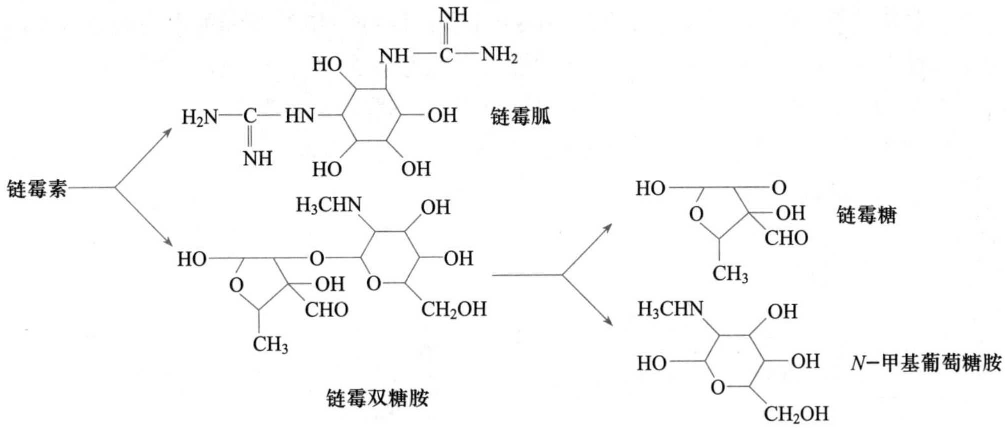

本品在碱性条件下,水解生成的链霉糖经脱水重排,产生麦芽酚,麦芽酚在微酸性溶液中与铁离子形成紫红色螯合物。此为链霉素特有的反应,称为麦芽酚反应,可供鉴别。

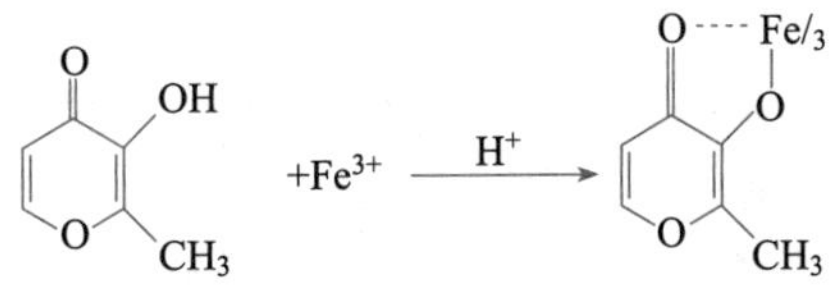

本品分子中的醛基受电子效应的影响,既有还原性又有氧化性。易被氧化成链霉素酸而失效,也可被还原性药物,如维生素 C 等还原失效。在临床配伍使用时须注意。

本品加氢氧化钠试液,水解生成的链霉胍与 8- 羟基喹啉乙醇液和次溴酸钠试液反应,显橙红色,此反应称为坂口反应,可用于鉴别。

本品含硫酸根,显硫酸盐的鉴别反应。

本品临床上主要用于抗结核,对尿道感染、肠道感染、败血症等也有效,与青霉素联合使用有协同作用。缺点是易产生耐药性,对第Ⅷ对脑神经有损害,可引起永久性耳聋。

庆大霉素 Gentamicin

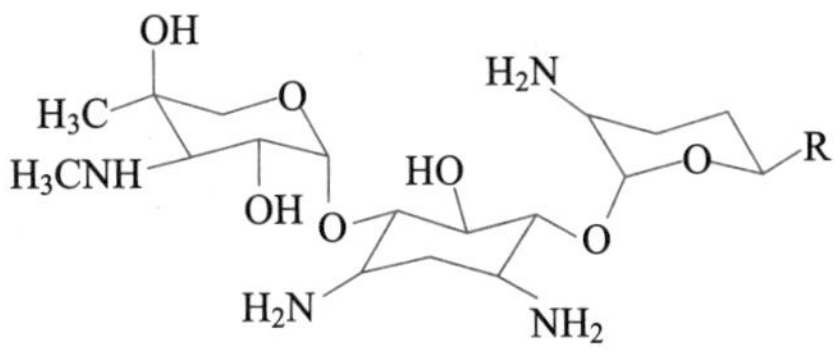

庆大霉素C₁　　　R＝—CH(CH₃) NHCH₃

庆大霉素C₁ₐ　　R＝—CH₂NH₂

庆大霉素C₂　　　R＝—CH(CH₃)NH₂

庆大霉素是小单胞菌产生的混合物。包括庆大霉素 C₁、C₁ₐ 和 C₂,都是由脱氧链霉胺、紫素胺和 N- 甲基 -3- 去氧 -4- 甲基戊糖胺缩合而成的苷,三者抗菌活性和毒性相似。

本品因含多个氨基,显碱性,所以临床上用其硫酸盐。硫酸庆大霉素为白色或类白色结晶性粉末,无臭,有引湿性。在水中易溶,在乙醇、乙醚、丙酮或氯仿中不溶。

本品为广谱的抗生素,临床上主要用于铜绿假单胞菌或某些耐药革兰阴性菌引起的感染和败血症、尿路感染、脑膜炎及烧伤感染。

阿米卡星 Amikacin

本品为白色或类白色粉末或结晶性粉末;几乎无臭,无味;在水中易溶,在乙醇中几乎不溶。

本品与蒽酮硫酸溶液反应显蓝紫色。与碱性硝酸钴溶液反应产生紫蓝色絮状沉淀。

本品主要用于对卡那霉素或庆大霉素耐药的革兰阴性菌所致的泌尿道、呼吸道及生殖系统部位感染及败血症等。

📖 相关链接

氨基糖苷类抗生素的耳毒性

氨基糖苷类抗生素有较大的毒性,主要是作用于第Ⅷ对脑神经,引起不可逆性的听力损害,甚至耳聋,尤其对儿童毒性更明显。此外,本类药物对肾也常有毒性。北京临床药学研究所分析了 1 039 例聋哑患者,发现在各种致聋原因的人数中,因药物致聋的竟高达 618 人(59.5%),而药物致聋又都是小儿时因病使用氨基糖苷类抗生素引起的。特别是多种氨基糖苷类抗生素联合使用,使很多发育正常的儿童造成终身残疾。

实例分析　下列处方合理吗?

某男,38 岁,严重呼吸道感染,药敏试验对青霉素和庆大霉素敏感。医生拟用青霉素和庆大霉素联合静脉滴注治疗。试分析该用药是否合理?

分析:不合理。若将青霉素和庆大霉素在同一输液中静脉滴注,两药混合后,前者的 β- 内酰胺环可与后者的氨基糖连接而致后者失活。凡 β- 内酰胺类和氨基糖苷类抗生素体外混合时,均产生类似结果。若临床需联用时,可将 β- 内酰胺类抗生素静脉滴注,氨基糖苷类抗生素肌内注射。

第四节　大环内酯类抗生素

大环内酯类抗生素是链霉菌产生的一类弱碱性抗生素。因分子中含有一个内酯结构的十四元或十六元大环而得名。通过内酯环上的羟基和去氧氨基糖或 6- 去氧糖缩合成碱性苷。属于十四元大环的抗生素,如红霉素(Erythromycin,EM)及其衍生物;属于十六元大环的抗生素,如麦迪霉素(Midecamycin)、交沙霉素(Josamycin)、螺旋霉素(Spiramycin)、乙酰螺旋霉素(Acetylspiramycin)、吉他霉素等。此外,阿奇霉素是红霉素经结构重排得到的十五元大环内酯,比十四元环具有更为广泛的抗菌谱。

一、结构特点与理化性质

本类药物具有相似的结构,故具有相似的理化性质。氨基显碱性,可与酸成盐,盐易溶于水;内酯环和苷键遇酸或碱均易水解,降低或丧失抗菌活性。

二、典型药物

红霉素 A　Erythromycin A

红霉素是由红色链丝菌产生的抗生素,包括红霉素 A、B、C 三种。红霉素 A 为抗菌的主要成分,C 的活性较弱,B 不仅活性低且毒性大。红霉素 A 是由十四元环的红霉内酯环在 C_3、C_5 上分别与红霉糖和碱性的脱氧氨基己糖缩合而成的苷。

本品为白色或微红色结晶性粉末,无臭,味苦,微吸湿性。易溶于甲醇、乙醇或丙酮,极微溶解于水。

本品在酸、碱条件下均不稳定,除前述的苷键的水解和内酯环的破裂外,还易发生脱水环合反应,由于本品结构中存在多个羟基和 C_9 上有一个羰基,在酸性条件下主要先发生 C_6 羟基和 C_9 羰基脱水环合,导致进一步反应而失活。

本品溶于丙酮后,加盐酸即显橙黄色,渐变为紫红色,转入氯仿中则显蓝色。

本品对各种革兰阳性菌有很强的抗菌作用,对革兰阴性百日咳杆菌、流感杆菌、淋病奈瑟球菌、脑膜炎球菌等亦有效,而对大多数肠道革兰阴性菌则无活性。为治疗耐药的金黄色葡萄球菌和溶血性链球菌引起感染的首选药。

三、红霉素衍生物和类似物

由于红霉素水溶性较小,只能口服,且在酸碱中都不稳定,易分解失活,半衰期短(1~2 h),所以为改良其性质,研制出一批衍生物和类似物,广泛应用于临床。

1. 红霉素衍生物

为红霉素的酯类或盐类半合成衍生物。红霉素硬脂酸酯和依托红霉素(无味红霉素)均比红霉素稳定。

药物	R	A
红霉素碳酸乙酯		
EM Ethylcarbonate	C_2H_5OCO —	
红霉素硬脂酸酯		
EM Stearate	$CH_3(CH_2)_{16}CO$ —	
依托红霉素(盐)		
EM Estolate	C_2H_5CO —	$C_{12}H_{25}SO_3H$(酸)

2. 红霉素类似物

将 C_9 位酮基转化成肟得到罗红霉素,对酸稳定,口服吸收迅速,具有最佳的治疗指数,不良反应少,多用于儿科;将 C_6 位羟基变为甲氧基得克拉霉素,可耐酸,活性比红霉素强 2~4 倍,毒性只有红霉素的 1/24~1/2;将 C_8 位氢用氟取代,得到氟红霉素,对酸稳定,对肝无毒性。另一种成功的方法是经重排可得阿奇霉素,为十五元大环内酯,比十四元环具有更为广泛的抗菌谱。对红霉素进行结构改造后,不仅提高了活性,而且改善了药物动力学性质。

药物名称	R	R_1	R_2
罗红霉素			
Roxithromycin	$NOCH_2O(CH_2)_2OCH_3$	—H	—H
克拉霉素			
Clarithromycin	O	—CH_3	—H
氟红霉素			
Flurithromycin	O	—H	—F

拓展提高

阿奇霉素的作用特点

阿奇霉素片

阿奇霉素(Azithromycin)是红霉素的类似物,比红霉素具有更广泛的抗菌谱,对流感嗜血杆菌、β- 内酰胺酶的产生菌有很强的抑制作用,半衰期为 68~76 h,每天给药一次,组织浓度高。本品对某些难以对付的细菌具有杀菌作用,还可用于治疗艾滋病患者的分枝杆菌感染。

相关链接

大环内酯类抗生素的作用机制与特点

本类药物的作用机制是作用于细菌的50S核糖体而抑制细菌蛋白质的合成，从而抗菌。这类抗生素对革兰阳性菌、某些革兰阴性菌、支原体等有较强的作用，与临床上常用的其他抗生素之间无交叉耐药性，但由于本类药物结构近似，故在本类药物之间有交叉耐药性。

第五节　氯霉素类抗生素

一、简介

氯霉素类抗生素主要包括氯霉素和甲砜霉素。氯霉素为1947年由委内瑞拉链霉菌培养滤液中得到。由于结构较简单，第二年便能用化学方法全合成，并应用于临床。

二、典型药物

氯霉素 Chloramphenicol

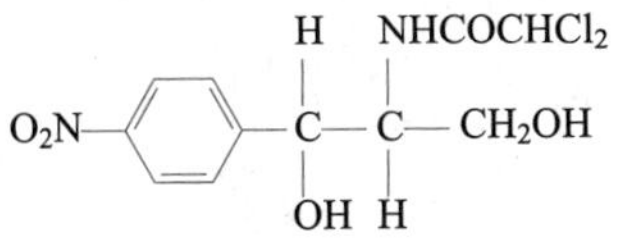

化学名为D-苏式-(—)-*N*-[α-(羟基甲基)-β-羟基-对硝基苯乙基]-2,2-二氯乙酰胺，又名左霉素。

本品含有两个手性碳原子，存在4个旋光异构体。其中仅1*R*,2*R*(—)或D(—)苏阿糖型有抗菌活性，为临床使用的氯霉素。合霉素是氯霉素的外消旋体，疗效为氯霉素的一半。

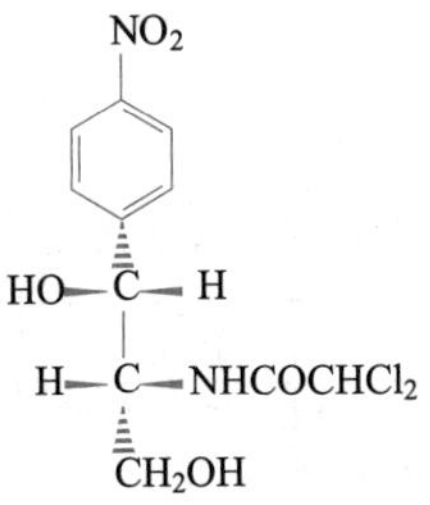

1*R*,2*R*(−)

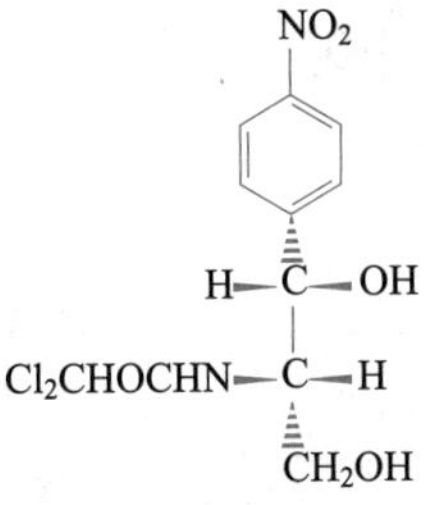

1*S*,2*S*(+)

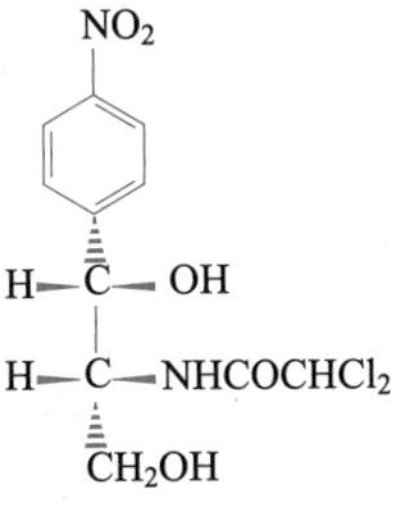

1*S*,2*R*(+)

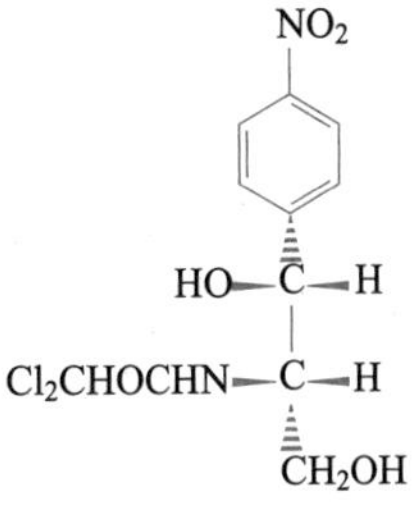

1*R*,2*S*(+)

本品为白色或微带黄绿色的针状、长片状结晶或结晶性粉末，味苦。在甲醇、乙醇、丙酮或丙二醇中易溶，在水中微溶。

本品虽含有酰胺键，但因空间位阻，使其在一般条件下不易水解，性质较稳定，能耐热。在干燥状态下可保持抗菌活性5年以上，水溶液可冷藏几个月，煮沸5 h对抗菌活性亦无影响。在中性、弱酸性(pH=4.5~7.5)条件下较稳定，但在强碱性(pH>9)或强酸性(pH<2)溶液中，加热可引起水解，水解生成对硝基苯基-2-氨基-1,3-丙二醇。

$$O_2N-\underset{\underset{OH}{|}}{\overset{\overset{H}{|}}{C}}-\underset{\underset{H}{|}}{\overset{\overset{NHCOCHCl_2}{|}}{C}}-CH_2OH \xrightarrow[\triangle]{强酸或强碱} O_2N-\underset{\underset{OH}{|}}{\overset{\overset{H}{|}}{C}}-\underset{\underset{H}{|}}{\overset{\overset{NH_2}{|}}{C}}-CH_2OH + Cl_2CHCOOH$$

本品分子中芳香硝基经氯化钙和锌粉还原,可产生羟胺衍生物,与苯甲酰氯进行苯甲酰化,生成物可与铁离子形成紫红色的配位化合物。

本品加醇制氢氧化钾试液,加热,溶液显氯化物的鉴别反应。

答案

课堂活动 ▶▶▶

有机卤素转化为无机卤素的方法有哪些?

本品为广谱抗生素,临床上主要用于治疗伤寒、副伤寒、斑疹伤寒等。对百日咳、沙眼、细菌性痢疾及尿道感染等也有效。但若长期和多次应用可损害骨髓的造血功能,引起再生障碍性贫血。

🔖 拓展提高

中国药物化
学先驱——
沈家祥院士

甲砜霉素的结构特点与作用特点

$$H_3CO_2S-\underset{\underset{OH}{|}}{\overset{\overset{H}{|}}{C}}-\underset{\underset{H}{|}}{\overset{\overset{NHCOCHCl_2}{|}}{C}}-CH_2OH$$

甲砜霉素(Thiamphenicol)为氯霉素的合成类似物。将氯霉素中的硝基用强吸电子基团甲砜基取代后,抗菌活性增强,水溶性加大。但抗菌谱与氯霉素基本相似。临床上用于呼吸道感染、尿路感染、败血症、脑炎和伤寒等,不良反应较少。

🔖 拓展提高

其他抗生素

1. 林可霉素和克林霉素

林可霉素又名洁霉素,是由链霉素菌4-1024所产生的一种抗生素。克林霉素则是洁霉素的7位羟基被氯原子取代的半合成抗生素,又名氯洁霉素。由于两者对组织的渗透力强而对革兰阳性菌如链球菌、金黄色葡萄球菌和肺炎球菌等所引起的各种感染(败血症、呼吸道感染、五官感染等)疗效良好,尤其对慢性骨髓炎的疗效较为突出。

林可霉素　　　　　　　　　　　克林霉素

2. 磷霉素

磷霉素是由弗氏链霉菌等菌所产生的抗生素。其结构简单,现已全合成。本品为广谱抗生素,毒性低,与其他抗生素无交叉耐药性。它适用于对磷霉素敏感的细菌所致的全身感染,如败血症、脑膜炎、骨髓炎、肺部感染、急性尿路感染、肾盂肾炎、膀胱炎、皮肤软组织感染等,疗效显著。其作用机理是抑制细菌细胞壁合成。

重点提示

β- 内酰胺类抗生素的结构特征和作用机制;半合成青霉素的类型和结构特点;青霉素 G、氨苄西林、阿莫西林、头孢氨苄、头孢噻肟钠、氯霉素的结构、理化性质及作用特点;青霉素 G 的过敏反应、耐药性、抗菌谱,β- 内酰胺类酶抑制剂的结构类型,克拉维酸、舒巴坦的结构、作用特点和相应的复方制剂;氨基糖苷类抗生素的结构特点、毒性;大环内酯类抗生素的结构特点与临床常用的红霉素类似物的主要结构特点与作用特点;硫酸链霉素、庆大霉素、红霉素、阿奇霉素的结构特点与作用特点等为本章的学习重点,也是近年来国家执业药师资格考试/全国卫生专业技术资格考试的重点。

本章电子教案

本章小结 〉〉〉〉

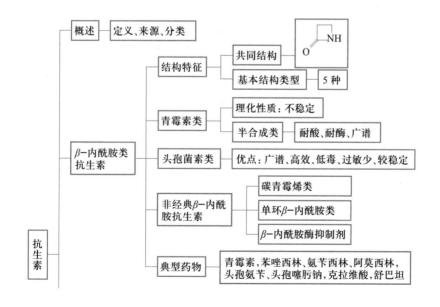

- 四环素类抗生素
  - 基本结构

  - 理化性质
    - 物理性质：黄色、酸碱两性
    - 化学性质：不稳定性、与 $FeCl_3$ 显色、与金属离子配合反应
  - 常见药物：四环素、多西环素
- 氨基糖苷类抗生素
  - 基本结构：配糖体＋苷元
  - 理化性质：碱性、水解、注射给药
  - 典型药物：硫酸链霉素，庆大霉素
- 大环内酯类抗生素
  - 基本结构：十四或十六元内酯环所成的苷
  - 典型药物：红霉素、阿奇霉素
- 氯霉素类抗生素
  - 典型药物：氯霉素、甲砜霉素
- 作用机制
  - 抑细胞壁合成：如青霉素类和头孢菌素类等
  - 抑蛋白质合成：如四环素类、氨基糖苷类、大环内酯类、氯霉素等

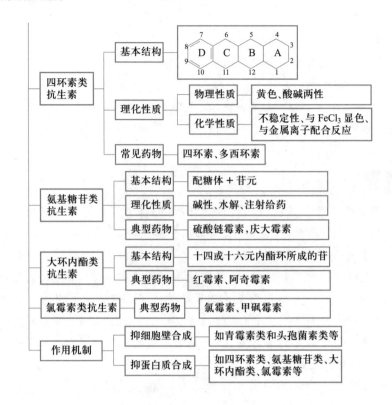

同步测试 》》》》

在线测试

一、用化学方法区别下列各组药物

1. 青霉素与红霉素　　　　2. 链霉素与氯霉素

二、问答题

1. 简述 β- 内酰胺类抗生素的类型有哪些？
2. 举例说明红霉素结构改造的主要位置和产物。

（罗宝平）

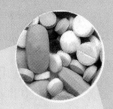

第十六章

抗肿瘤药

>>>>> 学习目标

知识目标：

- 了解抗肿瘤药的新靶点；氮芥类药物的设计和作用原理；烷化剂的构效关系；金属抗肿瘤药的作用特点。
- 理解烷化剂的结构类型；抗代谢药的作用原理；常用抗肿瘤抗生素及抗肿瘤植物有效成分的作用原理。
- 掌握烷化剂和抗代谢药典型药物的化学结构、理化性质及作用特点；氮芥类药物的基本结构与类型；抗代谢药的类型。

能力目标：

- 能写出氮芥类的基本结构和各类型氮芥类药物的结构特点。
- 能认识盐酸氮芥、环磷酰胺、塞替派、白消安、卡莫司汀、氟尿嘧啶、巯嘌呤、溶癌呤的结构式。
- 能应用烷化剂、抗代谢、抗肿瘤抗生素及抗肿瘤植物有效成分典型药物的理化性质解决该类药物的制剂调配、鉴别、贮存保管及临床应用问题。

使用化学合成药物治疗恶性肿瘤被称为肿瘤的化学治疗,抗肿瘤药又称为抗癌药。自20世纪40年代氮芥用于治疗恶性淋巴瘤后,几十年来,肿瘤的化学治疗已经有了很大的进展,已由单一的化学治疗进入联合化疗和综合化疗的阶段,并且能成功地治愈患者或明显地延长患者的生命,因此抗肿瘤药在肿瘤治疗中占有越来越重要的地位。目前,临床上使用的抗肿瘤药可分为烷化剂、抗代谢药、抗肿瘤抗生素、抗肿瘤植物有效成分及其衍生物、金属抗肿瘤药和其他类型的抗肿瘤药。

第一节 烷 化 剂

烷化剂也称为生物烷化剂,这类药物具有高度的化学反应活性,可以在体内形成亲电性活性基团,能以共价键与核酸(DNA、RNA)和某些酶分子的含有丰富电子的基团(如氨基、巯基、羟基等)相结合,使细胞的结构和功能发生变异,并抑制细胞分裂,从而使细胞受到毒害而死亡。由于这类药物不仅抑制肿瘤细胞,对增生较快的正常细胞,如骨髓细胞、肠上皮细胞和生殖细胞等,也有抑制和毒害作用,故称为细胞毒类药物。

烷化剂按化学结构可分为氮芥类、乙撑亚胺类、甲磺酸酯及多元醇类、亚硝基脲类和其他类。

一、氮芥类

(一)基本结构与结构类型

氮芥类为双 β- 氯乙胺类,其结构分为两部分:烷基化部分(氮芥基部分)和载体部分。根据载体结构的不同,将氮芥类药物划分成五种结构类型。通式和分类如下:

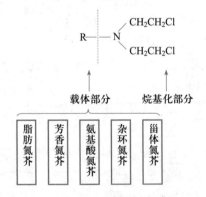

拓展提高

氮芥类药物的设计

氮芥类药物的烷基化部分是抗肿瘤活性的功能基,载体部分可以影响药物的化学反应活性和生物活性。氮芥类的药物设计就是通过选用不同的载体,改善药物在体内的吸收、分布等药物动力学性质,可以提高选择性及抗肿瘤活性,也会影响药物的毒性。如载体为氨基酸,可以增加药物在肿瘤部位的浓度和亲和力。由于某些肿瘤细胞中存在甾体激素的受体，故用甾体激素作为载体形成甾体氮芥，可使药物具有烷化剂和激素的双重作用。应用前药原理设计出的杂环氮芥环磷酰胺，选择性高，毒性低。

（二）脂肪氮芥和芳香氮芥的作用原理

脂肪氮芥氮原子的碱性较强，易分子内成环生成高度活泼的乙撑亚胺离子，具强亲电性，极易与细胞成分的亲核中心（Y^-、Z^-）起烷化反应，使细胞停止分裂。

脂肪氮芥的烷化反应是双分子亲核取代反应（S_N2），反应速率与烷化剂和亲核中心的浓度有关，属强烷化剂，对肿瘤细胞杀伤力大，但选择性低，且毒性大。

芳香氮芥的氮原子碱性已减弱，无法形成乙撑亚胺离子，在体内仅失去氯原子形成碳正离子，再与细胞成分的亲核中心起烷化反应。烷化历程是单分子亲核取代反应（S_N1），反应速率取决于烷化剂浓度，选择性较好，毒性较脂肪氮芥小。

（三）典型药物

盐酸氮芥 Chlormethine Hydrochloride

化学名为 *N*- 甲基 -*N*-（2- 氯乙基）-2- 氯乙胺盐酸盐。

本品为白色结晶性粉末，有引湿性，极易溶于水，易溶于乙醇。对皮肤、黏膜有腐蚀性，因此作为注射液只能用于静脉注射，且应防止其漏至静脉外。

本品水溶液加硫代硫酸钠与碳酸氢钠，加热，再加稀盐酸呈酸性后，加入适量碘，溶液中碘的黄色不褪。

本品是最早应用于临床的抗肿瘤药，主要用于治疗恶性淋巴瘤。本品不能口服，选择性差，毒性大。

氮甲 Formylmerphalan

氮甲又名甲酰溶肉瘤素。

本品为白色或淡黄色结晶性粉末,不溶于水,可溶于乙醇。遇光易变成红色。

本品分子中含有一个手性碳原子,左旋体的活性更强,但药用品是外消旋体。

本品是在对美法仑(溶肉瘤素)的结构改造中得到的产物,是美法仑结构中苯丙氨酸的氨基甲酰化的衍生物,对氨基进行酰化是用来降低氮芥类药物毒性的方法之一。

本品在碱性溶液中可水解,产生 α- 氨基酸结构,与茚三酮盐酸溶液共热可呈紫红色。

本品对精原细胞瘤的疗效较为显著,对多发性骨髓瘤、恶性淋巴瘤也有效,且选择性高,毒性低于美法仑,可口服,而美法仑必须静脉给药。

课堂活动 ▶▶▶

根据美法仑的结构,分析如何使用化学方法区别溶肉瘤素与甲酰溶肉瘤素。

美法仑

环磷酰胺 Cyclophosphamide

环磷酰胺又名癌得星。

本品为白色结晶,失去结晶水即液化。可溶于水,但溶解度不大。水溶液不稳定易水解,遇热更易分解,形成水中不溶物而产生沉淀。

本品是一个前药,这是由于环状磷酰氨基的吸电子性,降低了氯原子的活性和氮芥的烷化能力,在体外对肿瘤无效,到体内后经肝活化发挥作用。活化过程是借助于正常细胞的酶促去毒作用实现的,即本品进入体内到达肝,首先被代谢成 4- 羟基环磷酰胺,并与其醛型结构平行存在,上述物质在体内正常细胞中可被酶代谢成无毒性、无活性的化合物排出体外;而肿瘤细胞中不含有正常细胞所具有的酶,不能进行上述的去毒转化,只能通过非酶促反应产生有较强烷化作用的物质,即磷酰氮芥和丙烯醛,起到抑制和杀灭肿瘤细胞的作用。所以说,环磷酰胺对肿瘤细胞(或组织)有高度的选择性,毒性比其他氮芥小。

本品的抗肿瘤谱较广,主要用于恶性淋巴瘤、急性淋巴细胞白血病、多发性骨髓瘤、肺癌、神经母细胞瘤等,对乳腺癌、鼻咽癌也有效。

环磷酰胺的注射剂为什么配成粉针剂且溶解后需立即使用?

分析:环磷酰胺的水溶液不稳定,磷酰氨基易水解,形成水中不溶物而产生沉淀,加热更易分解,失去生物烷化作用,故需制成粉针剂,临用前新鲜配制,溶解后短期内使用。

拓展提高 ▶▶▶

其他氮芥类抗肿瘤药

其他常见的氮芥类抗肿瘤药见表 16-1。

表 16-1 其他常见的氮芥类抗肿瘤药

结构通式	药物类型	药物名称	R	主要作用特点与用途
$R-N\begin{subarray}{c}CH_2CH_2Cl\\CH_2CH_2Cl\end{subarray}$	脂肪氮芥	氧氮芥 Nitromin	$CH_3-N(\to O)\begin{subarray}{c}CH_2CH_2Cl\\CH_2CH_2Cl\end{subarray}$	在体内还原成氮芥起作用,对淋巴瘤有效
	芳香氮芥	苯丁酸氮芥 Chlorambucil	$HOOC(H_2C)_3-$	口服有效,用于治疗慢性淋巴细胞白血病
	甾体氮芥	磷雌醇芥(磷酸雌莫司汀) Estramustine Phosphate		主要用于前列腺癌和胰腺癌

二、乙撑亚胺类

氮芥类药物是通过转变为乙撑亚胺活性中间体发挥烷化作用的,据此合成了一系列乙撑亚胺的衍生物,并在氮原子上引入吸电子基,降低乙撑亚胺基团的反应活性,以降低毒性。

塞替派 Thiotepa

化学名为 $1,1',1''$-硫次膦基三氮丙啶。

本品为白色结晶性粉末,易溶于水和乙醇。

本品是一个前药,在肝中被细胞色素 P-450 转化为替派(Tepa)而起作用。氮杂环丙基能和核苷酸中的腺嘌呤、鸟嘌呤的 3–N 和 7–N 进行烷基化。

$$
\underset{\triangle}{\overset{S}{\underset{N}{\triangleright}N\!-\!P\!-\!N\triangleleft}} \longrightarrow \underset{\triangle}{\overset{O}{\underset{N}{\triangleright}N\!-\!P\!-\!N\triangleleft}}
$$

替派

本品含有体积较大的硫代磷酰基,脂溶性强,对酸不稳定,在胃肠道吸收较差,须静脉给药。本品主要用于乳腺癌、膀胱癌和消化道癌,是治疗膀胱癌的首选药物,直接注射入膀胱内给药效果最好。

三、甲磺酸酯及多元醇类

甲磺酸酯及多元醇类是一类非氮芥类烷化剂。磺酸酯基具有很强的烷化活性,其中活性最强的是白消安。临床上应用的多元醇类药物主要是卤代多元醇,如二溴甘露醇和二溴卫矛醇,在体内都脱去溴化氢,形成双环氧化物而起作用。

白消安 Busulfan

$$
H_3C\!-\!\overset{\overset{O}{\|}}{\underset{\underset{O}{\|}}{S}}\!-\!O\!-\!(CH_2)_4\!-\!O\!-\!\overset{\overset{O}{\|}}{\underset{\underset{O}{\|}}{S}}\!-\!CH_3
$$

化学名为 1,4–丁二醇二甲磺酸酯,又名马利兰。

本品为白色结晶性粉末,微溶于水。

白消安是双功能烷化剂。结构中的甲磺酸酯基是较好的离去基团,生成的碳正离子可与 DNA 中鸟嘌呤结合产生分子内交联,毒害肿瘤细胞。

本品加氢氧化钠溶液加热,可发生水解反应,水解产物为丁二醇,再脱水生成四氢呋喃。

本品口服吸收良好,临床上主要用于治疗慢性粒细胞白血病。其治疗效果优于放射治疗,主要不良反应为消化道反应及骨髓抑制。

四、亚硝基脲类

亚硝基脲类具有 β–氯乙基亚硝基脲结构,具有广谱的抗肿瘤活性。

卡莫司汀 Carmustine

$$
ClCH_2CH_2\!-\!\overset{H}{\underset{}{N}}\!-\!\overset{\overset{O}{\|}}{\underset{\underset{NO}{}}{C}}\!-\!N\!-\!CH_2CH_2Cl
$$

化学名为 1,3–双(α–氯乙基)–1–亚硝基脲,又名卡氮芥,简称 BCNU。

本品为无色结晶性粉末,不溶于水,其注射液为聚乙二醇的灭菌液。

本品在酸性和碱性溶液中(尤其是碱性)很不稳定,可分解释放出氮气和二氧化碳。

由于 α–氯乙基具有较强的亲脂性,易通过血脑屏障,所以本品适用于脑瘤、转移性脑瘤及其他中枢神经系统肿瘤、恶性淋巴瘤等。

烷化剂的构效关系

烷化剂的结构类型不同,构效关系存在差别。

(1) 脂肪氮芥和芳香氮芥。脂肪氮芥的氮原子上引入斥电子基,活性增加。芳香氮芥的芳环上引入斥电子基(—NH$_2$、—OH、—OCH$_3$、—CH$_3$ 等)利于碳正离子形成,活性增加;引入吸电子基(—X、—NO$_2$、—CO— 等),活性减小。

(2) 亚硝基脲类。连接硝基氮原子上的烃基以 β– 氯乙基活性最强,芳香亚硝基脲类的作用不强,脂环亚硝基脲以环己基及氟代同型物活性最高。

第二节 抗代谢药

抗代谢抗肿瘤药是利用代谢拮抗原理设计的。这类药物化学结构与正常代谢物很相似,可作为伪代谢物掺入 DNA 或 RNA 中,干扰 DNA 或 RNA 的生物合成,形成假的无功能的生物大分子,即导致所谓致死性合成,从而抑制肿瘤细胞的存活。抗代谢药是用电子等排原理将基本代谢物嘧啶、嘌呤和叶酸结构中的某些基团进行改变而得。常用的抗代谢药结构类型有嘧啶类、嘌呤类和叶酸拮抗物。

一、嘧啶类

嘧啶类抗代谢物主要有尿嘧啶和胞嘧啶衍生物。

氟尿嘧啶 Fluorouracil

化学名为 5– 氟 –2,4(1H,3H)– 嘧啶二酮,又名 5– 氟尿嘧啶,简称 5–FU。

本品为白色结晶性粉末,在水中略溶,在稀盐酸和氢氧化钠中溶解。

本品在空气和酸性水溶液中稳定,在强碱性溶液中不稳定,开环分解。水溶液遇亲核试剂,如亚硫酸氢钠会发生加成反应而降解,所以本品的处方中不应加入亚硫酸氢钠。

本品可与溴发生加成反应,使溴水褪色,可用于鉴别。

本品抗癌谱比较广,对绒毛膜上皮癌及恶性葡萄胎有显著疗效,是治疗实体肿瘤的首选药物。对结肠癌、胃癌和乳腺癌、头颈部癌等均有效,但毒性也较大,可引起严重的消化道反应及骨髓抑制。

结合 5– 氟尿嘧啶和尿嘧啶的化学结构,分析在嘧啶类抗代谢抗肿瘤药中,为什么 __实例分析__ 5– 氟尿嘧啶的抗肿瘤作用最强?

尿嘧啶

分析:5-氟尿嘧啶是运用电子等排理论,以氟原子代替尿嘧啶中 5 位的氢原子后而得,为尿嘧啶衍生物。由于氟原子半径和氢原子半径相近,氟化物的体积与原化合物的体积几乎相等,加之 C—F 键比较稳定,在代谢过程中不易分解,能在分子水平上代替正常代谢物,掺入肿瘤组织即导致肿瘤细胞的致死性合成,加之尿嘧啶掺入肿瘤组织的速度较其他嘧啶快,所以 5-氟尿嘧啶抗肿瘤作用最强。

吉西他滨 Gemcitabine

本品盐酸盐为类白色结晶。

本品为核苷同系物。作为一种前药,在细胞内由核苷激酶代谢成有活性的二磷酸核苷(dFdCDP)和三磷酸核苷(dFdCTP),抑制 DNA 的合成。临床上主要用于治疗胰腺癌、晚期乳腺癌、中晚期非小细胞肺癌。

卡莫氟 Carmofur

本品是 5-FU 的前体药物,进入体内后侧链酰胺键水解,缓缓释放出 5-FU 而起作用。抗瘤谱广,化疗指数高,临床上用于胃癌、结肠癌、直肠癌、乳腺癌的治疗,尤对肠癌疗效较好。

盐酸阿糖胞苷 Cytarabine Hydrochloride

本品为白色细小针状结晶或结晶性粉末。溶融时同时分解。本品在水中极易溶解,在乙醇中略溶,在三氯甲烷中不溶。

本品为胞嘧啶衍生物。在体内转化为有活性的三磷酸阿糖胞苷,通过抑制 DNA 多聚酶及少量掺入 DNA,阻止 DNA 的合成,抑制细胞的生长,发挥抗癌作用。本品口服吸收较差,在酸、碱作用下可被水解破坏,所以须做成粉针剂,并通过静脉滴注给药。临床上主要用于治疗急性粒细胞白血病。本品也用作抗病毒药。

二、嘌呤类

嘌呤类抗代谢物主要是次黄嘌呤和鸟嘌呤的衍生物。

巯嘌呤 Mercaptopurine

化学名为 6- 嘌呤硫醇一水合物,又名乐疾宁,简称 6-MP。

本品为黄色结晶性粉末,极微溶于水和乙醇,几乎不溶于乙醚。

本品含有巯基,遇光易变色,也可被硝酸氧化,在氨液中与硝酸银作用可生成白色沉淀。

本品通过抑制腺酰琥珀酸合成酶和肌苷酸合成酶,而抑制 DNA 和 RNA 的合成。临床上用于急性白血病的治疗,对绒毛膜上皮癌及恶性葡萄胎也有效。缺点是易产生耐药性、毒性较大和显效慢。

拓展提高

磺巯嘌呤钠的结构和作用特点

我国学者从人工合成胰岛素中受到启发,用亚硫酸钠可使 S—S 键断裂形成水溶性 R—S—SO₃Na 衍生物;对水溶性较差的巯嘌呤进行了结构改造,合成了巯嘌呤的前体药物——水溶性的磺巯嘌呤钠(Sulfomercaprine Sodium,溶癌呤)。该药遇酸性和巯基化合物极易释放出 6-MP,产生抗肿瘤作用。因为肿瘤组织 pH 较低,巯基化合物含量较高,因此对肿瘤有一定的选择性。本品的用途同 6-MP,但水溶性大、显效快、毒性低。

三、叶酸拮抗物

叶酸在体内还原为四氢叶酸,作为辅酶参与核酸的生物合成。叶酸缺乏时,白细胞减少,因此,叶酸的拮抗剂可用于缓解急性白血病。

甲氨蝶呤 Methotrexate

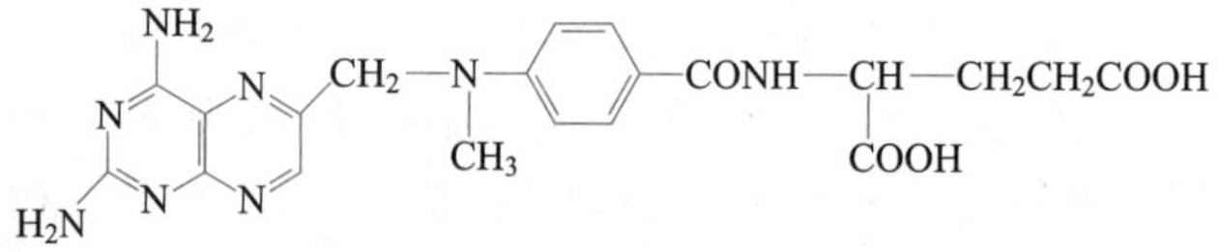

甲氨蝶呤片

本品为橙黄色结晶性粉末,在水和常用有机溶剂中几乎不溶,因显酸碱两性,可溶于稀碱或稀酸溶液。

本品含酰胺键,易在强酸性溶液中水解而失活。

本品能较强地抑制二氢叶酸还原酶,对胸腺嘧啶核苷合成酶也有抑制作用,从而对 DNA 和 RNA 的合成均可抑制,对所有细胞的核酸代谢都产生致命的作用。临床上用于急性白血病和绒毛膜上皮癌的治疗。与亚叶酸钙合用可降低毒性。

答案

课堂活动 ▶▶▶

大剂量使用甲氨蝶呤时,会引起中毒,如何解救?

第三节　抗肿瘤抗生素

抗肿瘤抗生素是由微生物产生的,其抗肿瘤活性大多是直接作用于 DNA 或嵌入 DNA,干扰转录过程,为细胞周期非特异性药物。现已发现的抗肿瘤抗生素有许多种,本节主要介绍多肽类抗生素及蒽醌类抗生素。

博来霉素 Bleomycin

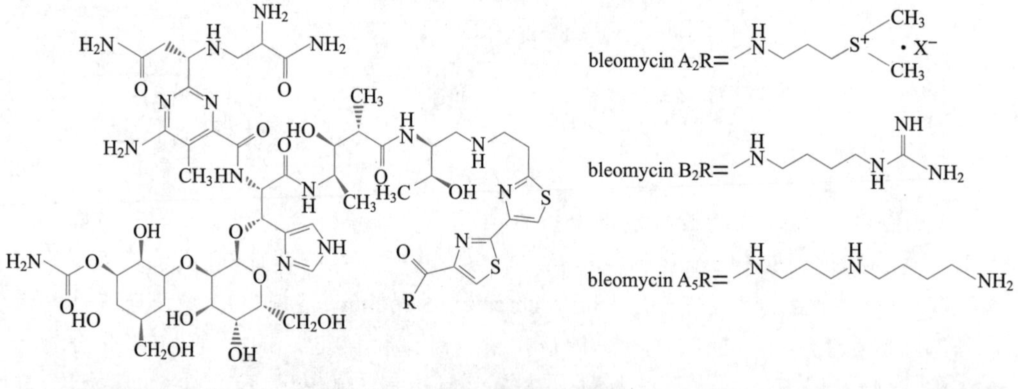

博来霉素又称为争光霉素,是一类水溶性碱性糖肽抗生素,性质较稳定。临床上用其混合物,其中以 A_2 和 B_2 为主要成分。国产的平阳霉素(Pingyangmycin)是博来霉素经分离所获的纯品 A_5。

本品能抑制胸腺嘧啶核苷掺入 DNA,从而干扰 DNA 的合成。临床上用于治疗鳞状上皮细胞癌、宫颈癌、脑癌。

盐酸多柔比星 Doxorubicin

盐酸多柔比星又称为盐酸阿霉素,具有共轭蒽醌结构。

本品为橘红色针状结晶,易溶于水,在碱性水溶液中不稳定,易迅速分解。

本品具有脂溶性蒽环和水溶性柔红糖胺,又有酸性酚羟基和碱性氨基,易通过细胞膜进入肿瘤细胞,药理活性强。

本品为广谱抗肿瘤药,临床上主要用于治疗乳腺癌、甲状腺癌、肺癌、卵巢癌、肉瘤等。

相关链接

抗肿瘤药的毒性作用

目前尚未发现肿瘤细胞有独特的代谢途径,抗肿瘤药能够杀灭或抑制癌细胞,主要是由于正常细胞与肿瘤细胞之间生长分数的差别,所以药物没有选择性,对人体正常组织和器官特别是增长较快的组织如骨髓、毛发、消化道黏膜和生殖系统等细胞,有较明显的损害。主要的毒性有 ① 骨髓抑制作用,主要是引起白细胞和血小板的减少。② 胃肠道反应,出现食欲减退、恶心、呕吐等症状。③ 脱发,一般在用药后 3~4 周出现,停药后 2~3 周头发可再生。④ 肝功能损害,长期大剂量应用可致肝坏死。⑤ 神经系统损害,出现头晕、嗜睡、幻视、手足麻木、肌肉痛、关节疼痛等。⑥ 其他方面如静脉给药时,给药部位的血管可变硬,如果药物漏出血管外,可引起局部组织肿胀、疼痛、坏死,给药时须小心注意。

第四节　抗肿瘤植物有效成分及其衍生物

从植物中寻找抗肿瘤有效成分,然后对它们进行结构修饰,半合成一些衍生物,是目前抗肿瘤药物的一个重要来源,目前临床上使用的有喜树碱类、鬼臼毒素类、长春碱类和紫杉醇类等。

羟基喜树碱 Dydroxycamptothecine

化学名为 4- 乙基 -4,10- 二羟基 -1H- 吡喃并[3,4;6,7]- 吲嗪并(1,2b)喹啉 -3,14-(4H,12H)二酮。分子式为 $C_{20}H_{16}N_2O_5$。

　　羟基喜树碱类是从珙桐科植物喜树中分离得到的含五个稠合环的内酯生物碱。作用于 DNA 拓扑异构化酶 I，使 DNA 的复制、转录等受阻，导致细胞死亡。主要应用于治疗肝癌、胃癌、肠癌、头颈部肿瘤和白血病。

长春新碱 Vincristine

　　长春新碱为夹竹桃科植物长春花中提取的有效成分，临床上用其硫酸盐。主要通过抑制微管蛋白的聚合而影响纺锤体微管的形成，使有丝分裂停止于中期。此外，还可抑制嘌呤、RNA 和 DNA 的合成。临床上主要用于治疗白血病、恶性淋巴瘤、小细胞肺癌、乳腺癌、卵巢癌、消化道癌等。

紫杉醇 Taxol

　　紫杉醇是最初从美国西海岸短叶红豆杉中得到的紫杉烷类生物碱。通过促进微管蛋白聚合抑制解聚，保持微管蛋白稳定，抑制细胞有丝分裂，使癌细胞复制受阻断而死亡。紫杉醇在世界各国均为首选的抗肿瘤药，是目前最热门的抗肿瘤药之一，对晚期转移性卵巢癌、乳腺癌和肺癌有十分显著的作用，但因来源有限、水溶性差等原因使其临床使用受到限制。

🏆 拓展提高　▶▶▶

金属铂络合物（顺铂）

　　自从 1969 年发现顺铂对动物肿瘤有强烈的抑制作用后，合成了大量金属化合物，包括金、铂、锡、铑、钌等元素的配合物或络合物，对金属化合物的研究成为抗肿瘤药研究中较为活跃的领域之一，其中尤以铂的配合物引起人们的极大重视。

　　顺铂（Cisplatin）临床上用于治疗膀胱癌、前列腺癌、肺癌、头颈部癌、乳腺癌、恶性淋巴瘤和白血病等，是治疗睾丸癌和卵巢癌的一线药物。顺铂的作用机制是使肿瘤细胞 DNA 复制停止，阻碍细胞的分裂。由于作用机制不同，顺铂与甲氨蝶呤、环磷酰胺等有协同作用，且无交叉耐药性。顺铂水溶性差，只能静脉给药，缓解期短，对肾、胃肠道、耳及神经有毒性，长期使用会产生耐药性。

吉非替尼 Gefitinib

吉非替尼片

化学名为 N–(3-氯 –4-氟苯基)–7-甲氧基 –6–(3-吗啉 –4-丙氧基)喹唑啉 –4-胺，又名易瑞沙 / 伊瑞可。

本品为白色或米色结晶性粉末，能溶于甲醇，微溶于乙醇、水。

本品是由英国阿斯利康公司研制开发的一种特异性较高的抗肿瘤靶向治疗药物，是第一个用于治疗非小细胞肺癌的分子靶向药物，通过选择性地抑制表皮生长因子受体酪氨酸激酶（EGFR–TK）的信号传导通路而发挥作用。表皮生长因子（EGF）是一种相对分子质量为 6.45×10^3 的多肽，能与靶细胞膜上的表皮生长因子受体（EGFR）结合产生生物效应。而 EGFR 是一种酪氨酸激酶（TK）型受体，当它与 EGF 结合后能促进受体内的 TK 激活，导致受体酪氨酸残基自身磷酸化，提供持续分裂信号到细胞内，引起细胞增殖、分化。EGFR 在人类组织中大量存在，在恶性肿瘤中呈高表达。本品通过阻断细胞表面 EGFR 信号传导通路，阻碍肿瘤的生长、转移和血管生成，并可诱导肿瘤细胞的凋亡。

奥希替尼 Osimertinib

甲磺酸奥希替尼片

化学名为 N–［2–［［2–(二甲基氨基) 乙基 ］甲基氨基 ］–4-甲氧基 –5–［［4–(1-甲基 –1H– 吲哚 –3-基)–2-嘧啶基 ］氨基 ］苯基 ］–2-丙烯酰胺。

本品为浅黄色粉末，可溶于二甲亚砜。

本品为第三代口服、不可逆的选择性 EGFR 突变抑制剂，由英国阿斯利康公司研发，是用于治疗非小细胞晚期肺癌的新药。主要针对服用国产凯美纳、吉非替尼（易瑞沙）、盐酸厄洛替尼（特罗凯）后产生耐药性的晚期肺癌患者，治疗效果非常明显。

拓展提高 ▶▶▶

肿瘤治疗的新靶点及其药物

目前多数抗肿瘤药都是以 DNA 或 RNA 作为靶点，对正常细胞的损伤很大。随着分子生物学、细胞生物学的发展，为抗肿瘤药研究提供了新的方向和新的作用靶点，简介如下。

盐酸埃克替
尼之父——
丁列明

　　(1) 反义核苷酸作为作用靶点。反义核苷酸是人工设计和合成的寡核苷酸。如果已知肿瘤细胞的核酸系列,就可以根据碱基配对原理,设计出抑制剂——反义核苷酸的化学结构。

　　(2) 细胞信号转导方面。① 将癌基因作为抗肿瘤药的靶点,一些化学物质能调控癌基因的异常表达或者抑制癌基因产物的活性,使细胞向正常方向逆转。② 蛋白激素酶 C 抑制剂。蛋白激素酶 C 在多种生物活性物质调节细胞生长和增殖反应的信号转导过程中起重要作用,蛋白激素酶 C 抑制剂是佛波酯类抗肿瘤药的主要作用受体和靶点。

　　(3) 肿瘤血管生长抑制剂。肿瘤生长和转移完全依赖于新血管的形成,抑制肿瘤血管生长就会抑制肿瘤的生长。

本章电子
教案

重点提示

　　氮甲、环磷酰胺、卡莫司汀、氟尿嘧啶、巯嘌呤的结构、稳定性及作用特点,塞替派、卡莫氟、溶癌呤的结构和作用特点,白消安、盐酸氮芥、阿糖胞苷、甲氨蝶呤的用途等为本章的学习重点,也是近年来国家执业药师资格考试/全国卫生专业技术资格考试的重点。

本章小结 》》》》

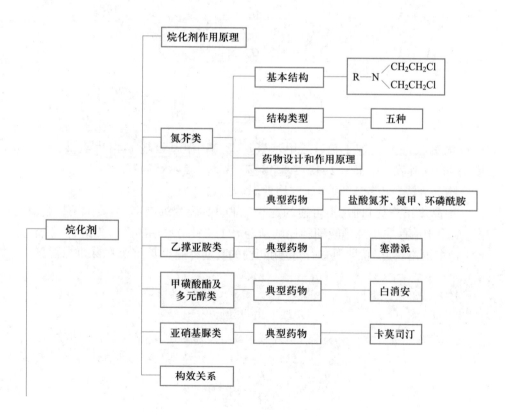

- 抗肿瘤药
  - 抗代谢药
    - 嘧啶类 — 典型药物 — 氟尿嘧啶、吉西他滨、卡莫氟、盐酸阿糖胞苷
    - 嘌呤类 — 典型药物 — 巯嘌呤、溶癌呤
    - 叶酸拮抗物 — 典型药物 — 甲氨蝶呤
  - 抗肿瘤抗生素 — 典型药物 — 博来霉素、盐酸多柔比星
  - 抗肿瘤植物有效成分及其衍生物 — 典型药物 — 羟基喜树碱、长春新碱、紫杉醇
  - 金属抗肿瘤药 — 顺铂
  - 其他 — 抗肿瘤药的新靶点

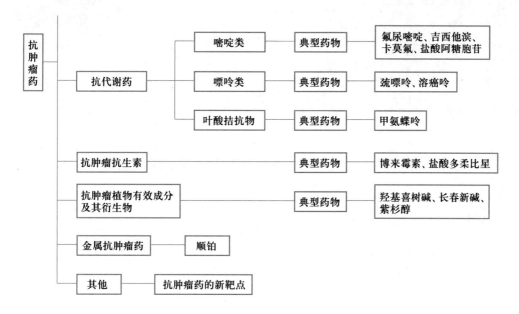

同步测试

在线测试

一、用化学方法区别下组药物

氟尿嘧啶与巯嘌呤

二、问答题

1. 为什么说环磷酰胺对肿瘤细胞（或组织）有高度的选择性？
2. 烷化剂按化学结构分为几类？各举一例。

三、分析题

比较脂肪氮芥和芳香氮芥的结构，分析其作用机制，并判断它们毒副作用的大小。

（殷　红）

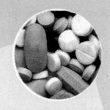

第十七章

呼吸系统药物

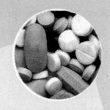

>>>> 学习目标

知识目标：

- 了解各类呼吸系统药物的概念和分类。
- 理解平喘药、镇咳祛痰药各类型药物的作用机制。
- 掌握平喘药、镇咳祛痰药各典型药物的化学结构、理化性质及作用特点。

能力目标：

- 能写出氨茶碱、曲尼司特、右美沙芬、盐酸溴己新、羧甲司坦等典型药物的结构式；能认识色甘酸钠、磷酸可待因及其他平喘药、镇咳祛痰药等的结构特点。
- 能应用典型药物的理化性质、构效关系解决该类药物的制剂调配、鉴别、贮存保管及临床应用问题。

呼吸系统常见病的主要症状有咳、痰、喘，三者往往同时存在并相互影响，应及时使用镇咳药（antitussives）、祛痰药（expectorants）和平喘药（antiasthmatic drugs）以控制症状，预防并发症的发生。

第一节　平　喘　药

平喘药是指缓解或消除喘息症状，预防或治疗哮喘发作的一类药物。常用平喘药可分为以下几类：β肾上腺素受体激动剂、磷酸二酯酶抑制剂、M胆碱受体拮抗剂、糖皮质激素类、炎症递质阻释剂和拮抗剂。本节主要介绍磷酸二酯酶抑制剂、炎症递质阻释剂和拮抗剂。

一、磷酸二酯酶抑制剂

（一）茶碱类药物简介

该类药物主要为茶碱及其衍生物。茶碱分子母核为黄嘌呤结构，3位的甲基与平滑肌松弛特性有关，也与其抗炎作用有密切关系。茶碱分子在肌肉和炎症细胞中对某些环核苷酸磷酸二酯酶（PDE）起非特异的抑制作用。迄今为止，已知茶碱类药物及其衍生物有300多种，临床上较为常用的有氨茶碱、二羟丙茶碱等。

茶碱	氨茶碱	二羟丙茶碱

（二）典型药物

茶碱 Theophylline

化学名为1,3-二甲基-3,7-二氢-1H-嘌呤-2,6-二酮一水合物。

本品为白色结晶性粉末；无臭，味苦，微溶于氯仿、乙醇，极微溶于水，几乎不溶于乙醚；因7位氮原子上的氢原子而显弱酸性，所以易溶于氨水溶液和氢氧化钠溶液。

本品为黄嘌呤类生物碱，具有紫脲酸铵反应，即与盐酸、氯酸钾置水浴上共热蒸干，所得残渣遇氨即显紫色；再加氢氧化钠试液数滴，紫色即消失。

本品的氨水溶液与硝酸银试液作用，生成白色的茶碱银沉淀。其氢氧化钠溶液与新制的重氮苯磺酸试液作用，再加氯仿振摇，氯仿层显绿色。以上反应可用于鉴别和含量测定。

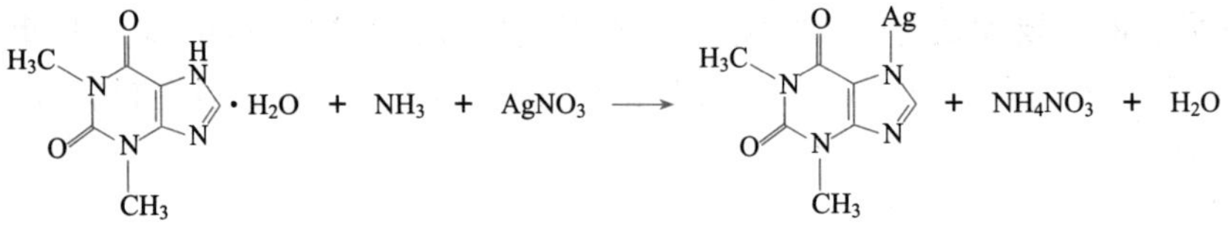

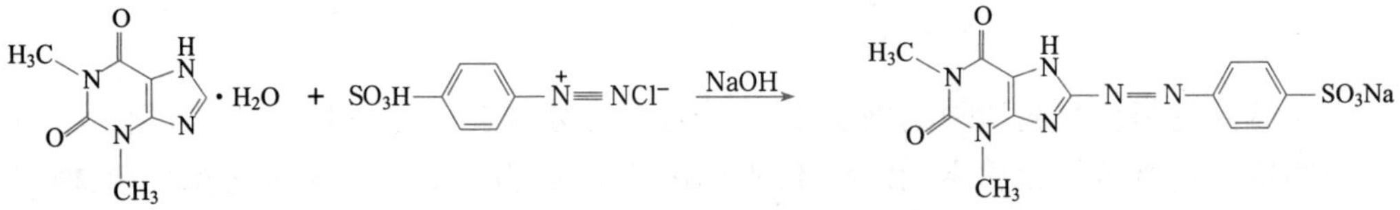

本品是磷酸二酯酶的抑制剂。用于支气管哮喘和哮喘型慢性支气管炎,也可用于急性心功能不全、心源性哮喘及胆绞痛等,同时还具有一定的抗炎和免疫调节作用。

氨茶碱 Aminophylline

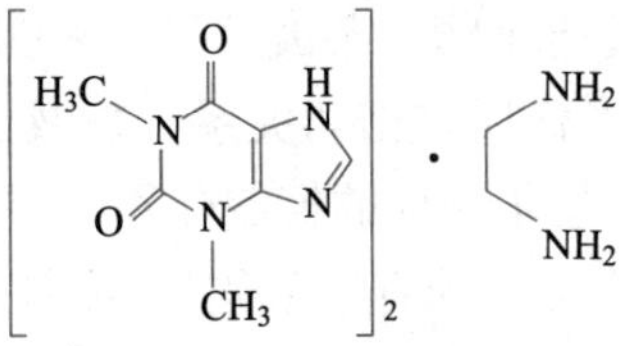

化学名为 1,3– 二甲基 –3,7– 二氢 –1H– 嘌呤 –2,6– 二酮 –1,2– 乙二胺盐。

本品为白色或淡黄色颗粒或粉末,微有氨臭,味苦。本品为茶碱与乙二胺的复盐,含无水茶碱 75%~82%,乙二胺 12.3%~13.8%,在水中易溶,在乙醇或乙醚中几乎不溶。

本品属弱酸弱碱盐,暴露于空气易吸收二氧化碳并析出茶碱。水溶液呈碱性,放置后发生浑浊。

本品临床上用于支气管哮喘、哮喘性支气管炎、肺气肿、心源性哮喘等疾病。

答案

课堂活动 ▶▶▶

讨论:药物化学知识里我们已经学了哪些提高药物水溶性的方法? 各自的原理是什么?

相关链接

氨茶碱临床应用的禁忌证

本品有中枢兴奋作用,可使少数患者发生失眠和心悸,剂量过大可发生惊厥、谵妄;静脉注射或滴注时如果速度过快,患者可出现烦躁不安、惊厥、心律失常、血压剧降等症状,甚至出现心搏、呼吸骤停。不能给对茶碱及其衍生物过敏者使用;12 岁以下的儿童,心功能、肝功能或冠状动脉功能不全者,以及甲亢患者、癫痫患者、肥胖者应慎用。

下列处方是否合理?

某患者被诊断为支气管哮喘,医生开具了下列处方:

氨茶碱注射液 2 ml

维生素 C 注射液 5 ml   静脉推注

10% 葡萄糖注射液 50 ml

分析处方,判断其是否合理并说明原因,如不合理需采取什么措施?

分析:不合理,氨茶碱的水溶液遇酸性药物会析出沉淀;维生素 C 注射液显酸性,两种药液混合会发生沉淀,所以应将上述两种注射液分别给药。

二、炎症递质阻释剂和拮抗剂

(一) 简介

炎症递质阻释剂和拮抗剂的作用机制与其他平喘药不同,它并非支气管扩张药,亦非抗炎药,而是通过抑制抗原与抗体相互作用所产生的化学物质以达到平喘的效果;对过敏性支气管哮喘有减轻其严重程度及预防发作的作用。常应用于临床的药物有色甘酸钠、曲尼司特等,可制成气雾剂,局部给药,临床应用较广,副作用小。

(二) 典型药物

色甘酸钠 Cromoglicate Sodium

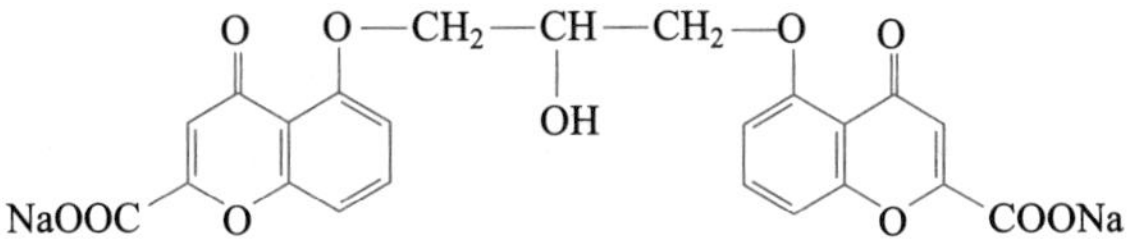

本品为白色结晶性粉末;无臭,初无味,后微苦;有引湿性,在水中溶解,在乙醇或氯仿中不溶;遇光易变色。

本品加氢氧化钠试液并煮沸,溶液显黄色;加重氮苯磺酸试液数滴,溶液显血红色。

本品为抗过敏药,临床上主要用于预防和治疗各种慢性支气管哮喘、过敏性鼻炎和季节性花粉症。口服和灌肠还用于溃疡性结肠炎、溃疡性直肠炎;眼科用于治疗春季卡他性角膜炎及其他过敏性眼病。

曲尼司特 Tranilast

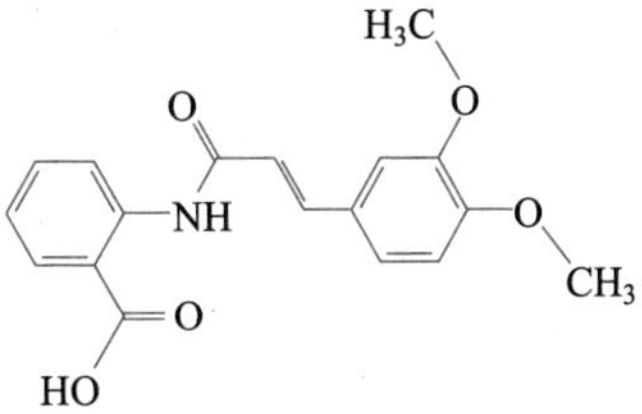

化学名为 2-[[3-(3,4- 二甲氧苯基)-1- 氧代 -2- 丙烯基]氨基]苯甲酸。

本品为淡黄色或淡黄绿色结晶或结晶性粉末,不溶于水;结构中含有羧基,呈酸性,可溶于碱性水溶液。

本品结构含烯键,可与溴水反应,使其褪色。

本品结构中含有酰胺键,在碱性溶液中加热水解,其水解产物可发生重氮化 – 偶合反应。

本品为新的变态反应治疗药物,能抑制肥大细胞脱颗粒,从而阻断组胺、5- 羟色胺等过敏反应介质的释放;临床上用于支气管哮喘和过敏性鼻炎的防治,也可用于防治多种过敏性疾病。

相关链接

曲尼司特的研发简介

曲尼司特是最早由日本桔生制药公司在研究南天竹有效成分变态反应时,进行广泛药物结构设计筛选出来的一种治疗过敏性疾病的药物。本品作用机制是通过保护肥大细胞在过敏原和各种其他刺激下不释放过敏介质而产生抗过敏作用,于 1981 年日本首先获准生产投放市场,我国于 1984 年开始仿制。

拓展提高

其他类型平喘药

表 17–1 中列举了部分 β_2 受体激动剂、M 受体拮抗剂、白三烯受体拮抗剂、糖皮质激素类等类型平喘药。

表 17–1　其他类型平喘药

药物	分类	结构与性质特点	作用特点
盐酸班布特罗 Bambuterol Hydrochlorid	β_2 受体激动剂	本品含有两个二甲氨基甲酰基,为特布他林的前药	本品用于治疗支气管哮喘、慢性喘息型支气管炎、肺气肿及其他伴有支气管痉挛的肺部疾病

续表

药物	分类	结构与性质特点	作用特点
沙美特罗 Salmeterol	长效的 β_2 受体激动剂	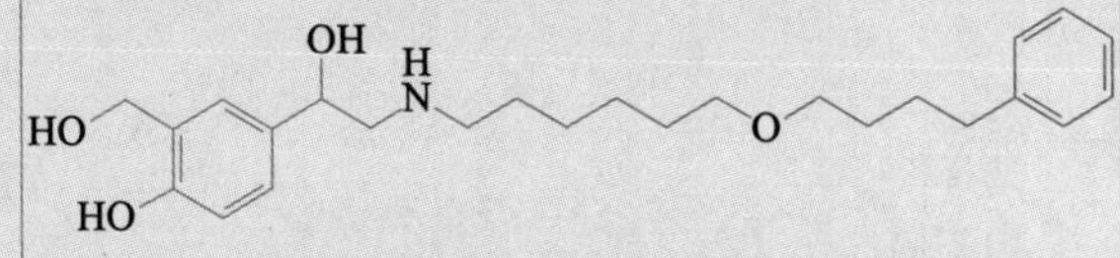 本品保留了拟肾上腺素药的基本结构,将氨基上的叔丁基换成长链的苯丁氧基,故为长效的 β_2 受体激动剂	本品适用于慢性哮喘患者。本品不能缓解急性发作,急性发作应与短效受体激动剂合用
福莫特罗 Formoterol	β_2 受体激动剂	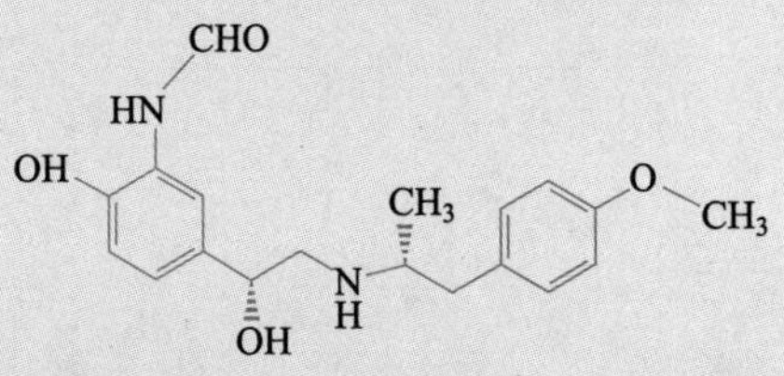 本品含有甲酰氨基和甲氧苄基,是长效的受体激动剂,具有高选择性	本品可缓解由支气管哮喘,慢性、急性支气管炎,喘息性支气管炎及肺气肿引起的多种呼吸困难
丙卡特罗 Procaterol	为新型高选择性 β_2 受体激动剂	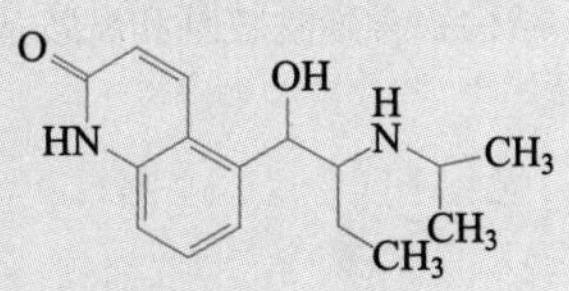 本品含异丙胺,选择性强	主要用于治疗支气管哮喘、喘息性支气管炎、肺气肿等。甲亢、高血压、心脏病和糖尿病患者禁用
异丙托溴铵 Ipratropium Bromide	M 受体拮抗剂	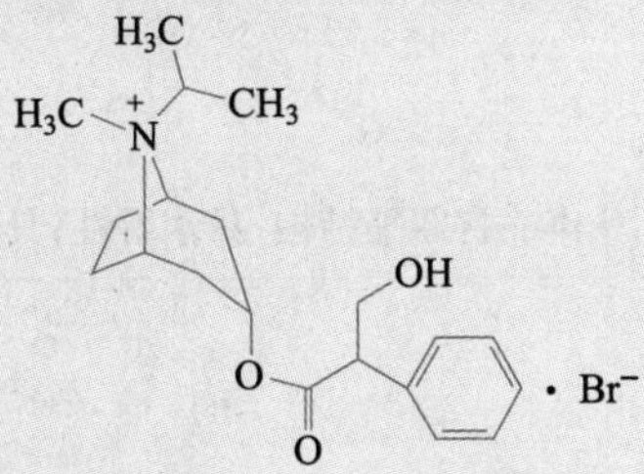 本品含手性中心,具有旋光性,但因托品酸为消旋体,旋光度为零。具有莨菪碱类一般理化性质	本品为季铵盐,脂溶性低,不易通过血脑屏障,中枢副作用少。用于支气管哮喘,喷雾给药

盐酸丙卡特罗片

续表

药物	分类	结构与性质特点	作用特点
孟鲁司特 Montelukast	选择性白三烯受体拮抗剂	本品含有环丙基乙酸,显酸性。以钠盐形式应用于临床	适用于哮喘的预防和长期治疗,包括预防白天和夜晚的哮喘症状,不良反应轻。还可以用于对阿司匹林敏感的哮喘患者
扎鲁司特 Zafirlukast	选择性白三烯受体拮抗剂	本品以白三烯为先导化合物,经结构改造而成药物。结构中含磺酰胺基和酰胺基,易水解	本品能有效预防白三烯所致血管通透性增加、气道水肿和支气管平滑肌收缩,用后可减轻气管收缩和气道炎症,缓解哮喘症状,减少发作
丙酸倍氯米松 Beclomethasone Dipropionate	糖皮质激素类	本品含双酯结构,具水解性;具有醇酮基甾体母核反应	本品气雾剂可以用于慢性过敏性哮喘、过敏性鼻炎
丙酸氟替卡松 Fluticasone Propionate	糖皮质激素类	本品为 17 位 β 硫代羧酸衍生物,在体内水解即失效	本品为局部给药,经口腔和鼻吸入治疗哮喘

第二节　镇咳祛痰药

咳嗽和咳痰是呼吸系统疾病的常见症状。通常是由感染性炎症、变态反应等疾病引起,镇咳祛痰药可消除和缓解有关症状,有利于疾病的治疗。

一、镇咳药

(一) 简介

咳嗽不仅是呼吸系统疾病的一个主要症状,也是一种保护性反射,具有促进呼吸道痰液和异物排出,保持呼吸道清洁与通畅的作用。

临床上常用的镇咳药,按其作用部位分为两类:一是中枢性镇咳药,直接抑制延髓咳嗽中枢而发挥镇咳作用,这类药物包括吗啡的衍生物如可待因(Codeine)和右美沙芬(Dextromethorphan,右甲吗喃)、酯类的喷托维林(Pentoxyverine,咳必清)和卡拉美芬(Caramiphen,咳美芬)、醚类的氯哌斯汀(Cloperastine,咳平)等;二是外周性镇咳药(末梢型镇咳药),通过抑制咳嗽反射弧中的感受器和神经末梢,减轻呼吸道刺激而发挥镇咳作用。有些药物兼有中枢和外周两种作用,如苯佐那酯(Benzonatate,退嗽)和地布酸钠(Dibunate Sodium,咳宁)等。

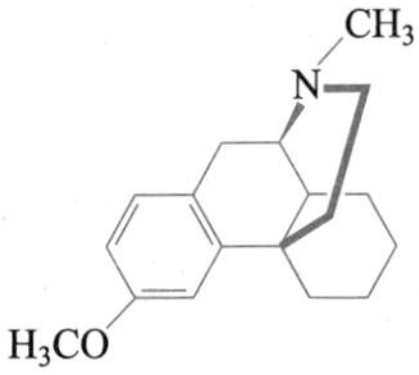

右美沙芬 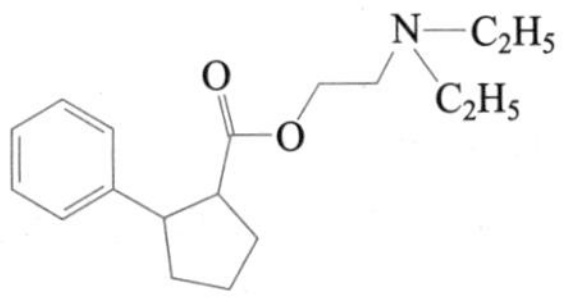　　　　卡拉美芬 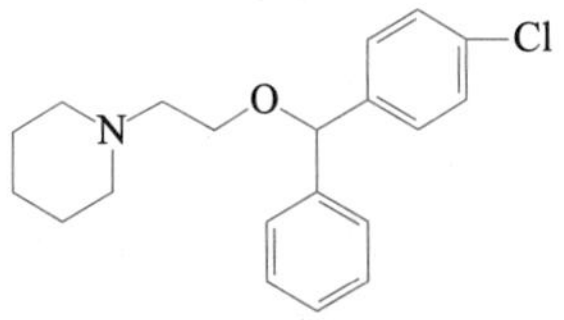　　　　氯哌斯汀

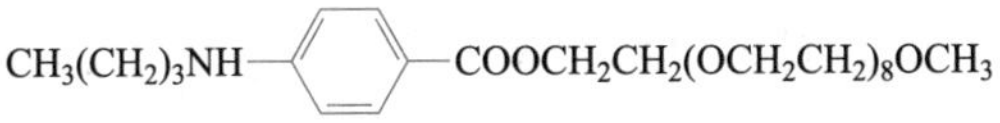

苯佐那酯 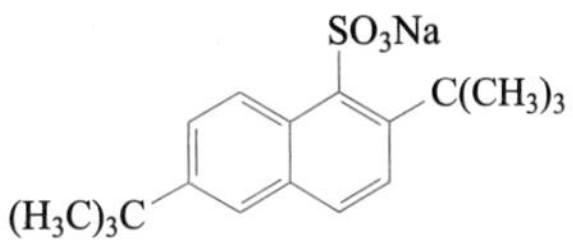　　　　地布酸钠

(二) 典型药物

磷酸可待因 Codeine Phosphate

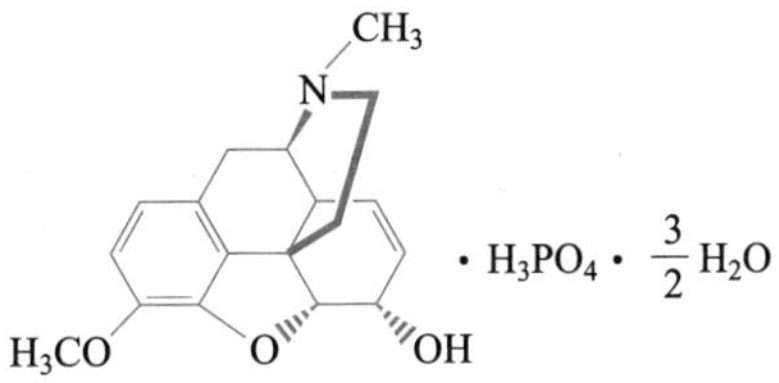

可待因主要由吗啡的 3 位酚羟基甲基化得到,也可从阿片中提取,但含量低。

本品为白色细微结晶,无臭,味苦;在水中易溶,在乙醇中微溶,在乙醚、氯仿中难溶;水溶液显酸性;具左旋性。可与酸成盐,临床上常用其磷酸盐。

本品在空气中逐渐风化,遇光易变质,需密闭、避光保存。

本品与甲醛硫酸试液反应显紫红色;与亚硒酸硫酸试液显绿色,渐变为蓝色。

本品为弱 μ 受体激动剂,通过抑制延髓咳嗽中枢而发挥中枢性镇咳作用,临床上用于各种原因引起的剧烈干咳,有轻度成瘾性。

实例分析　比较磷酸可待因与盐酸吗啡的化学结构,分析两者化学性质主要有哪些不同点。

分析:磷酸可待因与盐酸吗啡相比,其化学结构主要差异表现在 3 位无酚羟基,因此它比后者性质稳定,不易氧化变质,也不与中性 $FeCl_3$ 试液发生显色反应(吗啡显蓝色);磷酸可待因能与甲醛硫酸试液作用但呈红紫色(吗啡显蓝紫色),可与吗啡相区别。

可待因片

右美沙芬 Dextromethorphan

化学名为 3- 甲氧基 -17- 甲基 -9α,13α,14α- 吗啡喃。

本品为白色或类白色结晶性粉末,无臭、无味或微苦;在水和乙醇中可溶,在乙醚中不溶。

本品通过抑制延髓咳嗽中枢而发挥中枢性镇咳作用,主要用于干咳,适用于感冒、急性或慢性支气管炎、支气管哮喘、咽喉炎、肺结核及其他上呼吸道感染引起的咳嗽,常用于感冒复方制剂中。

答案

课堂活动 ▶▶▶

举例说明目前临床上哪些感冒复方制剂中既含有对乙酰氨基酚,又含有右美沙芬等成分,简述它们的主要用途。

二、祛痰药

(一) 简介

痰是呼吸道炎症的产物,可刺激呼吸道黏膜引起咳嗽,并加重感染。祛痰药按其作用机制可分为两类:一是恶心性祛痰药和刺激祛痰药。恶心性祛痰药通过刺激胃黏膜引起轻度恶心,反射性地促进呼吸道腺体分泌增加,使痰液稀释;刺激祛痰药则通过刺激呼吸道黏膜,增加腺体分泌,如愈创木酚甘油醚(Guaifenesin)、氯化铵(Ammonium Chloride) 等。二是黏液溶解剂和黏液调节剂。黏液溶解剂通过分解痰液的黏性成分使痰液液化、黏滞性降低而易咳出;黏液调节剂通过促进黏液产生细胞分泌黏滞性低的分泌物,使呼吸道分泌物的流变性恢复正常,痰液由黏变稀而易咳出,如盐酸溴己新(Bromhexine Hydrochloride)、羧甲司坦(Carbocisteine) 等。临床上常用的其他祛痰药物见表 17-2。

表 17-2　临床上常用的其他祛痰药物

药物名称	药物结构与性质特点	作用特点
愈创木酚甘油醚 Guaifenesin	 本品具有邻二醇结构，有一定还原性	用于支气管炎、慢性化脓性气管炎、肺脓肿、支气管扩张等多痰的咳嗽
氯化铵 Ammonium Chloride	NH_4Cl	具有祛痰、利尿、酸化体液和尿液的作用
氨溴索 Ambroxol	 本品与溴己新相比，环己烷氨基上少一个甲基，氨基对位引入羟基，性质与溴己新相似	用于急、慢支气管哮喘及支气管炎、支气管扩张、肺气肿、肺结核、尘肺、手术后的咳痰困难等
乙酰半胱氨酸 Acetycysteine	$\underset{\underset{\displaystyle SH}{\textstyle\mid}}{CH_2}-\underset{\underset{\displaystyle NHCOCH_3}{\textstyle\mid}}{CH}-COOH$ 本品性质类似于羧甲司坦	为黏痰溶解药，适用于大量黏痰阻塞气道而咳出困难者

（二）典型药物

盐酸溴己新 Bromhexine Hydrochloride

化学名为 *N*- 甲基 -*N*- 环己基 -2- 氨基 -3,5- 二溴苯甲胺盐酸盐。

本品为白色或类白色结晶性粉末，无臭、无味；在水中易溶，在乙醇或氯仿中微溶。

本品的水溶液显芳伯氨基的特殊鉴别反应，即重氮化 - 偶合反应。

本品的水溶液经有机破坏后显溴化物的特殊反应。

本品为祛痰药，用于急、慢性支气管炎及支气管扩张等痰液黏稠而难以咳出者。

羧甲司坦 Carbocisteine

化学名为 *S*-（羧甲基）- 半胱氨酸。

本品为白色结晶性粉末，无臭，略溶于水，不溶于乙醇或丙酮，具酸碱两性。

　　本品的水溶液与茚三酮试液加热反应,溶液显紫色。

　　本品的水溶液加氢氧化钠试液水解产生氨臭,溶液中滴加醋酸铅试液,产生黑色沉淀。

　　本品为黏痰溶解药,临床上常用于各种呼吸道疾病引起的痰液黏稠而咳出困难者。

本章电子
教案

重点提示

　　氨茶碱、曲尼司特、磷酸可待因、右美沙芬、盐酸溴己新等药物的结构、理化性质、作用特点等为本章的学习重点,也是近年来国家执业药师资格/全国卫生专业技术资格考试的重点。

本章小结 〉〉〉〉

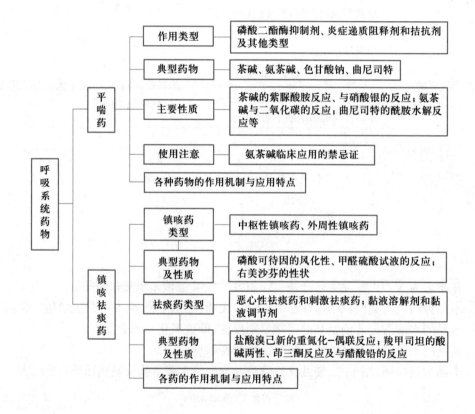

同步测试 》》》》

在线测试

一、用化学方法区别下列各组药物

1. 盐酸溴己新和曲尼司特　　2. 磷酸可待因和右美沙芬

二、简答题

1. 平喘药按作用机制可分为哪几类?

2. 举例说明镇咳药和祛痰药各分为哪几类。

3. 氨茶碱是由哪两种化合物组成的,其水溶液在空气中久置为什么会出现浑浊现象?

（陈小林　方应权）

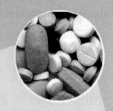

第十八章
降血糖药及利尿药

>>>> 学习目标

知识目标：

- 了解糖尿病及其治疗；利尿药的作用机制，苯并噻嗪类利尿药的构效关系。
- 理解降血糖药、利尿药的结构类型、临床应用。
- 掌握降血糖药、利尿药典型药物的化学结构、理化性质及作用特点。

能力目标：

- 能认识格列本脲、格列吡嗪、盐酸二甲双胍、氢氯噻嗪、呋塞米、依他尼酸、螺内酯的结构式，能写出其主要结构特点。
- 能应用典型药物的理化性质解决该类药物的制剂调配、鉴别、贮存保管及临床应用问题。

第一节　降血糖药

糖尿病(diabetes mellitus,DM)是以慢性高血糖为特征的一组异质性代谢性疾病,由胰岛素分泌缺陷和(或)胰岛素作用缺陷引起,以慢性高血糖伴糖类、脂肪和蛋白质的代谢障碍为特征,主要治疗目标为控制高血糖及纠正代谢紊乱。能有效降低患者血糖的药物称为降血糖药。目前临床上常用的降血糖药按作用机制主要分为胰岛素类、促胰岛素分泌剂、胰岛素增敏剂、α-葡萄糖苷酶抑制剂等类型。

相关链接

糖尿病及其治疗

糖尿病是一种严重危害人类生命健康的常见慢性进行性疾病,引起糖类、蛋白质、脂肪、水和电解质等一系列的代谢紊乱,伴有许多急、慢性并发症。糖尿病主要分为胰岛素依赖型糖尿病(IDDM,又称为Ⅰ型糖尿病)和非胰岛素依赖型糖尿病(NIDDM,又称为Ⅱ型糖尿病),非胰岛素依赖型糖尿病又分为肥胖型和非肥胖型两种。Ⅰ型和Ⅱ型糖尿病为原发性糖尿病,其发病是由遗传因素和环境因素共同作用的结果,约90%的糖尿病患者属于Ⅱ型糖尿病。

长期坚持规范治疗包括控制饮食、坚持适量的锻炼、合理用药是治疗糖尿病必须要坚持的原则。当糖尿病患者经过饮食和运动治疗以及糖尿病保健后,血糖的控制仍不能达到治疗目标时,需采用药物治疗。患者可通过口服降血糖药或应用胰岛素控制血糖,治疗过程中要注意避免发生低血糖。

一、降血糖药类型及常用药物

(一)胰岛素类

胰岛素(Insulin)是由胰腺β细胞合成、分泌的一种多肽类激素,根据其来源和化学结构可分为动物胰岛素、人胰岛素和胰岛素类似物。胰岛素根据其作用时间可分为超短效胰岛素、短效胰岛素、中效胰岛素、长效胰岛素(包括长效胰岛素类似物)和预混胰岛素。胰岛素类似物(Insulin Similitude)是利用重组 DNA 技术,通过对人胰岛素的氨基酸序列进行修饰生成的,可模拟正常胰岛素分泌和作用的一类物质,具有与普通胰岛素不同的结构、理化性质和药动学特征,目前已经用于临床的有门冬胰岛素和赖脯胰岛素等超短效胰岛素类似物;精蛋白锌胰岛素、甘精胰岛素和地特胰岛素等为长效胰岛素类似物。胰岛素类似物在降低低血糖发生的危险性方面要优于动物胰岛素和人胰岛素,其中甘精胰岛素具有长效、平稳的特点,更适合用于基础胰岛素替代治疗。

(二)促胰岛素分泌剂

促胰岛素分泌剂是可促进胰岛β细胞分泌更多的胰岛素以降低机体血糖水平。包括磺酰脲类促胰岛素分泌药,如甲苯磺丁脲、格列本脲、格列吡嗪、格列齐特和格列美脲等(表18-1);非磺酰脲类促胰岛素分泌药,如瑞格列奈、那格列奈等。磺酰脲类促胰岛素分泌药目前仍是Ⅱ型糖尿病主要的治疗药物,而且也是使用最为广泛的药物。

表 18-1　磺酰脲类促胰岛素分泌药

瑞格列奈片

结构通式	取代基		药物名称	主要特点和用途
	R₁	R₂		
	—H₂C $\diagup$ CH₃	—CH₃	甲苯磺丁脲	降糖作用弱,持续时间短,仅为 4~6 h
	(环己基)	Cl $\diagup$ O 苯甲酰胺 OCH₃	格列本脲	活性较强,是甲苯磺丁脲的 100 倍
	(环己基)	吡嗪甲酰胺 H₃C	格列吡嗪	降低餐后血糖作用强
	(八氢环戊并吡咯)	—CH₃	格列齐特	作用较强,能维持 24 h
	CH₃环己基	吡咯酮	格列美脲	可以与胰岛素合用,具有长效、高效、剂量小和不良反应小的特点

（三）胰岛素增敏剂、α- 葡萄糖苷酶抑制剂

胰岛素增敏剂能提高患者对胰岛素的敏感性,改善胰岛素抵抗状态,该类药物按化学结构特点主要分为噻唑烷二酮类和双胍类。α- 葡萄糖苷酶抑制剂,如阿卡波糖（Acarbose）和米格列醇（Miglitol）,可在小肠黏膜部位竞争性地抑制 α- 葡萄糖苷酶,延缓复合糖水解为葡萄糖的速率,并减缓葡萄糖的吸收,可降低餐后血糖,但并不增加胰岛素的分泌,见表 18-2。

吡格列酮片

阿卡波糖片

表 18-2　胰岛素增敏剂及 α- 葡萄糖苷酶抑制剂

结构类型	药物名称	主要特点和主要用途
噻唑烷二酮类	马来酸罗格列酮	用于治疗饮食控制和锻炼治疗效果仍不理想的 Ⅱ 型糖尿病
	吡格列酮	可改善胰岛素抵抗患者在外周和肝对胰岛素的抵抗,提高胰岛素对细胞的反应性,并改善体内葡萄糖平衡障碍
双胍类	盐酸二甲双胍	主要是增强胰岛素作用
α- 葡萄糖苷酶抑制剂	阿卡波糖	抑制小肠各种 α- 葡萄糖苷酶

二、典型药物

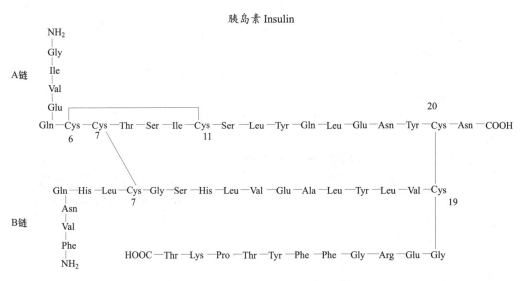

胰岛素 Insulin

胰岛素由 A、B 两条多肽链组成，A 链由 21 个氨基酸组成，B 链由 30 个氨基酸组成。多肽编号从氨基末端开始。多肽链之间通过 A 链的 7 位和 B 链的 7 位半胱氨酸形成一个链间二硫键，又通过 A 链的 20 位和 B 链的 19 位半胱氨酸之间形成另外一个链间二硫键。另外，A 链自身还在 6 位和 11 位之间形成一个链内二硫键。

胰岛素为蛋白质，具有酸碱两性，等电点 $pI = 5.35 \sim 5.45$，在强酸强碱中易被破坏，在微酸性环境中稳定，注射液在室温下保存不易被降解，冷冻下会发生蛋白变性。胰岛素为白色结晶性粉末，晶形随 pH 变化而变化。

本品口服无效，需要注射给药。

本品临床上用于胰岛素依赖型糖尿病的治疗，也可用于非胰岛素依赖型糖尿病经饮食控制或用口服降血糖药不能控制的轻、中型糖尿病的治疗。

相关链接

胰岛素的作用

胰岛素是胰岛的内分泌物，是胰脏 β 细胞受内源或外源性物质，如葡萄糖、乳糖、精氨酸和胰高血糖素等的激动而分泌的一种重要多肽激素，对机体的糖代谢、脂肪代谢和蛋白质代谢影响广泛。胰岛素通过增加葡萄糖的利用、加速葡萄糖的氧化和酵解、促进糖原合成和贮存，并能促进葡萄糖转变为脂肪，抑制糖原的分解和异生而使血糖降低。因此胰岛素是治疗糖尿病的有效药物。

目前对胰岛素的结构改造主要集中在个别部位的氨基酸上，取得了一定的效果，但并不能完全取代胰岛素。

盐酸二甲双胍 Metformin Hydrochloride

化学名为 1,1- 二甲基双胍盐酸盐。

本品为白色结晶或结晶性粉末,无臭。易于溶于水,溶于甲醇,微溶于乙醇,不溶于丙酮、乙醚和三氯甲烷。

本品结构中的胍基具有强碱性,其 pK_a 为 12.4,但其盐酸盐水溶液 pH 接近中性,为 6.68。

盐酸二甲双胍片

本品主要用于 II 型糖尿病患者,尤其是肥胖和单用饮食控制无效者。对正常人血糖几乎无影响,不会引起低血糖。二甲双胍基极性大,在体内很少代谢,几乎以原形形式由尿排出体外。因此,肾功能不良患者禁用,老年人慎用。副作用为食欲减退、恶心、腹部不适、腹泻等,一般不出现危及生命的乳酸血症,应用较广。

格列本脲 Glibenclamide

化学名为 N-[2-[4-[[[(环己氨基)羰基]氨基]磺酰基]苯基]乙基]-2- 甲基 -5- 氯苯甲酰胺。

本品为白色结晶性粉末;几乎无臭,无味。略溶于氯仿,微溶于甲醇或乙醇,不溶于水或乙醚。熔融时同时分解。

格列本脲在正常条件下贮存比较稳定,但对湿度比较敏感。其水解过程与其他磺酰脲类药物相似:

格列本脲活性强,是甲苯磺丁脲的 200 倍。在体内的代谢主要发生在侧链的脂环对位羟基化,活性下降为母体药物的 15%。仅有部分代谢发生在间位,生成顺式烃基化产物。由于代谢产物进肾和胆汁排泄,肾功能不良者会因排泄缓慢而造成蓄积,因代谢产物尚有部分生物活性,会导致低血糖,老年患者慎用。

格列吡嗪 Glipizide

化学名为 5- 甲基 -N- [2- [4- [[[(环己氨基) 羰基] 氨基] 磺酰基] 苯基]乙基]-吡嗪甲酰胺。

本品为白色或类白色的结晶性粉末;无臭,几乎无味。微溶于丙酮,极微溶于乙醇,不溶于水。

本品溶解后,可与 10% 硝普钠溶液反应呈红色。

本品在刺激胰岛 β 细胞分泌胰岛素的同时,还能增强胰岛素对靶组织的敏感性,降低餐后高血糖作用强。

本品主要用于单用饮食控制治疗未能达到良好效果的轻、中度非胰岛素依赖型患者。对胰岛素抵抗者可加用本品。

拓展提高

第一代和第二代磺酰脲类降血糖药的代谢方式比较

磺酰脲类口服降血糖药都具有苯磺酰脲的基本结构,不同药物的苯环及脲基末端带有不同取代基,这些取代基导致药物的作用强度及持续时间存在差别。

第一代磺酰脲类的主要代谢方式是苯环上磺酰基对位的氧化。如甲苯磺丁脲,其代谢主要是苯环上磺酰基对位的甲基氧化失活。

第二代磺酰脲类口服降血糖药的化学结构中,大部分在苯环磺酰基对位引入了较大结构的侧链,脲基末端都带有含氮脂环,其主要代谢方式是脂环的氧化羟基化而失活。如格列本脲,其主要代谢产物是仍具有 15% 活性的反式 4- 羟基格列本脲和顺式3- 羟基格列本脲。

从桑枝中
"走"出来的
中国原创降
血糖新药

第二节 利 尿 药

一、利尿药的结构类型

利尿药主要影响肾小管的功能,促进体内电解质、水分,特别是 Na^+ 的排出,使尿量增加。按化学结构主要分为多羟基化合物、有机汞类、磺酰胺类及苯并噻嗪类、苯氧乙酸类、含氮杂环类。

相关链接

利尿药各结构类型的作用机制

(1)多羟基化合物是一类不易代谢的低相对分子质量化合物。静脉注射时,由于高浓度和高渗透压,使水分子由组织向血液转移,到达肾小管时很少被再吸收而利尿,又称为渗透性利尿药。

(2)有机汞类和苯氧乙酸类均是能够与酶系统中的巯基结合,抑制肾小管对 Na^+ 再吸收的高效利尿药。

(3)磺酰胺类通过抑制髓袢升支皮质及髓质部 Na^+、K^+、Cl^- 的共同运转系统,发挥强大的利尿作用,属高效利尿药。苯并噻嗪类主要作用于髓袢升支皮质部和远曲小管前段,抑制 Na^+、Cl^- 重吸收,为中效利尿药,作用时间较长,为较弱的碳酸酐酶抑制剂。

(4)含氮杂环类是指除黄嘌呤类外,能集中于肾中,可促进 Na^+ 和 Cl^- 的排出而产生利尿作用的某些蝶啶类、吡嗪类化合物。另外还有醛固酮拮抗剂,通过拮抗醛固酮的钠潴留作用而利尿。

二、各结构类型的常用药物

苯并噻嗪类利尿药见表18-3,其他各结构类型的利尿药见表18-4。

表 18-3 苯并噻嗪类利尿药

结构通式	取代基				药物名称	主要特点及用途
	R_1	R_2	R_3	3,4位		
	—Cl	—H	—H	饱和	氯噻嗪	第一个噻嗪类药物
	—Cl	—H	—H	饱和	氢氯噻嗪	中效利尿药,作用是氯噻嗪的10倍
	—CF_3	—H	—H	饱和	氢氟噻嗪	作用强度似氢氯噻嗪,但作用时间延长
	—Cl	—CH_2Cl	—CH_3	饱和	甲氯噻嗪	作用强于氢氯噻嗪,作用时间比氢氯噻嗪长
	—CF_3	—$CH_2C_6H_5$	—H	饱和	苄氟噻嗪	作用强度约是氢氯噻嗪的10倍,作用时间似氢氟噻嗪

结构通式:

R_1、5、6位,H_2NO_2S—7、8位,O、O,NH—4位,R_2,3位,N—R_3

表 18-4 其他各结构类型的利尿药

结构类型	常用药物名称	主要特点及用途
多羟基化合物	甘露醇(Mannitol)	降低颅内压、眼压,预防急性肾小管坏死
有机汞类	汞撒利(Mersalyl)	利尿作用强而持久,毒性大而少用
磺酰胺类	乙酰唑胺(Acetazolamide)	治疗青光眼,很少单独用作利尿药,长期服用造成耐药
磺酰胺类	布美他尼(Bumetanide)	高效、速效、低毒,作用强于呋塞米,为呋塞米的代用品,用于各种水肿
磺酰胺类	氯噻酮(Chlorthalidone)	作用比氢氯噻嗪强,为长效利尿药,抑制碳酸酐酶
磺酰胺类	吲达帕胺(Indapamide)	在胃肠道中迅速被吸收,作用时间为 14~18 h,用于治疗高血压及水、电解质滞留性疾病
含氮杂环类	氨苯蝶啶(Triamterene)	保钾排钠,利尿作用较弱;常与其他利尿药合用,用于心、肝、肾性腹水,口服吸收
含氮杂环类	阿米洛利(Amiloride)	保钾排钠,与其他利尿药组成复方时作用最强

三、典型药物

氢氯噻嗪 Hydrochlorothiazide

化学名为 6- 氯 -3,4- 二氢 -2H-1,2,4- 苯并噻二嗪 -7- 磺酰胺 -1,1- 二氧化物,又名双氢克尿塞。

本品为白色结晶性粉末,无臭,味微苦。在水中不溶,含磺酰氨基显弱酸性,在氢氧化钠溶液中溶解。

本品固体室温放置 5 年,未见显著降解,但在水溶液中可发生水解,加热和加碱会加速水解,生成二磺酰氨基间氯苯胺和甲醛。前者经重氮化后再与变色酸、硫酸反应,生成红色偶氮化合物;后者与变色酸、硫酸反应后生成蓝紫色化合物,可用于鉴别。

氢氯噻嗪片

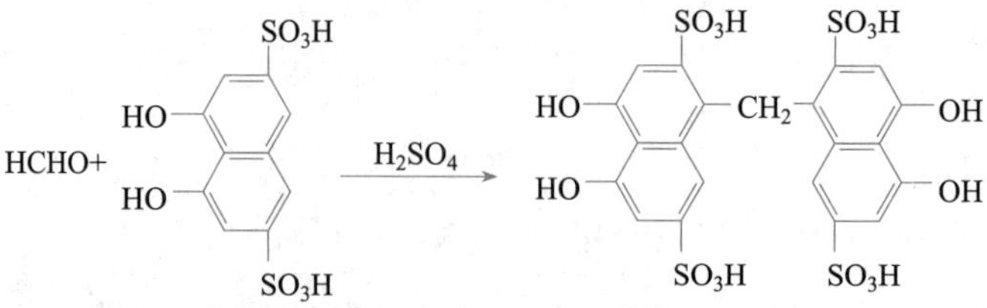

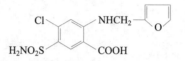

变色酸　　　　　　　　　　　　蓝紫色

　　本品具有利尿降压作用,临床上用于多种类型的水肿及高血压的治疗,大剂量或长期应用时应补充氯化钾。

呋塞米 Furosemide

呋塞米片

　　又名速尿、呋喃苯胺酸。
　　本品为白色结晶性粉末,在丙酮中溶解,在水中不溶,在乙醇中微溶。因有一个游离的羧基显弱酸性,可溶于氢氧化钠溶液。
　　本品钠盐水溶液与硫酸铜反应,生成绿色沉淀。本品乙醇溶液滴加对二甲氨基苯甲醛即显绿色,渐变深红色。
　　本品为强效利尿药,作用强而快,但作用时间短。主要用于心源性水肿、肾源性水肿、肺水肿和肝硬化腹水;多用于其他利尿药无效的严重病例,同时具有温和的降压作用。还可用于预防急性肾衰和药物中毒时加速药物的排泄。

实例分析　　下列处方是否合理?
　　有位患者系肝硬化腹水,医生开具了下列处方:
　　呋塞米注射液　　　　40 mg ⎤
　　　　　　　　　　　　　　　　⎬ 静脉注射
　　25% 葡萄糖注射液　　40 ml ⎦
　　分析:不合理,因为呋塞米注射液为钠盐,pH = 8.5~10.0,若用葡萄糖注射液(中国药典规定 pH = 3.2~5.5)稀释后,因 pH 改变,呋塞米出现细微沉淀、有变浑浊的可能,因此两药不能配伍使用。

依他尼酸 Ethacrynic Acid

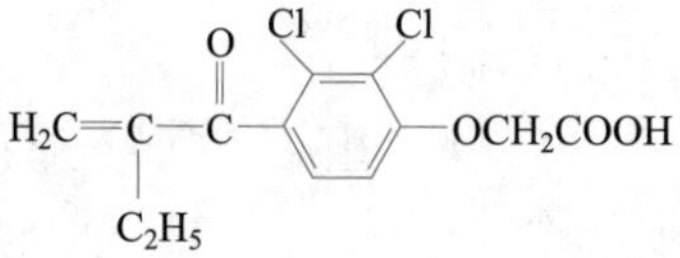

　　又名利尿酸。
　　本品为白色结晶性粉末,在乙醇、乙醚或冰醋酸中易溶,在水中不溶。
　　本品分子中含有双键,可使高锰酸钾溶液和溴水褪色。分子结构中的 α, β- 不饱和酮在水溶液中,尤其在碱性溶液中易水解生成甲醛,甲醛与变色酸、硫酸反应显蓝紫色。

本品利尿作用强而迅速,口服 30 min,静脉注射 5~10 min 生效,临床上用于充血性心力衰竭、急性肺水肿、肾性水肿、脑水肿等,肾衰竭者慎用。

螺内酯 Spironolactone

又名安体舒通。

本品为白色结晶性粉末,不溶于水,易溶于氯仿。

本品在空气中稳定,其制剂很少发生降解。本品含有甾环,具甾环特殊反应。

本品口服迅速吸收,在肝中转为活性代谢物坎利酮(Canrenone)。

本品利尿作用不强,但缓慢而持久。一般用于醛固酮增多的顽固性水肿,属保钾利尿药,常与氢氯噻嗪合用增加疗效。单独使用可产生高血钾症,故肾功能不全和高钾血症患者慎用。

课堂活动 ▶▶▶

螺内酯和氢氯噻嗪合用的益处是什么?

答案

拓展提高

苯并噻嗪类利尿药的构效关系

(1) 环外磺酰胺基为利尿作用的必要基团,处于 7 位时疗效最好。

(2) 6 位引入—Cl,—CF$_3$ 等吸电子基团,可增强疗效。引入斥电子基如—NH$_2$,利尿作用丧失。利尿活性与药物的脂溶性有关,脂溶性越大,则活性越强,作用时间越长。

(3) 3,4 位双键饱和后,活性比不饱和化合物显著提高。

(4) 3 位以烷基或硫醚取代使利尿作用增强。若 2,3 位分别用甲基和卤代烷取代时,活性更大。

相关链接

利尿药的临床应用

利尿药是一类能促进肾排出电解质及水而增加尿量的药物,能治疗心、肝、肾等疾病所引起的水肿及腹水,可加速中毒物的排泄,某些利尿药还有利尿降压、利尿强心作用,临床应用较为广泛。但长期应用利尿药对身体也有多种潜在的不良影响,严重者可引起各种心律失常、血脂升高、急性间质性肾炎、尿酸盐升高、耳毒性和糖尿病等。因此,

健康中国战略具有重要意义

临床用药时,对此应引起高度重视。同时利尿药和其他药物配伍时应注意几个问题:① 与心血管系统药物配伍时,要注意血钾和血镁浓度。② 与肾上腺皮质激素类药物合用时要防止诱发或加重糖尿病。③ 与降血糖药可产生药理拮抗作用。④ 避免与抗生素氨基糖苷类合用,以免使耳聋发生率明显增加。

本章电子
教案

重点提示

　　盐酸二甲双胍、格列本脲、氢氯噻嗪的结构、理化性质及作用特点,胰岛素的稳定性及作用特点,呋塞米、依他尼酸和螺内酯的结构及作用特点等为本章的学习重点,也是近年来国家执业药师资格考试 / 全国卫生专业技术资格考试的重点。

本章小结 ≫≫≫

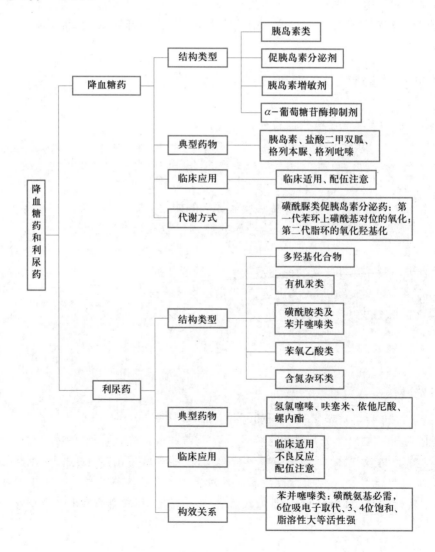

同步测试 〉〉〉〉

一、用化学方法区别下列各组药物

氢氯噻嗪和二甲双胍

二、问答题

1. 简述降血糖药物分为哪些类型？举例说明。
2. 举出三个结构中有磺酰氨基的利尿药,并写出结构式。

三、分析题

分析下列两个处方,判断是否合理,并说明原因。

处方 1 :呋塞米片剂　　　20 mg×10
　　　　　　　　　　　sig.20 mg　Bid p.o
　　　　氯化钾片剂　　　8 片 ×2
　　　　　　　　　　　sig.2 片　Bid p.o
处方 2 :氨苯蝶啶片剂　　50 mg×2
　　　　　　　　　　　sig.50 mg　Bid p.o
　　　　氯化钾片剂　　　8 片 ×2
　　　　　　　　　　　sig.2 片　Bid p.o

在线测试

　　　　　　　　　　　　　　　　　　　　　（殷 红　杨福伟）

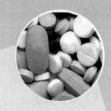

第十九章
甾体激素药物

>>>> 学习目标

知识目标：

- 了解雄激素、雌激素、孕激素和肾上腺皮质激素的作用。
- 理解甾体激素药物的一般性质，丙酸睾酮、苯丙酸诺龙、炔诺酮、醋酸泼尼松、地塞米松的结构特点、理化性质及作用特点。
- 掌握甾体激素药物的基本结构、类型及相应的基本母核，肾上腺皮质激素的构效关系；甲睾酮、雌二醇、己烯雌酚、黄体酮、氢化可的松的化学结构、理化性质及作用特点。

能力目标：

- 能写出甾体激素药物的基本结构、类型及相应的基本母核，雄激素、雌激素、孕激素和肾上腺皮质激素各类药物的结构特点。
- 能认识甲睾酮、雌二醇、己烯雌酚、黄体酮、氢化可的松、地塞米松的结构式。
- 能应用典型药物的理化性质解决该类药物的制剂调配、鉴别、贮存保管及临床应用问题。

甾体激素是一类重要的内分泌激素,在保持机体体内平衡和正常生理活动、促进性器官的发育、维持生殖系统功能等方面有着广泛作用,已经成为临床上必需的药物。

第一节　甾体激素药物概述

中国甾体
药物工业
奠基人——
黄鸣龙

一、甾体激素药物的类型和基本结构

(一) 类型

甾体激素药物按药理作用可分为肾上腺皮质激素和性激素,后者包括雄激素、雌激素和孕激素及甾体避孕药。按化学结构可分为雄甾烷类、雌甾烷类和孕甾烷类,其中雄激素属于雄甾烷类,雌激素属于雌甾烷类,肾上腺皮质激素、孕激素及甾体避孕药均属于孕甾烷类。

(二) 基本结构

甾体激素药物共同的基本骨架,即基本结构为环戊烷并多氢菲(甾烷),由 A、B、C、D 4 个环组成。A、B、C 环为六元环,D 环为五元环。各类型甾体激素药物的基本母核共有三种:雄甾烷、雌甾烷和孕甾烷。

环戊烷并多氢菲 (甾烷)　　　雄甾烷　　　　　　雌甾烷　　　　　　孕甾烷

课堂活动 ▶▶▶

1. "甾"字的字形与其基本结构有何内在联系?

2. 用铅笔在基本结构上从 1 位按序一直连接到 17 位,你可发现其编号顺序成何形状?

答案

🔹 **拓展提高**

甾体激素药物的命名与构型的表示方法

命名时首先确定母核的名称,其次在母核名称前后分别加上取代基的名称、位次和构型。构型的表示方法是,与母核相连的基团若在环平面的前面以 β 表示,称为 β- 构型,用实线相连;反之称为 α- 构型,用虚线相连;构型未定者,用 ξ 表示,用波纹线相连。双键可用"烯"或"Δ"表示,如 5,6 位双键可用 $\Delta^{5(6)}$ 表示,而 Δ^4-3- 酮表示 4 位有双键,3 位有酮基。命名实例详见各节典型药物的化学名。

二、甾体激素药物的一般性质

甾体激素药物一般含有多种类型的官能团,呈现不同的性质反应。

(一)显色反应

1. 与浓硫酸的显色反应

甾体激素药物溶于乙醇后,能与浓硫酸显色,可用于该类药物的鉴别(表 19-1)。

表 19-1 甾体激素药物与浓硫酸的显色反应

药物	呈现颜色	荧光	加水稀释后的现象
炔诺酮	红褐	黄绿	黄褐色沉淀
炔雌醇	红	黄绿	玫瑰红絮状沉淀
地塞米松	淡橙至橙	无	黄色絮状沉淀
甲睾酮	淡黄	绿	暗黄,淡绿荧光
醋酸可的松	黄褐	无	颜色消失
氢化可的松	橙黄至红	绿	黄至橙黄,微带绿色荧光
氢化泼尼松	红	无	红色消失,灰色絮状沉淀

2. 不同官能团的显色反应

(1) 17α- 羟酮基(又名 17α- 醇酮基)的显色反应。肾上腺皮质激素分子结构中含 17α- 羟酮基,具有强还原性,能发生四氮唑盐反应,即在强碱性条件下可与 2,3,5- 三苯基氯化四氮唑反应显深红色。

(2) 酮(羰)基的显色反应。甾体激素分子结构中含 3- 酮基和 21- 酮基,能与羰基试剂,如 2,4- 二硝基苯肼、硫酸苯肼、异烟肼等生成腙类化合物,显鲜艳颜色。11- 酮基由于空间障碍,在一般条件下很难发生上述反应。

(3) 甲基酮与亚甲基酮的显色反应。即碱性硝普钠反应,在强碱性条件下与硝普钠作用产生蓝紫色阴离子复合物。

此外有酯基可发生异羟肟酸铁反应,显紫红色;还有酚羟基、有机氟的显色反应等。

> **课堂活动** ▶▶▶
>
> 1. 酚羟基与何种特效试剂显色? 一般显什么颜色?
> 2. 无机氟离子能与什么试剂显色? 显什么颜色?

（二）沉淀反应

末端炔基（CH≡C—）的沉淀反应。

某些雌激素或孕激素（如炔雌醇、炔诺酮等）含末端炔基，能与硝酸银生成白色金属炔化物沉淀。

第二节　雄激素和蛋白同化激素

雄激素和蛋白同化激素都属雄激素类药物。

一、雄激素

雄激素是以促进雄性动物性器官成熟及第二性征发育为主要功能。

（一）雄激素的结构特征

雄激素的结构特征为：① 基本母核是雄甾烷。② Δ⁴-3- 酮。③ 17β- 羟基或羟基与羧酸生成的酯。

（二）雄激素的稳定性及增加稳定性的结构改造方法

天然雄激素睾酮不稳定，易在消化道被破坏，故口服无效，注射给药作用时间短。为增加稳定性和延长作用时间，寻找口服有效且高效、低毒的药物，对睾酮进行了一系列的结构改造，主要有：① 17β- 羟基成酯，使稳定性增加，吸收缓慢，作用时间延长，如丙酸睾酮。② 17α 位引入甲基，使其成为叔醇增加位阻，对酶稳定而难于氧化，稳定性增加，称为甲睾酮，可以口服。

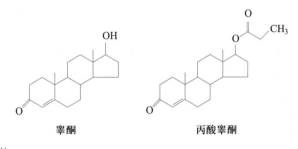

睾酮　　　　　　　　　　　　　　　丙酸睾酮

（三）典型药物

甲睾酮 Methyltestosterone

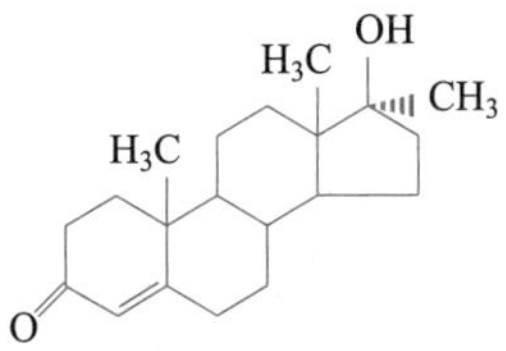

化学名为 17α- 甲基 -17β- 羟基 - 雄甾 -4- 烯 -3- 酮，又名甲基睾丸素。

本品为白色或类白色结晶性粉末，无臭、无味，微有吸湿性，易溶于乙醇、丙酮和氯仿，不溶于水。遇光易变质。

本品溶于硫酸乙醇（2∶1）溶液后，即显黄色，并带有黄绿色荧光，加水后变为淡琥珀色乳浊液；本品遇硫酸铁铵试液呈橘红色，继而变为樱红色。

本品为雄激素类药物,主要用于男性缺乏睾丸素所致的各种疾病,亦可用于女性功能性子宫出血和迁移性乳腺癌、老年性骨质疏松等疾病的治疗。多制成片剂口服。

课堂活动 ▶▶▶

答案

　　比较睾酮与甲睾酮的结构,讨论后者为什么比前者稳定而且可以口服?

二、蛋白同化激素

蛋白同化激素是以促进蛋白质合成和抑制蛋白质分解为主,使雄性变得肌肉发达,骨骼粗壮。

（一）来源

对雄激素 A 环改造的同时发现了蛋白同化激素,如引入 C_4- 卤素、去 19- 甲基等使得雄性激素作用减弱,而蛋白同化作用增强。

（二）典型药物

苯丙酸诺龙 Nandrolone Phenylpropionate

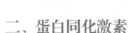

本品为白色或类白色结晶性粉末,有特殊臭味,溶于乙醇,几乎不溶于水。

本品为 C_{10} 去甲基(即无 19- 甲基)的雄激素衍生物,由于失去甲基后雄激素活性降低,而蛋白同化激素活性相对增强,为较早使用的蛋白同化激素类药物。可促进体内蛋白质的合成及骨钙蓄积,临床上用于烫伤、恶性肿瘤手术前后体质恢复、严重骨质疏松症、早产儿、侏儒症及营养吸收不良、慢性腹泻和某些消耗性疾病。妇女久用会有轻微男性化作用。

🔋 **相关链接**

甾体兴奋剂

在一些重大体育赛事(如奥运会)上兴奋剂事件迭出,其中甾体蛋白同化激素是使用频率最高、范围最广的一类兴奋剂。最常见的有达那唑、司坦唑醇、苯丙酸诺龙、癸酸诺龙等。本类药物具有增长肌肉的作用,因而可提高比赛成绩,所以极少数运动员铤而走险偷偷使用。但本类药物不良反应也很多,男性服用后会抑制雄性激素分泌,出现睾丸缩小、胸部扩大、早秃等现象;女性服用后,会发生男性化作用,出现肌肉增生,月经失调,毛发增多等现象。有些作用还是不可逆转的。

第三节　雌　激　素

雌激素是最早被发现的甾体激素,天然的雌激素有雌酮(Estrone)、雌二醇(Estradiol)、雌三醇(Estriol),三者的生物活性强度依次为 100：10：3。在体内,雌激素具有促进动物性器官的成熟和第二性征发育,与孕激素一起完成女性性周期、妊娠、授乳等方面的作用。

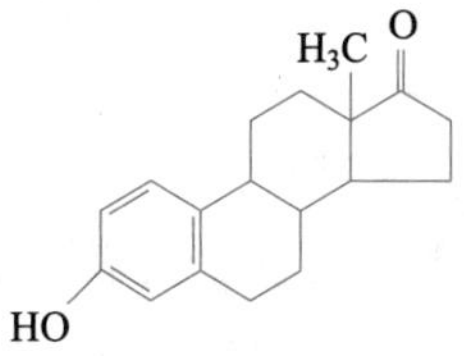

雌酮 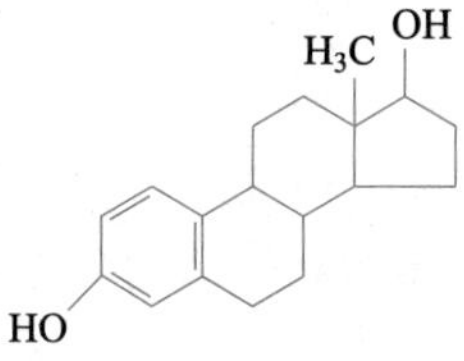　　　　　　雌二醇 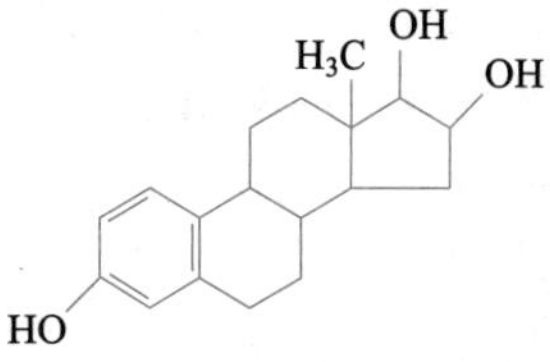　　　　　　雌三醇

一、雌激素的结构特征

雌激素的结构特征为:① 基本母核是雌甾烷。② A 环为苯环。③ 3- 酚羟基,C_{10} 无甲基。④ 17β- 羟基或酮基,其中酚羟基或 17β- 羟基常与羧酸生成酯。

课堂活动　▶▶▶

试分析 3- 酚羟基为什么只存在于雌甾烷类药物中而不能存在于雄、孕甾烷类药物中?

答案

二、雌激素的稳定性及增加稳定性的结构改造方法

天然的雌激素口服易经肝内破坏,生物利用度低,作用时间短,故口服无效。因此,需对其结构进行修饰以增强其稳定性。主要方法有:① 17β- 羟基酯化可延长作用时间,减慢代谢,使之长效。② 17α位引入乙炔基,因增大空间位阻,阻碍酶对药物的作用,减慢代谢,口服有效,如炔雌醇可以口服。③ C_3—OH 醚化后,亦使代谢稳定,成为长效制剂。

三、典型药物

雌二醇 Estradiol

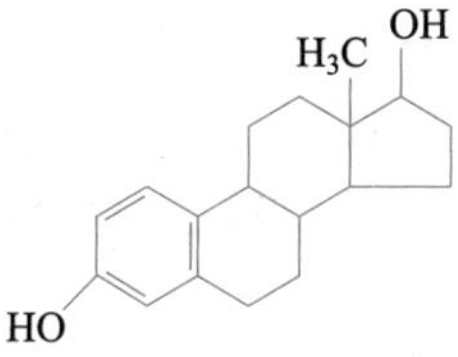

化学名为雌甾 –1,3,5(10)– 三烯 –3,17β– 二醇。

本品为白色或乳白色结晶性粉末,无臭。不溶于水,略溶于乙醇,溶于丙酮、乙醚和强碱性水溶液。

本品具酚羟基,见光易氧化变色,应遮光贮存。

本品与硫酸反应,溶液显黄绿色,并有绿色荧光,加水稀释后,溶液转为淡橙红色。另外,本品能与三氯化铁试液显草绿色,再加水稀释,则变为红色。

本品为雌激素,临床上主要用于卵巢功能不全所引起的各种疾病,如功能性子宫出血、绝经期综合征等。本品口服无效,因口服后经胃肠道微生物降解及肝代谢迅速失活,一般制成霜剂或栓剂使用。

雌二醇及其衍生物使用不方便且制备复杂,1939 年合成其代用品——己烯雌酚。它虽非甾体化合物,但它的反式异构体的立体结构与雌二醇的立体结构极其相似,故其药理作用与雌二醇相同,且活性更强、制备方便,作为雌二醇的口服替代品已广泛用于临床,主要用于治疗闭经、更年期综合征、阴道炎及退乳,大剂量可用于治疗前列腺癌。

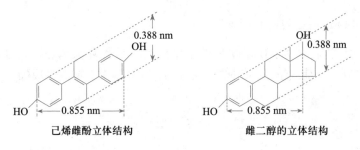

己烯雌酚立体结构　　　　雌二醇的立体结构

实例分析　　根据己烯雌酚(Diethylstilbestrol)的结构式,试分析其可能具有的理化性质。

分析:① 本品亲脂性基团占优势,不溶于水,易溶于有机溶剂。② 本品分子结构中含酚羟基,显弱酸性,易溶于氢氧化钠水溶液;易氧化变质,应避光密封贮存;且能与 FeCl₃ 试液反应,先显绿色,后缓缓变为黄色。③ 本品含双键,能使高锰酸钾溶液褪色。

拓展提高

雌激素的构效关系

(1) 雌激素应具有惰性的骨架,形成氢键的基团(羧基、羟基和酚羟基)之间的距离为 0.855 nm,此结构能与雌二醇受体有较高亲和力。甾核不是雌激素的必须基团,如己烯雌酚和一些植物成分都有雌激素活性。

(2) 天然雌激素的共同结构为雌甾烷、A 环为苯环、3– 酚羟基和 17– 含氧基团。

(3) 17β– 羟基活性高于 17α– 羟基。

(4) 17α 位引入甲基或乙炔基,效力增强且稳定性增加而能口服。

第四节　孕　激　素

天然的孕激素是黄体酮，它是由雌性动物卵泡排卵后形成的黄体所分泌，妊娠后改由胎盘分泌。黄体酮具有维持妊娠和正常月经的功能，同时还具有妊娠期间抑制排卵的作用，是天然的避孕药。目前临床上应用的孕激素按化学结构可分为孕酮和睾酮两类。

一、孕激素的结构特征

孕激素类药物共同的结构特征为：① 基本母核是孕甾烷。② Δ^4–3– 酮。③ 17–甲基酮或 17β– 羟基、17α– 炔基、17α– 羟基。

二、典型药物

黄体酮 Progesterone

化学名为孕甾 –4– 烯 –3，20– 二酮，又名孕酮。

本品为白色或类白色结晶性粉末，无臭、无味，极易溶于氯仿，溶于乙醇，不溶于水。

本品含 17– 甲基酮，具碱性硝普钠反应，显蓝紫色。黄体酮的合成中间体也成类似的阳性反应，其他常用的甾体药物则均不显蓝紫色，而呈淡紫色或不显色。

本品为孕酮类孕激素，临床上用于黄体机能不全引起的先兆性流产和习惯性流产、月经不调等症的治疗。本品口服无效，一般制备成油注射剂使用。

炔诺酮 Norethisterone

本品为白色或类白色结晶性粉末，溶于氯仿，微溶于乙醇，不溶于水。

本品结构中存在炔基，其乙醇溶液遇硝酸银试液可产生白色炔诺酮银盐沉淀。

本品为口服强效的去 19– 甲基睾酮衍生物，临床上用于治疗功能性子宫出血、妇女不育症、子宫内膜异位等。

本类药物还有甲羟孕酮、甲地孕酮、左炔诺孕酮等。

根据抗孕激素米非司酮（Mifepristone）的结构式，试分析其可能具有的理化性质和临床主要用途。　　　**实例分析**

分析:① 本品亲脂性基团占优势,不溶于水,易溶于有机溶剂。② 本品分子结构中含二甲氨基,显碱性。③ 本品含羰基,能与羰基试剂呈色。另外,本品虽含炔基,但因不是末端炔基(1–炔),故不能与硝酸银试液反应生成白色沉淀。④ 本品分子结构中二甲氨基苯基的存在使其成为抗孕激素,临床上主要用于抗早孕,此外还用于月经调节和紧急避孕。

相关链接

甾体避孕药

20 世纪 50 年代末,出现了口服甾体避孕药(steroid contraceptives),是人类控制生育的重大突破。口服甾体避孕药优于其他避孕方法,成功率高达 99.6%,不良反应较少,安全性高。根据作用机制不同,甾体避孕药可分为抑制排卵、抗着床和抗早孕等类型,如由孕激素、雌激素组成的制剂主要通过抑制排卵而避孕。抗孕激素米非司酮在妊娠早期可诱发流产而避孕。药理学研究显示,在孕激素中加入雌激素制成避孕药是非常必要的。根据需要,可将甾体避孕药制成不同给药途径(如口服、外用和皮下植入等)和不同时效长短的剂型。

第五节　肾上腺皮质激素

肾上腺皮质激素包括盐皮质激素和糖皮质激素两大类。盐皮质激素主要是调节水、盐代谢;糖皮质激素在生理剂量时主要调节糖、蛋白质、脂肪代谢,在超生理剂量时,产生强大的抗炎、抗风湿、抗病毒、抗休克等药理作用。所以糖皮质激素在临床上占有极为重要的地位,应用很广,如用于治疗自身免疫性疾病、严重感染性疾病、休克、器官移植排斥反应及预防炎症后遗症等。本节重点讨论糖皮质激素的有关内容。

一、肾上腺皮质激素的结构特征

肾上腺皮质激素的共同结构特征为:① 基本母核是孕甾烷。② Δ^4–3–酮。③ 17β–羟酮基。糖皮质激素的主要结构特征还包括 C_{11} 有羰基或羟基,多数在 17 位上还有 α–羟基。

相关链接

糖皮质激素的结构改造

天然的糖皮质激素为氢化可的松和可的松(Cortisone),由于化学稳定性较差和不良反应较多,人们不断对其结构进行改造,得到一系列新药物。① 将氢化可的松制成

药物化
学家——
李正化

前药,如醋酸氢化可的松和氢化可的松磷酸钠,前者将 21-OH 酯化,以增强其稳定性,后者制成磷酸酯钠盐,以增强其水溶性,可静注和肌注。② 引入 9α-F,使其活性增强,如氟氢化可的松。③ 引入 Δ^1,使其抗炎和抗风湿作用增强而不良反应减少,如泼尼松(Prednisone)和泼尼松龙(Prednisolone)。④ 在 16 位引入甲基,不仅因保护了 17β- 羟酮基而增加了稳定性,且增强了抗炎活性,降低了钠潴留活性,如地塞米松和倍他米松(Betamethasone)。⑤ 在 6α 位引入氟原子或甲基,使生物半衰期延长,用于治疗皮肤病,如氟轻松(Fluocinolone)。

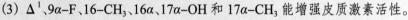

氢化可的松　　　　　　　　　可的松　　　　　　　　氢化可的松磷酸钠

泼尼松龙　　　　　　　　　倍他米松　　　　　　　　　氟轻松

拓展提高

糖皮质激素的构效关系

(1) Δ^4-3- 酮和 17β- 羟酮基侧链是皮质激素的基本结构。

(2) 11β-OH(或羰基)和 17α-OH 是糖皮质激素的特性基团,二者缺一不可;11α-OH 则表现为钠潴留活性。

(3) Δ^1、9α-F、16-CH$_3$、16α、17α-OH 和 17α-CH$_3$ 能增强皮质激素活性。

(4) 6α-CH$_3$、16α-OH 和 6α-F 能减弱钠潴留活性,甚至促进钠的排泄。

醋酸泼尼
松片

二、典型药物

醋酸氢化可的松 Hydrocortisone Acetate

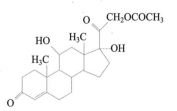

化学名为 $11\beta,17\alpha,21$- 三羟基孕甾 -4- 烯 -3,20- 二酮 -21- 醋酸酯。

本品为白色或类白色结晶性粉末,不溶于水。

本品加硫酸 - 乙醇溶液溶解后,即显黄至棕黄色,有绿色荧光。

本品主要用于治疗风湿病、类风湿性关节炎和红斑狼疮等,还用于抢救危重中毒性感染。

醋酸地塞米松 Dexamethasone Acetate

地塞米松中国市场争夺战——天津制药厂成功胜出

又名醋酸氟美松。

本品为白色或类白色结晶或结晶性粉末,无臭,味微苦,易溶于丙酮,不溶于水。

本品游离体含 17α- 羟酮基,具四氮唑盐反应显深红色;本品加醇制氢氧化钾试液,水浴加热,冷却加硫酸煮沸,即产生乙酸乙酯的香气。另外,本品加甲醇溶解,与碱性酒石酸铜试液作用,生成红色沉淀。本品还能发生银镜反应。

本品为糖皮质激素类药,临床上用于皮质功能减退的替代疗法及类风湿性关节炎、红斑狼疮、支气管哮喘和某些感染性疾病的综合治疗等。本品抗炎作用比可的松强 30 倍,糖代谢作用比可的松强 20~25 倍,基本上不引起水钠潴留。

实例分析　根据醋酸泼尼松的结构式,试分析其可能具有的理化性质。

分析:① 本品亲脂性基团占绝对优势,不溶于水,可溶于有机溶剂。② 本品游离体含 17α- 羟酮基,具强还原性,具四氮唑盐反应显深红色。③ 本品含羰基,能与羰基试剂呈色。

实例分析　下面处方合理吗?

某患者患严重中毒性菌痢,医生应用氯霉素加激素治疗,开具了如下处方:

氢化可的松注射液	100 mg	
氯霉素注射液	0.5 g	静脉滴注
维生素 C 注射液	0.5 g	
5% 葡萄糖注射液	500 ml	

分析:氢化可的松注射液的溶剂为稀乙醇,氯霉素注射液的溶剂是丙二醇,维生素 C 注射液的溶剂是水,同时混合或加水稀释后,由于溶解度的改变会产生混浊甚至沉淀。

重点提示

甾体激素药物的结构类型，甲睾酮、雌二醇、己烯雌酚、黄体酮、醋酸氢化可的松、醋酸地塞米松的结构、理化性质及作用特点；丙酸睾酮、苯丙酸诺龙、炔诺酮、醋酸泼尼松和米非司酮的结构特点和作用特点；肾上腺皮质激素的结构特征、结构改造及构效关系等为本章的学习重点，也是近年来国家执业药师资格考试／全国卫生专业技术资格考试的重点。

本章电子教案

本章小结 》》》

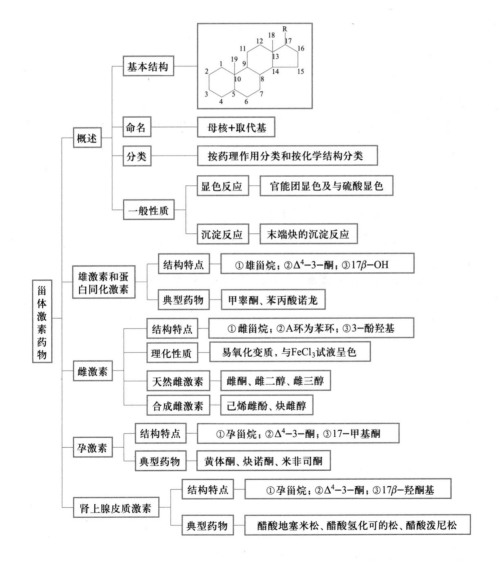

同步测试 »»»

在线测试

一、用化学方法区别下列各组药物

1. 甲睾酮与黄体酮   2. 己烯雌酚与炔诺酮

二、问答题

1. 甾体激素药物所具有的显色反应包括哪些?
2. 试说明如何增加睾酮的稳定性?

(罗宝平)

实训项目九   药物的定性鉴别实训(三)

【实训目的】

- 理解几种常用典型药物的理化性质对药物鉴别的作用。
- 掌握应用几种典型药物的理化性质从事药物鉴别的方法与基本操作。

【实训器材】

1. 仪器   试管、乳钵、恒温水浴锅、酒精灯、胶头滴管、漏斗、烧杯、量杯。
2. 药品   青霉素钠(钾)、硫酸链霉素、红霉素、磺胺嘧啶(SD)、磺胺醋酰钠(SA-Na)、维生素 B_1、维生素 B_6、维生素 C。
3. 试剂   盐酸、稀盐酸、硫酸、0.1% 8- 羟基喹啉、氢氧化钠试液、次溴酸钠试液、0.1 mol·L^{-1} 亚硝酸钠试液、碱性 β- 萘酚试液、2.5% 碘酊、二氯化汞试液、碘试液、碘化钾试液、硫酸铜试液、铁氰化钾试液、硝酸银试液、二氯靛酚钠试液、正丁醇、氯仿、丙酮。

【实训指导】

(一) 实训内容与操作步骤

1. 青霉素钠(钾)

取本品约 0.1 g,加 5 ml 水溶解,再加 2~3 滴稀盐酸,即有白色沉淀产生。

2. 硫酸链霉素

取本品约 0.5 mg,加 5 ml 水溶解后,再加 2.5 ml 的氢氧化钠试液及 0.1% 的 8- 羟基喹啉的乙醇溶液 1 ml,直火加热,放冷至室温,加次溴酸钠试液 3~4 滴,即显橙红色。

3. 红霉素

(1) 取本品约 5 mg,加 2 ml 硫酸,轻轻振摇,即显红棕色。

(2) 取本品约 3 mg,加 2 ml 丙酮溶解后,加盐酸 2 ml,即显橙黄色,渐变为紫红色,再加氯仿 2 ml,氯仿层显紫色。

4. 磺胺甲基异噁唑（SMZ）、磺胺嘧啶（SD）和磺胺醋酰钠（SA–Na）

(1) 取两支试管，分别加约 150 mg 的 SMZ、SD，再各加 1 ml 稀盐酸，振摇使之溶解，然后加 0.1 mol·L⁻¹ 的亚硝酸钠试液数滴。混合均匀，再滴加碱性 β– 萘酚试液数滴，即产生红色沉淀。

(2) 取三支试管，分别加约 0.1 g 的 SMZ、SD、SA–Na，加 3 ml 水，摇匀，再逐滴滴加 1% 氢氧化钠试液至溶解，过滤，取滤液加 1 滴硫酸铜试液，即生成特殊颜色的铜盐沉淀。

(3) 取约 0.1 g 的 SD，加稀盐酸使之溶解后，加 4~5 滴 2.5% 碘酊，即产生棕褐色沉淀。

5. 维生素 B₁

(1) 取本品约 5 mg，加 2.5 ml 的氢氧化钠试液使之溶解，加 0.5 ml 铁氰化钾试液及 5 ml 正丁醇，充分振摇后，放置使分层，上层即显强烈的蓝色荧光；滴加稀盐酸呈酸性，荧光即消失；再滴加 10% 氢氧化钠试液，使之呈碱性，又出现蓝色荧光。

(2) 取本品约 20 mg，加 1 ml 水溶解，加 2 滴二氯化汞试液，产生白色沉淀。

(3) 取本品约 30 mg，加适量水溶解后，分装于两支试管中，一支试管加碘试液 2 滴，产生有色沉淀；另一支试管加碘化汞钾试液 2 滴，产生有色沉淀。

6. 维生素 C

取本品约 0.2 g，加 10 ml 水溶解后，分别做如下实验：

(1) 取上述溶液 5 ml，加硝酸银试液数滴，即产生黑色沉淀。

(2) 取上述溶液 5 ml，加二氯靛酚钠试液 2~3 滴，试液的颜色即消失。

7. 注意事项

所用试药如为注射剂（液）可直接使用，如为片剂，应去除包衣后，用研钵研细，取适量细粉使用。

(二) 思考题

1. 青霉素钠或青霉素钾的水溶液遇酸产生沉淀的原因是什么？

2. 根据结构解释磺胺类药物发生重氮化 – 偶联反应的原因。

3. 如何区别维生素 B₁ 及维生素 C？

（邸利芝）

实 训 报 告

专业＿＿＿＿＿　班级＿＿＿＿＿＿　学号＿＿＿＿＿　姓名＿＿＿＿＿　成绩＿＿＿＿＿

项目名称＿＿＿＿＿＿＿＿＿＿＿＿＿＿＿＿＿＿＿＿＿＿＿＿＿＿＿＿＿＿＿＿＿＿＿＿＿＿

实训目的＿＿＿＿＿＿＿＿＿＿＿＿＿＿＿＿＿＿＿＿＿＿＿＿＿＿＿＿＿＿＿＿＿＿＿＿＿＿

＿＿

＿＿

实训操作

药物名称	基本操作（可以图示）	现象观察与结果记录
青霉素钠（钾）		
硫酸链霉素		
红霉素		
磺胺甲基异噁唑（SMZ）、磺胺嘧啶（SD）和磺胺醋酰钠（SA–Na）		
维生素 B_1		
维生素 C		

实训小结

_____

_____

_____

_____

_____

思考题

1.

2.

3.

教师评语

_____

_____

_____

_____

教师签字_____　_____年_____月_____日

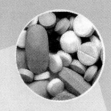

第二十章
维生素

>>>> 学习目标

知识目标：

- 了解维生素的分类及各种维生素的来源。
- 理解维生素 D 的作用特点，维生素 A 的构效关系。
- 掌握典型药物的通用名、化学结构、理化性质及作用特点。

能力目标：

- 能写出维生素 A、维生素 K_3、维生素 C 的结构特点，能认识维生素 A、维生素 D_2、维生素 D_3、维生素 K_3、维生素 C、维生素 B_1、维生素 B_2、维生素 B_6 的结构式。
- 能应用典型药物的理化性质、构效关系解决该类药物的制剂调配、鉴别、贮存保管及临床应用问题。
- 能应用维生素 B_1、维生素 C 等药物的化学性质进行鉴别试验和稳定性试验，熟练上述试验的基本操作。

维生素是一类参与机体多种代谢过程所必需的微量有机物。在体内,绝大多数维生素以辅酶或辅基的形式参与各种酶促反应。维生素按溶解性分为脂溶性和水溶性两类。常用的脂溶性维生素包括维生素 A、维生素 D、维生素 E、维生素 K 等。水溶性维生素包括 B 族维生素(维生素 B_1、维生素 B_2、维生素 B_6、维生素 B_{12} 等)、维生素 C、烟酸、烟酰胺、肌醇、叶酸及生物素(维生素 H)等。

第一节 脂溶性维生素

理性对待保健品

一、维生素 A 类

(一) 来源

维生素 A 存在于动物来源的食物如肝、奶、蛋黄中,尤以海洋鱼类肝油中含量最丰富,植物中仅含有维生素 A 原,如 β- 胡萝卜素、玉米黄色素等,它们进入体内可转化成维生素 A。维生素 A 是一类维生素的总称,主要包括有维生素 A_1、维生素 A_2 和新维生素 A 等。现在临床上使用的维生素 A 主要是维生素 A_1,中国药典中收载的维生素 A 是维生素 A_1 醋酸酯的油溶液。所以通常以维生素 A_1 代表维生素 A。

(二) 典型药物

维生素A醋酸酯 Vitamin A Acetate

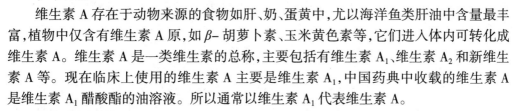

本品为淡黄色油状液体。不溶于水,易溶于乙醇、氯仿和乙醚,可溶于植物油。

本品为酯类化合物,稳定性强于维生素 A 醇。维生素 A 醇对紫外线不稳定,且易被空气中的氧所氧化,生成环氧化物。在体内可被脱氢酶(或遇氧化剂)氧化,生成与维生素 A 活性相同的第一步代谢产物视黄醛,接着还可被脱氢酶氧化生成视黄酸即维生素 A 酸,又称为维甲酸。

维生素 A 醇的无水氯仿溶液与三氯化锑的无水氯仿溶液作用显不稳定的蓝色,可用于鉴别。

本品用于防治维生素 A 缺乏症,如角膜软化症、眼干症、夜盲症、皮肤干燥及皮肤硬化症等。

课堂活动 ▶▶▶

根据我们所学的知识,说明应如何贮存维生素 A(醇)?

答案

维生素A酸 Retinoic Acid

维生素 A 酸又名维甲酸、视黄酸。

本品为黄色或淡橙色结晶性粉末。在乙醇或三氯甲烷中微溶,在水中几乎不溶。

本品为羧酸类化合物,稳定性弱于维生素 A,是体内维生素 A 的代谢中间产物。

本品具有与维生素 A 相似的药理作用,主要影响骨的生长和促进上皮细胞增生、分化、角质溶解等,临床上用于治疗寻常痤疮、银屑病、鱼鳞病、扁平苔藓、毛发红糠疹、毛囊角化病、鳞状细胞癌及黑色素瘤等疾病。我国采用本品在临床上治疗早幼粒细胞白血病取得良好效果。该药作为一种诱导分化剂,成为诱导急性早幼粒细胞白血病的首选药物。

🐾 拓展提高

维生素A的立体异构及构效关系

维生素 A 的侧链上有 4 个双键,理论上应有 16 个顺反异构体,由于立体位阻效应的影响,只有少数位阻效 应较小的异构体较稳定,目前仅发现 6 个异构体。最稳定的维生素 A 为全反式结构。通过对维生素 A 构效关系的研究发现其结构专属性强,增长或缩短脂肪链,增加环己烯的双键,均使生物活性降低;侧链上 4 个双键必须与环内双键共轭,否则会失去活性;双键全部氢化或部分氢化也会丧失活性。

🫙 相关链接

维生素A醋酸酯在体内的代谢过程

二、维生素 D 类

维生素 D 种类很多,目前有十余种,均系类固醇衍生物,其中以维生素 D_2 和维生素 D_3 较为重要。

（一）来源与结构特征

1. 来源

维生素 D 主要来源于鱼肝油,并常与维生素 A 共存,在牛乳、奶油、蛋黄中含量也较高。

2. 结构特征

都是甾醇的开环衍生物,含有一个醇羟基,有旋光性,右旋体有效,均含有不饱和键。

（二）典型药物

维生素 D₂ Vitamin D₂

维生素 D_2 又名骨化醇、麦角骨化醇。

本品纯品为白色结晶性粉末,不溶于水,可溶于植物油,植物油对其有稳定作用。本品遇光或空气均易氧化变质,需避光、密闭保存。

本品的无水氯仿溶液与三氯化锑的无水氯仿溶液作用显黄色。

本品能促进钙、磷的代谢,临床用于维生素 D 缺乏症的预防与治疗,主要用于防治佝偻病和骨质软化病。

维生素 D₃ Vitamin D₃

本品性状、稳定性与维生素 D_2 相似。但由于在结构上维生素 D_3 比 D_2 少一个双键和甲基,所以化学稳定性高于维生素 D_2。

本品本身不具有生物活性,进入体内先后被肝、肾代谢形成 $1\alpha,25-$ 二羟基维生素 D_3 即活性维生素 D,才能发挥作用。维生素 D_2 亦如此。

本品主要维持血钙、血磷的平衡。临床上主要用于防治佝偻病。

课堂活动 ▶▶▶

老年人和儿童能否通过只服用钙片来补充体内钙的缺失? 如不能,该如何才能保证机体对钙的充分吸收?

答案

相关链接

机体钙、磷代谢与维生素D的应用

维生素 D 在体内的代谢途径如下,其代谢产物中以 $1\alpha,25-$ 二羟基维生素 D_3 活性最强。而机体内钙磷代谢要依赖 $1\alpha,25-$ 二羟基维生素 D_3。它能促进小肠黏膜合成钙结合蛋白,使小肠增加对钙、磷的吸收和转运,亦能促进肾小管对钙、磷的重吸收,帮助骨骼钙化,促进骨骼生长,从而维持血浆中钙、磷的正常水平。当维生素 D 缺乏时,儿童可导致佝偻病,老年人可致骨质疏松。

$$\text{维生素 } D_3 \xrightarrow[\text{25-羟化酶}]{\text{肝}} \text{25-羟基维生素 } D_3 \xrightarrow[\text{24-羟化酶}]{\text{肾}} \text{24,25-二羟基维生素 } D_3(\text{几无活性})$$

$$\downarrow \text{肾} | 1\alpha\text{-羟化酶} \qquad\qquad \downarrow \text{肾} | 1\alpha\text{-羟化酶}$$

$$1\alpha,25-\text{二羟基维生素 } D_3 \xrightarrow[\text{24-羟化酶}]{\text{肾}} 1\alpha,24,25-\text{三羟基维生素 } D_3$$

（活性最强）

但是维生素 D 摄入过多可引起过多症,可累及心、肾等。因此,要依据需要正确服用维生素 D。

三、维生素 E 类

(一) 来源与结构特征

1. 来源

维生素 E 又称为生育酚,是一类与动物生殖功能有关的维生素的总称。广泛存在于绿色蔬菜和植物油中,尤以小麦的胚芽中含量最丰富,药用品主要从小麦的胚芽和大豆油中提取。

2. 结构特征

维生素 E 是一类有一个 16 碳侧链的苯并二氢吡喃的衍生物,均含有一个酚羟基,由于苯并二氢吡喃环上取代基数目和位置不同,16 碳侧链上的双键数目不同,维生素 E 被分为 α、β、γ、δ 等 8 种,其中 $\alpha-$ 生育酚的活性最强,天然的维生素 E 均为右旋体。中国药典收载的即为 $\alpha-$ 生育酚的醋酸酯。

(二) 典型药物

维生素 E 醋酸酯 Vitamin E Acetate

本品为微黄色或黄色黏稠透明液体,几乎无臭。

本品游离体 $\alpha-$ 生育酚遇光或空气均易变质,需避光、密闭保存。遇强氧化剂,如硝酸,微热可被氧化成生育红,其溶液呈现鲜红色,渐变为橙红色。

本品临床上主要用于治疗习惯性流产、不育症、进行性肌营养不良等,对抗衰老亦有作用。

拓展提高

自由基清除剂——维生素E

维生素 E 在体内外均有很强的抗氧化作用,能够清除 O_2^{2-}、OH^- 等自由基,保护免疫细胞免受自由基损伤;能阻滞不饱和脂肪酸的过氧化反应,减少过氧化脂质的生成;也有保护生物膜的作用。还能保护细胞内过氧化氢酶和过氧化物酶的活性,减少脑组织等细胞中脂褐素的形成,从而有助于延缓衰老过程。此外,研究结果还显示,维生素 E 可能还有预防白内障形成的作用。

四、维生素 K 类

(一) 来源

维生素 K 是具有凝血作用的一类维生素的总称。维生素 K 在自然界分布广泛,主要存在于绿色植物中。常见的有维生素 K_1、维生素 K_2、维生素 K_3、维生素 K_4。维生素 K_1、维生素 K_2 存在于自然界,维生素 K_3、维生素 K_4 为化学合成品。

(二) 典型药物

维生素 K_1 Vitamin K_1

维生素 K_1 又名植物甲萘醌。

本品为黄色至橙色澄清的黏稠液体,无臭或几乎无臭,遇光易分解。在三氯甲烷、乙醚或植物油中易溶,在乙醇中略溶,在水中不溶。

本品的甲醇溶液与氢氧化钾的甲醇溶液作用,显绿色,置水浴中即变成深紫色,放置后,显红棕色。

本品为肝内合成凝血酶原的必需物质,当缺乏时可造成凝血障碍。补充适量的维生素 K_1 可促使肝合成凝血酶原,起到止血的作用。临床上主要用于各种维生素 K 缺乏引起的出血性疾病的治疗。

维生素 K_3 Vitamin K_3

维生素 K_3 又名亚硫酸氢钠甲萘醌。

本品为白色结晶性粉末,易溶于水,其水溶液中存在着本品与甲萘醌和亚硫酸氢钠间的半衡。

本品的水溶液遇酸、碱、空气可产生沉淀。

本品临床上主要用于防治因维生素 K 缺乏所致的出血症和新生儿出血症。

答案

课堂活动 ▶▶▶

注射用维生素 K_3 在空气中长期放置会出现浑浊,为什么?

第二节　水溶性维生素

维生素 B_1 Vitamin B_1

$$H_3C—\overset{N}{\underset{N}{\bigcirc}}—\overset{NH_2}{}\quad \overset{S}{\underset{N^+}{\bigcirc}}—OH \quad CH_3 \qquad Cl^- \cdot HCl$$

维生素 B_1 又名盐酸硫胺。

本品为白色细小结晶或结晶性粉末。有微弱的特异臭,味苦。易溶于水,略溶于乙醇。

本品遇光易变色。固体状态稳定,其水溶液在碱性条件下很快分解,发生噻唑环的开环,生成硫醇型化合物,与空气长时间接触或遇氧化剂,可被氧化成具荧光的硫色素而失效。所以本品在临床上要避免与碱性药物配伍使用,本品不能用亚硫酸钠做抗氧剂。

本品与氢氧化钠、铁氰化钾试液作用产生硫色素,显蓝绿色荧光的反应称为硫色素反应,利用此反应可将本品与其他药物相区别。

本品与糖代谢关系密切,临床上可用于治疗脚气病和促进消化功能。

实例分析　这样用药对吗?

某患者患糖尿病多年,近来出现多发性神经炎并伴有酮酸中毒症。能否同时静脉滴注维生素 B_1 和 $NaHCO_3$ 治疗?

分析:维生素 B_1 结构中的噻唑环易受 HCO_3^- 或 HSO_3^- 进攻,开环分解而失活。故本品不能与 $NaHCO_3$ 同时静脉滴注,但由于 $NaHCO_3$ 在体内吸收迅速,患者可以先用 $NaHCO_3$ 治疗,半小时后再使用维生素 B_1。

🔖 拓展提高

维生素B_2（Vitamin B_2）的结构特点及作用特点

维生素 B_2 分子结构由 7,8- 二甲基异咯嗪及核糖醇两部分组成。在异咯嗪的 1 位和 5 位间形成双键共轭体系,易发生氧化还原反应,在体内氧化还原过程中起传递氢的作用。存在以下两种形式。

$$\text{氧化型} \xrightarrow[-2H]{+2H} \text{还原型}$$

氧化型　　　　　　　　　　　　　还原型

维生素 B$_2$ 在体内经磷酸化形成黄素单核苷酸和黄素腺嘌呤二核苷酸才具有生物活性，其作为氧化还原酶的辅基，维持机体的正常代谢。二者与维生素 B$_2$ 一样以氧化型和还原型两种形式存在，具有传递氢的作用。可用于治疗因缺乏维生素 B$_2$ 而引起的各种黏膜及皮肤的炎症如口角炎、舌炎等。

维生素 B$_6$ Vitamin B$_6$

· HCl

本品易溶于水，水溶液显酸性。加热能升华。

维生素 B$_6$ 是三种结构类似化合物的总称，即吡多醇、吡多醛和吡多胺，三者可以在体内相互转化。一般以吡多醇作为维生素 B$_6$ 的代表。

本品干燥品对空气和光稳定；水溶液可被空气氧化变色，但其酸性溶液较稳定，在中性或碱性溶液中遇光分解，氧化加速。在中性溶液中加热发生聚合，颜色变黄而失效。

本品与 2,6- 二氯对苯醌氯亚胺试液作用，生成蓝色化合物，几分钟后蓝色消失，变为红色。区别本品与吡多醛和吡多胺时可采用先加硼酸，后加 2,6- 二氯对苯醌氯亚胺试液，而本品不变色，后二者仍变色的方法加以区别。

本品临床上用于治疗妊娠呕吐、脂溢性皮炎、糙皮病等。

课堂活动 ▶▶▶

依据结构分析盐酸吡多醇水溶液可被空气氧化变色的原因，制备其注射液时能否用含微量铁盐的砂蕊过滤？

答案

实例分析 🖊

下列处方合理吗？

某患者心功能不全，呼吸循环轻度衰竭，医生开具了如下处方：

细胞色素 c 注射液	30 mg	
维生素 B$_6$ 注射液	100 mg	
尼可刹米注射液	0.75 mg	静脉滴注
洛贝林注射液	6 mg	
5% 葡萄糖注射液	500 ml	

试分析此处方是否合理并说明原因,如不合理需采取什么措施?

分析:不合理。细胞色素 c 为含铁的结合蛋白,作用机制与辅酶相似。维生素 B_6 有三种形式,即吡哆醇、吡哆醛、吡哆胺,三种形式的结构中均含有酚羟基,因此含铁的细胞色素 c 与含酚羟基的维生素 B_6 配伍会变色。故两药不宜置同一容器内静脉滴注,应分开给药。

相关链接

吡多醇、吡多醛和吡多胺三者在体内的相互转化及作用特点

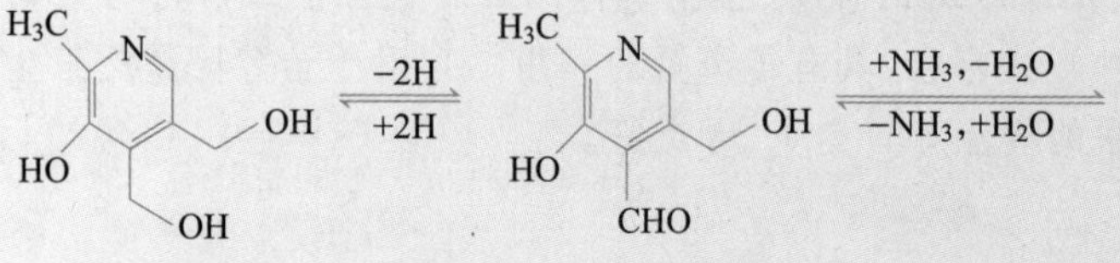

吡多醇　　　　　　　　　　　　　吡多醛

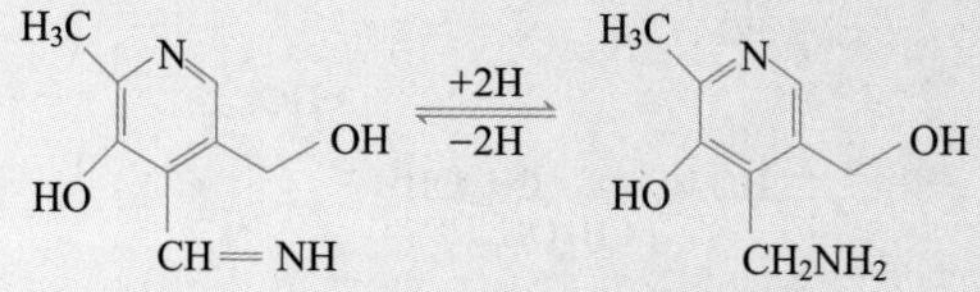

吡多胺

以上三者在生物体内分别与磷酸成酯,参与代谢作用的主要是磷酸吡多醛及磷酸吡多胺。这两种磷酸酯与氨基酸代谢密切相关,在氨基酸的转氨基、脱羧和消旋中起辅酶作用,参与氨基酸和神经递质的代谢。

拓展提高

维生素 B_{12} 的结构、理化性质及作用特点

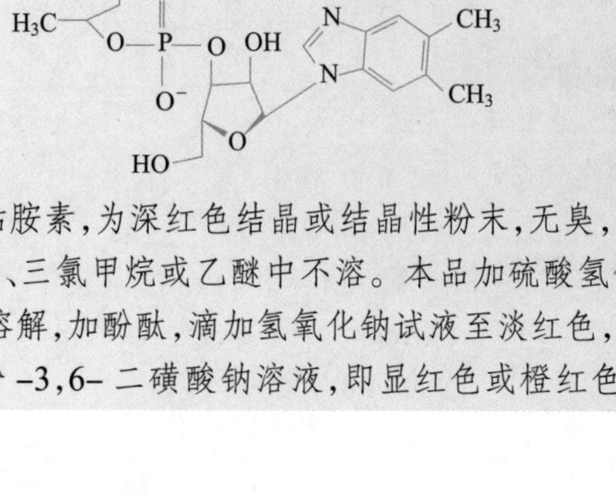

维生素 B_{12} 又名钴胺素,为深红色结晶或结晶性粉末,无臭,无味,引湿性强。在水或乙醇中略溶,在丙酮、三氯甲烷或乙醚中不溶。本品加硫酸氢钾置坩埚中,灼烧至熔融,放冷,加水煮沸使溶解,加酚酞,滴加氢氧化钠试液至淡红色,加固体醋酸钠、稀醋酸及 1- 亚硝基 -2- 萘酚 -3,6- 二磺酸钠溶液,即显红色或橙红色,加盐酸煮沸,颜色不

消失。本品的主要生理功能是参与制造骨髓红细胞,临床上用于防止恶性贫血,防止大脑神经受到破坏。

维生素 C Vitamin C

化学名为 L(+)– 苏阿糖型 –2,3,4,5,6– 五羟基 –2– 己烯酸 –4– 内酯,又名抗坏血酸。

本品为白色或略带淡黄色的结晶性粉末,无臭,味酸,易溶于水,水溶液显酸性。在乙醇中略溶,在氯仿或乙醚中不溶。

本品分子中有 2 个手性碳原子,故有 4 个光学异构体,其中 L(+)– 抗坏血酸效力最强。由于本品含有 2 个烯醇式羟基,因此显弱酸性。

课堂活动 ▶▶▶

　　维生素 C 结构中 C_2 羟基的酸性与 C_3 羟基的酸性强弱是否相同,为什么?

答案

本品分子结构中含有连二烯醇内酯的结构,具强还原性,极易被氧化剂所破坏,在空气中也易氧化失效。干燥品和水溶液久置色渐变微黄。氧化速度由 pH 和氧的浓度所决定,且受金属离子催化。

课堂活动 ▶▶▶

　　应如何防止维生素 C 变质?

答案

本品的氢氧化钠溶液与硝普钠试液作用变成蓝色。

本品临床上用于防治维生素 C 缺乏病(坏血病),增加机体抵抗力,预防冠心病和感冒,大量静脉注射可用于治疗克山病。

下列处方合理吗?　　　　　　　　　　　　　　　　　　　　**实例分析**

某患者患感染性肺炎发热数日,进行抗感染及补液等支持疗法,医生开具了如下处方:

氨苄西林钠　　　　　　　　2 g
维生素 C 注射液　　　　　　3 g　　⎫
10% 葡萄糖注射液　　　　　1 000 ml　⎬　静脉滴注
　　　　　　　　　　　　　　　　　⎭

试分析此处方是否合理并说明原因,如不合理需采取什么措施?

分析:不合理。维生素 C 含连二烯醇,显酸性且具强还原性,可使青霉素类分解破坏而失效,混合后 30 min,其含量即下降,2 h 下降 15.4%。因此在氨苄西林钠输液中不宜加入维生素 C,临床上需补充维生素 C 时可在氨苄西林钠静脉滴注结束后,将维生素 C 加入 50% 葡萄糖注射液 40 ml 中静脉注射。

答案

课堂活动 ▶▶▶

试从结构分析维生素 C 制剂变色的原因。

 相关链接

维生素的合理应用

为了使人体能够更充分地吸收各种维生素,维生素类药物一般应在饭后服用,其原因是如维生素 B₁、维生素 B₂、维生素 C 等,口服后主要经小肠吸收。若饭前空腹服,维生素较快通过胃肠道,造成人体组织未充分吸收利用。而饭后服,因胃肠道有食物,可使维生素伴随食物,较完全地被吸收而起到理想的治疗效果。再如油类食物有助于维生素 A、维生素 D、维生素 E 等的吸收。叶酸作为一种水溶性 B 族维生素,对人体的重要营养作用早在 1948 年即已得到证实。研究发现,对孕妇尤其重要。孕妇经常补充叶酸,可防止新生儿体重过轻、早产以及婴儿腭裂(兔唇)等先天性畸形。孕妇对叶酸的需求量比正常人高 4 倍。此外,维生素与某些矿物质可相互促进吸收,配合吃一些含矿物质丰富的食物,效果会更好。但维生素不是补品,人体每天所需要的维生素很有限,服用过多会导致疾病。如长期大量服用维生素 A、维生素 D 会引起慢性中毒反应,表现为饮食减少、体重下降等;维生素 B₁ 用量过多会引起周围神经痛觉缺失;维生素 B₁₂ 使用过多会引起红细胞过多;维生素 C 服用过多可引起贫血等。对于无叶酸缺乏症的孕妇来说,每日摄取量不宜过多,若长期服用叶酸会干扰孕妇的锌代谢,锌一旦摄入不足,就会影响胎儿的发育。因此,在日常生活中应合理使用维生素。

本章电子
教案

重点提示

维生素 A 醋酸酯、维生素 K₃、维生素 C 的结构、理化性质及作用特点,维生素 A 酸,维生素 D₂、维生素 D₃、维生素 E 醋酸酯、维生素 B₁、维生素 B₂、维生素 B₆ 的结构及作用特点既为本章的学习重点,也为近年来国家执业药师资格考试 / 全国卫生专业技术资格考试的重点。

本章小结 〉〉〉〉

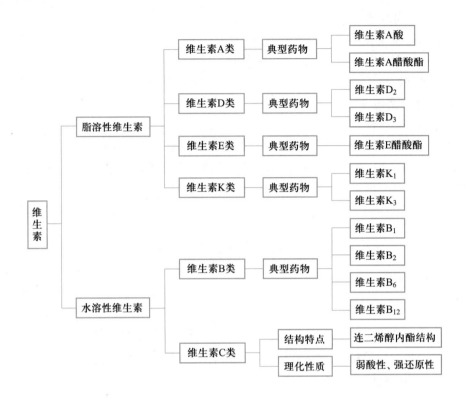

同步测试 〉〉〉〉

在线测试

一、用化学方法区别下列药物

1. 维生素 A 与维生素 C　　　2. 维生素 B_6 与维生素 C

二、问答题

1. 根据结构分析维生素 C 的化学稳定性如何？说明制备维生素 C 注射剂时应采取哪些增加稳定性的措施？

2. 维生素 K_3 注射剂遇酸性或碱性药物出现沉淀的原因是什么？

3. 在生产过程中为防止维生素 C 注射液变质,应采取哪些措施？

4. 维生素 A 常制成油溶液制剂,制剂中适量加入维生素 E 的目的是什么,在贮存过程中应注意什么？

5. 老年人和儿童体内缺钙会造成骨质疏松、佝偻病,应如何正确补钙？说明理由？

6. 维生素 B_6 在制剂生产过程中能否用含微量铁离子的砂芯过滤？为什么？

三、分析题

1. 患者为慢性肾衰竭伴有酸中毒,并发支气管哮喘,应用碳酸氢钠纠正酸中毒时在同一容器中加用维生素 C 静脉滴注。处方如下:

维生素 C 注射液　　　　　　　2 g

氨茶碱注射液　　　　　　　　0.25 g

氯化钾注射液　　　　　　　　1 g　　　静脉滴注

5% 碳酸氢钠注射液　　　　　250 ml

葡萄糖氯化钠注射液　　　　　500 ml

试分析此处方是否合理并说明原因,如不合理需采取什么措施?

2. 某患者患糖尿病多年,近来出现多发性神经炎并伴有酮症酸中毒。医生拟采用能否同时静脉滴注维生素 B_1 和 $NaHCO_3$ 治疗,试问如何正确使用?

(邱利芝)

实训项目十　未知药物的定性鉴别实训

【实训目的】

- 复习和巩固已学过的部分典型药物的主要理化性质。
- 掌握利用所学知识,确证在已知范围内的未知药物的基本方法和程序。
- 培养药品检验工作的实践操作能力。

【实训器材】

1. 仪器

试管、水浴锅、烧杯、胶帽滴管。

2. 药品

盐酸普鲁卡因、苯巴比妥(钠)、地西泮、盐酸哌替啶、盐酸异丙肾上腺素、盐酸麻黄碱、磺胺醋酰钠、维生素 B_1、维生素 B_6、尼可刹米、对氨基水杨酸钠、盐酸吗啡。以上药品全部使用注射剂,并除去所有标签。

【实训指导】

1. 预习

实验前应充分预习教师指定的每个药物的物理和化学性质。熟悉指定范围内每个药物的确证试验,并做到正式实验前能够对这些药物外观初步判断,如指定范围内药物的注射剂,哪个是粉针剂,哪个是水针剂,哪个药物具有颜色等。

2. 实训步骤

(1) 根据预习,归纳拟出指定范围内未知药物分析的大体步骤,书写鉴别流程图。

(2) 将未知药物分为三份:第一份做初步试验用;第二份做确证实验用;第三份保

留供复查用。

(3) 将未知药物进行编号,记录外观性状,按照已设计的鉴别流程图进行初步鉴别试验。

(4) 根据初步鉴别试验结果,确证或修改鉴别流程图后,进行未知药物确证实验,记录和分析实验现象。如有必要取第三份保留样品进行复查。

(5) 写出编号的未知药对应的药物名称,填写实训报告。

3. 注意事项

(1) 设计鉴别流程图、选择指定范围内每个未知药物的确证试验时,其反应试剂应单一或种类少,反应条件温和,现象快速、明显。

(2) 在实训前除预习好指定范围内每个药物的确证试验外,还必须对这些药物初步试验时所呈现的现象进行归纳。

(3) 操作要仔细,对那些受实验条件影响较大的鉴别实验,更应注意试剂的取量及反应条件的控制。

(4) 做实验过程中,要注意观察、比较反应前后的现象,若出现矛盾或现象不明显则应检查操作或观察是否有错误,必要时可作空白试验或对照品试验,以保证结果的准确可靠。

(5) 进行实验一定要实事求是,从客观实验现象得出结论,切忌凭主观印象得出结论。

4. 思考题

(1) 使用 $FeCl_3$ 试液显色,可以鉴别具有哪种结构的药物? 一般可能呈现什么颜色?

(2) 采用重氮化 – 偶合反应,可以鉴别具有哪种结构的药物? 使用哪些试剂?

(3) 什么是硫色素反应? 可以鉴别哪种药物?

(张彦文)

实 训 报 告

专业＿＿＿＿　班级＿＿＿＿　学号＿＿＿＿　姓名＿＿＿＿　成绩＿＿＿＿

项目名称＿＿＿＿＿＿＿＿＿＿＿＿＿＿＿＿＿＿＿＿＿＿＿＿＿＿＿＿＿＿＿＿

实训目的＿＿＿＿＿＿＿＿＿＿＿＿＿＿＿＿＿＿＿＿＿＿＿＿＿＿＿＿＿＿＿＿

＿＿＿＿＿＿＿＿＿＿＿＿＿＿＿＿＿＿＿＿＿＿＿＿＿＿＿＿＿＿＿＿＿＿＿＿＿

＿＿＿＿＿＿＿＿＿＿＿＿＿＿＿＿＿＿＿＿＿＿＿＿＿＿＿＿＿＿＿＿＿＿＿＿＿

实训操作

1. 药品编号及外观性状

2. 鉴别结果

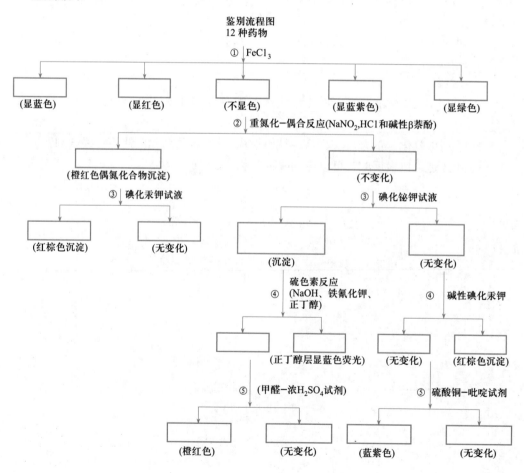

实训小结

_____
_____
_____
_____
_____

思考题

1.

2.

3.

教师评语

_____
_____
_____
_____
_____

教师签字_____ _____年_____月_____日

附录 药物化学课程实施参考标准

一、课程的性质及任务

本门课程是药学专业的专业基础课,对学生全面掌握药学领域各学科的知识起到了重要的桥梁作用。要求学生通过学习掌握现代药物化学基本理论和技能,对常用药物的结构、理化性质、构效关系和作用特点有一定的认识,并了解现代药物化学在药物的开发、生产、贮存和使用过程中的作用,学会对药物进行简单合成、鉴别、保管与应用的一般方法。

二、教学目标

通过系统学习,使学生熟悉药物的化学结构和理化性质、生物活性、作用特点之间的关系,尤其是学会应用典型药物的理化性质解决该类药物的制剂调配、鉴别、贮存保管及临床使用问题,并能够熟练从事相应的基本操作,为以后的学习和在医药工作实践中合理用药奠定坚实的基础。

三、知识和能力结构分析

1. 调查、信息收集和处理能力　进行药物的生产、使用实践调查,归纳与整理相关信息。

2. 知识转化与应用、实际问题解决能力　正确进行药物的制剂调配、贮存保管与临床使用,科学普及安全有效的合理用药知识。

3. 技能操作能力　从事药物的简单合成与药品质量检验。

4. 自学能力　相关学科的自学能力。

四、教学起点

本课程的学习基础是无机化学、有机化学、分析化学等基础化学课程。

五、课时分配表

章及内容	学时
绪论	1
上篇　药物化学基础应用篇	
第一章　药物的变质反应和代谢反应	2
第二章　药物的化学结构与药效的关系	2
第三章　新药的研究与开发简介	3
下篇　临床常用药物应用篇	
第四章　麻醉药	2
第五章　镇静催眠药、抗癫痫药和抗精神失常药	4

续表

章及内容	学时
第六章　镇痛药	2
第七章　中枢兴奋药	2
第八章　拟胆碱药和抗胆碱药	2
第九章　肾上腺素能药物	3
第十章　抗过敏药	1
第十一章　心血管系统药物	4
第十二章　消化系统药物	2
第十三章　解热镇痛药和非甾体抗炎药	2
第十四章　抗病原微生物化学治疗药	4
第十五章　抗生素	4
第十六章　抗肿瘤药	3
第十七章　呼吸系统药物	2
第十八章　降血糖药及利尿药	2
第十九章　甾体激素药物	3
第二十章　维生素	2
理论授课总学时	52
实训项目	
项目一　药物化学实训的基本知识与基本操作技能	4
项目二　药物的稳定性观察实训	4
项目三　药物的配伍变化实训	4
项目四　苯妥英钠的合成	12
项目五　药物的定性鉴别实训(一)	2
项目六　二氢吡啶钙离子拮抗剂的合成	8
项目七　药物的定性鉴别实训(二)	2
项目八　磺胺醋酰钠的合成	10
项目九　药物的定性鉴别实训(三)	2
项目十　未知药物的定性鉴别实训	4
实训项目总学时	52

总学时:72 学时。其中理论授课学时:52 学时;实训项目学时:任选 20 学时。

六、考核方式

考核方式要能体现出学生对科学知识和基本技能水平的掌握程度,既要考查学生的认知能力、动手能力、知识转化能力、再学习和自学能力、创造能力等,又能显示出学生的学习兴趣、意志、习惯、品质等非智力因素对学习的影响。采用开放的、灵活的多种考核方法,如理论内容的考查可采用调查报告、学生小组讨论、开卷考试、闭卷考试和学生自我命题考试等形式;实践动手能力的考查则可采用实验操作、小制作竞赛和现场能力测试(小改革、小设计)等形式。

七、参考资源

与药物化学相关的教材与学术文献。

参考文献

［1］ 国家药典委员会 . 中华人民共和国药典［M］. 北京：中国医药科技出版社，2020.

［2］ 国家药品监督管理局执业药师资格认证中心 . 药学专业知识(一)［M］.8 版 . 北京：中国医药科技出版社，2020.

［3］ 尤启东 . 药物化学［M］.8 版 . 北京：人民卫生出版社，2016.

［4］ 葛淑兰，张彦文 . 药物化学［M］.3 版 . 北京：人民卫生出版社，2018.

［5］ 王润玲 . 药物化学［M］.3 版 . 北京：中国医药科技出版社，2012.

［6］ 彭思勋 . 药物化学进展(10)［M］. 北京：化学工业出版社，2015.

［7］ 仉文升，李安良 . 药物化学［M］.2 版 . 北京：高等教育出版社，2005.

［8］ 华维一 . 药物化学［M］. 北京：高等教育出版社，2004.

［9］ 彭思勋 . 药物化学［M］. 北京：化学工业出版社，1998.

［10］ 全国卫生专业技术资格考试用书编写专家委员会 .2021 全国卫生专业技术资格考试指导：药学(士)［M］. 北京：人民卫生出版社，2020.

［11］ 张彦文，毛静怡 .2021 药学(士)同步练习题集［M］. 北京：人民卫生出版社，2020.

［12］ 葛淑兰，黄欣 . 药学综合知识与技能［M］. 北京：中国医药科技出版社，2019.

［13］ 王宁，刘修树，钟辉云 . 药物化学［M］. 北京：高等教育出版社，2020.

［14］ 姚晓敏，曾琳玲，张慧 . 药学综合知识与技能［M］. 北京：高等教育出版社，2020.

高等教育出版社　高等职业教育出版事业部　综合分社

地　　址:北京朝阳区惠新东街4号富盛大厦1座19层

邮　　编:100029

联系电话:010-58556151

高职医药卫生QQ群:191320409

扫描下载反馈表